Schritt für Schritt ins Leben
Christine Striebel

# SCHRITT FÜR SCHRITT INS LEBEN

## Ein kompaktes Selbsthilfebuch für Menschen mit Dissoziativer Identitätsstörung und Zwischenformen

Christine Striebel

Engelsdorfer Verlag
Leipzig
2025

Bibliografische Information durch die Deutsche Nationalbibliothek:
Die Deutsche Nationalbibliothek verzeichnet diese Publikation in der Deutschen Nationalbibliografie; detaillierte bibliografische Daten sind im Internet über https://dnb.de abrufbar.

**ISBN 978-3-86703-859-1**



Hergestellt in Leipzig, Germany (EU)

Umschlaggestaltung: Nicolas Brügger

Lektorat: Sabine Marya
Steffen Striebel

16,90 Euro (D)

Widmung

*Dieses Buch ist Dir, liebe/r ________________________ gewidmet, weil Du gerade zu diesem Buch greifst. Du bist ein wundervoller und mutiger Mensch, der sein Leben verändern möchte. Es ist Dein Wunsch, endlich glücklich zu sein, wie es dein Geburtsrecht ist. So ist auch unsere Begegnung auf diesem Weg kein Zufall. Ich habe gerade für Dich dieses Buch voller Liebe geschrieben, weil Du Licht und Liebe verdient hast.*
*Du bist wundervoll und einzigartig. Und irgendwann wirst Du sagen können, dass Du gerade durch Deinen so schweren Weg etwas Außergewöhnliches geworden bist.*
*Ich schicke Dir viel Kraft für Deinen Weg ins Glück!*

*Christine Striebel*

## Inhaltsverzeichnis

## Vorwort

Seit dem Zeitpunkt, als ich in einem Fernsehinterview bei Cameron West (Autor von „Erste Person Plural“) einen Wechsel miterlebte, war ich überwältigt davon, was für massive, tief greifende Überlebensstrategien die menschliche Seele in Todesangst entwickeln kann. Bei den Interviews zu meinem ersten Buch „Nicht allein“ vertrauten sich mir auch Menschen an, die Viele sind. Seitdem hat mich dieser ausgeklügelte Schutzmechanismus nicht mehr in Ruhe gelassen. Er ist für den Betroffenen in vielen Lebensphasen extrem belastend, obwohl er einstmals überlebensnotwendig war. Immer wieder fragte ich mich, was dieser Seelenschutz mit mir zu tun hat. Doch ich habe bis heute keine Antwort gefunden. Manchmal dachte ich: Berührt mich die MPS, weil ich Sehnsucht danach habe, auch Dinge tun zu können, die mir heute als Schatten meiner eigenen traumatischen Vergangenheitserlebnisse noch Probleme machen? Dann dachte ich: Wie schön wäre es, wenn die starke Franziska, mein Innenanteil, hervor käme und ich könnte Rad fahren und freudig verreisen. Doch alles, was ich tun kann, ist das, was Christine möglich ist.
Als ich begann, dieses Phänomen des multipel seins zu erkunden, wünschte ich mir vielleicht insgeheim, dass ich einen Weg finden würde, mir etwas von dieser Überlebensstrategie abschauen und abkupfern zu können. Wie naiv meine ursprünglichen Gedanken waren, konnte ich am eigenen Leibe verspüren. Es war die Zeit, als ich intensiv an der Zusammenstellung meiner Interviews arbeitete.

*Ich stand vor einer Tür, die freundlich von einem jungen Mädchen geöffnet wurde. Erstaunt und gleichzeitig erfreut wurde ich angeblickt und ins Haus gebeten. Die junge Frau schien mich zu kennen und bot mir auf einem Sofa Platz an. Ich hatte große Mühe, meine Verwirrung und die vielen Fragen in mir zu verbergen. Denn ich hatte keine Ahnung, wo ich war und wer der Vater war, der eben gerufen wurde. Diffuse Gefühle breiteten sich in mir aus. Die Angst wuchs und ich sagte mir immer wieder: „Benimm dich ganz normal. Höre hin. Dann wird sich alles aufklären.“ Ein Mann meines Alters kam auf mich zu und reichte mir freundlich lächelnd die Hand. „Schön“, meinte er, „dass wir uns nun mal persönlich kennen lernen. Ich bin Peter.“ Irgendeine Stimme in mir sagte: „Du kennst Peter vom Mailen. Er ist eine Vertrauensperson.“ Peter muss mir meine Verwirrung angesehen haben, denn er bat seine Tochter, uns alleine zu lassen. Dann fragte er: „Was ist los mit dir?" Ich wagte meine Fragen zu stellen: „Wo bin ich? Wie bin ich hierher gekommen? Was für ein Tag ist heute?"*

*„Du bist hier bei uns im Höllental. Und draußen steht ein Auto mit HD Kennzeichen, also wirst du mit dem Auto gekommen sein."*

*Meine Unruhe steigerte sich. Ich Autofahr-Angsthase sollte mit dem Auto alleine mehr als 200 km von Heidelberg ins Höllental gefahren sein? Unmöglich! Ich war doch nur kurz einkaufen gewesen. Es konnte nur eine Lösung für diese komische Geschichte geben: Ich war endlich, wie mir schon in meiner Kindheit prophezeit worden war, wahnsinnig geworden. Peter schlug mir vor, meinen Mann anzurufen, damit er mich abholen könnte. Ich stimmte diesem Vorschlag pro forma zu, obwohl ich keine Ahnung hatte, wie ich diese lange Wartezeit überleben sollte. So überlegte ich gleichzeitig, wie ich in Sicherheit gelangen könnte. Eine Gummizelle und eine Spritze, die den Alptraum enden lässt. Das wäre meine Rettung. Ich wollte lieber eingesperrt und betäubt sein, als auch nur noch einen Augenblick länger als unbedingt notwendig diese Panik vor dem Wahnsinn fühlen zu müssen. Also flehte ich mit letzter Kraft, bereits schweißgebadet und mit rasendem Herzen Peter an, einen Arzt zu rufen, um meine Einweisung in die Psychiatrie von ihm dann erbetteln zu können.*

Und da wachte ich nass geschwitzt und panisch aus meinem Traum auf. Seit diesem Erlebnis ist mir auch gefühlsmäßig klar, wie sehr Multiple durch die Hölle gehen müssen, bis sie einen für sie lebenswerten Umgang mit ihrer Überlebensstrategie gefunden haben. Auf diesem Weg soll sie mein Buch begleiten und unterstützen, denn nun kann ich wenigstens annäherungsweise mit ihnen fühlen. Gleichzeitig hoffe ich, den Betroffenen Hilfestellung für ihren schwierigen Weg an die Hand geben zu können.

## Danksagung

Ich danke allen Menschen, die das Vertrauen hatten, sich für ein Interview zur Verfügung zu stellen. Ohne Euch, Euren Mut und Eure Offenheit hätte das Buch nie das werden können, was es ist. Die Interviews

habe ich weitestgehend in Originalform belassen. Die Namen wurden durch Wunschpseudonyme ersetzt.
Mein Danke gilt auch den Menschen und Organisationen, die dieses Buchprojekt unterstützt haben und die mir der „Zufall" zum richtigen Zeitpunkt an die Seite stellte, um mich bei meiner Arbeit an diesem Buch zu unterstützen!
Danke allen Menschen für ihre Rückmeldungen, für ihre konstruktive Kritik während des Arbeitsprozesses und ihre ermutigenden Worte an mich. Jedes ermunternde Wort stärkte mich und ließ das Buch zu dem werden, was es nun ist! Mein ganz besonderer Dank geht an meine Familie, meine Freundinnen Claudia, Angela, Angelika, Gitta und Janka, an Olaf und an Heilpraktiker Dr. h. c. K. Buchinger-Wohlgemuth.
Ein Dank auch an Sabine Marya und meinen Sohn Steffen für das sensible und kompetente Lektorat und an Sonja Kleine-Tebbe dafür, dass sie viele Kapitel gegengelesen und mir immer wieder wertvolle Impulse geschenkt hat.
Nicolas danke ich für seine kreative und kompetente Covergestaltung.
Luca Candotti danke ich für sein Coverelement Farbwelle.

## Einleitung

In meinem ersten Buch „Nicht allein“ habe ich Selbsthilfeanregungen für Betroffene nach sexuellem Missbrauch in der Kindheit zusammengestellt. Die „Dissoziative Identitäts-Störung“ und ihre Zwischenformen sind Überlebensstrategien, die unter anderem durch diese massiven, als todesnah erlebten Übergriffe und andere Gewalteinwirkungen in der frühen Kindheit entstehen. In meinen Interviews traten mutige Frauen an die Öffentlichkeit. Sie wagten es, ihre eigene Leidensgeschichte publik zu machen, um anderen Betroffenen Mut zu machen, zu Ihren Nöten zu stehen und Hilfe anzunehmen und lassen uns damit teilhaben an ihrer Geschichte.

Dieses Buch richtet sich in erster Linie an Betroffene und an Menschen, die Basisinformationen wünschen und sich für Unterstützungsmöglichkeiten von Betroffenen interessieren. Ich habe bewusst im medizinisch-neurologischen Bereich vereinfacht, weil ich möglichst viele Innenanteile erreichen möchte, auch die jüngeren. Denn je mehr Anteile an der Heilung mitarbeiten können, umso erfolgreicher wird sie sein. Möchtest du genauere Informationen haben, empfehle ich dir, deine Therapeutin oder deinen Arzt zu befragen oder die entsprechende Fachliteratur zu lesen.

Dieses Buch soll Betroffenen Hilfestellung geben auf ihrem Weg in ein besseres und gesundes Leben. Doch auch am Thema interessierten Leserinnen und Lesern möchte ich einen Einblick in diese Überlebensstrategie geben. Mein Hauptziel ist es, Betroffenen Tipps und Tricks an die Hand zu geben, wie sie ihren Alltag besser bewältigen, Krisen besser managen und ihnen vorbeugen können. Hierbei habe ich als Verbindungselement die Tipps und Tricks mit ins Buch eingefügt, die mir meine InterviewpartnerInnen gegeben haben. Da für viele Betroffene Struktur wichtig ist durch das so genannte „innere Chaos“, wie es viele bezeichnen, habe ich vieles in Form von Listen und Aufzählungen zusammengestellt. Diese Beispiele sollen dir Anregung geben, deine eigenen Listen zu erstellen. Gleichzeitig bieten sie dir Auswahlmöglichkeiten an, die du ausprobieren kannst. Ein anderes Anliegen ist es mir, im sozialrechtlichen Bereich für Aufklärung und Informationen zu sorgen. Hier herrschen oft noch große Unsicherheiten, wie z. B. beim Stellen eines Antrages auf Schwerbehinderung, was große Vorteile und Schutz bedeuten kann, aber auch oft mit einer großen Hürde verbunden ist.

## Hinweise zur Arbeit mit diesem Buch

An dieser Stelle möchten ich noch ein paar formale Hinweise vorweg geben.

Zur Ausdrucksweise: Es gibt mittlerweile mehrere Begriffsmöglichkeiten für die Dissoziative Identitäts-Störung und ihre Zwischenformen. Ich behandle diese nicht gesondert. So benutze ich für die **D**issoziative **I**dentität**s**störung (früher auch Multiple Persönlichkeitsstörung, die MPS abgekürzt wurde) die Abkürzung DIS. Bei der Zwischenform gibt es eine Vielzahl mehr an Abkürzungen, weil hier häufig auch die amerikanischen Diagnosen und Abkürzungen verwendet werden. So nennt man die Zwischenform (Zwischenform, weil sie nicht alle Kriterien der DIS erfüllt) auf Deutsch: **D**issoziativen **S**törung **n**icht **n**äher **b**ezeichnet (DSNNB). Häufig findet sich jedoch auch die amerikanische Bezeichnung **D**issociative **D**isorder **N**ot **O**therwise **S**pecified (DDNOS). Zusätzlich gibt es für die Zwischenformen auch die Bezeichnung „Ego-state-disorder", was so viel bedeutet wie „Ich-Struktur-Unordnung". Auf diese Unterschiede soll in meinem Buch nicht gesondert eingegangen werden.

Ich habe mich auch bewusst entschlossen, möglichst selten den Begriff „Opfer" zu verwenden, sondern den Begriff „Betroffene". Dieses hat zum einen den Hintergrund, dass ich Betroffene aus rituellen Strukturen nicht überfluten möchte, zum anderen halte ich es nicht für heilsam, jemanden, der auf dem Weg zur Heilung ist, immer wieder als „Opfer" zu bezeichnen. Viele Betroffene fühlen sich berechtigterweise durch diese Betitelung klein und hilflos, was den Heilungsweg behindert. Für ein Mädchen, das dabei ist, erwachsen zu werden, empfiehlt es sich auch nicht, es als „kleines Mädchen" zu bezeichnen. Das wäre für das Erwachsenwerden eher hinderlich.

Für die Benennung der verschiedenen Anteile, die es in einem Menschen, der Viele ist, geben kann, gibt es die unterschiedlichsten Namen. Ich verwende hier Anteile, Innenanteile oder Persönlichkeitsanteile. Den liebevollen Namen Innies habe ich von meinen Interviewpartnerinnen übernommen. Manche Interviewpartnerinnen haben im Einzelnen auch noch andere Bezeichnungen. Für die so genannte „Alltags-Persönlichkeit", also die Persönlichkeit, die hauptsächlich den Alltag managt, verwende ich auch den üblichen Begriff „Host". Dieses Wort kommt aus dem Englischen und bedeutet „Gastgeber". Damit ist die Persönlichkeit gemeint, die alle anderen Anteile in sich beherbergt, wobei man hier

auch noch genauer differenzieren müsste, ob die Alltagsperson auch diejenige ist, die im Ausweis eingetragen ist.
Mit den Begriffen Arzt/Ärztin und Therapeut/Therapeutin bezeichne ich eine Berufsgruppe, die ich in meinen Formulierungen unabhängig vom Geschlecht verstanden wissen möchte.
Ich habe meine Kapitel während der Bearbeitung immer wieder von Freundinnen und auch Therapeuten, gegenlesen lassen, um so Fallstricke in Form von ungeschickten evtl. versehentlich verletzenden Formulierungen oder kritischen Ausdrücken zu vermeiden. Dieses ist aber nur begrenzt möglich, denn ich kenne deine spezifischen Trigger nicht. Spürst du also, dass dich etwas antriggert oder verletzt, möchte ich dich dazu einladen, Wörter oder Sätze für dich umzustellen. Formuliere sie so, wie sie für dich richtig sind. Magst du dir einen dicken schwarzen Stift nehmen und die Zeilen übermalen und mit einem anderen Stift das Wort oder den Satz darüber schreiben, der dir gut tut? Oder vielleicht lässt sich der Satz mit einem Korrekturstift weglöschen und fein säuberlich korrigieren?

**Sorge gut für dich!**

# Kapitel 1 – Einführung: Definition des Themenbereichs der dissoziativen Störungen

## 1.1 Was ist ein Trauma?

Unter einem Trauma versteht man ein oder mehrere Lebensereignisse, die die Seele eines Menschen zutiefst erschüttern und aus dem Gleichgewicht bringen. Dabei ist es bedeutend, wie das Ereignis erlebt und bewertet wird. Hierfür spielen die bisher gemachten Lebenserfahrungen und Gedanken eine wichtige Rolle. So ermöglicht der Vater Guido im Film „Das Leben ist schön“ seinem Sohn Giosue, das Leben im KZ als Spiel zu erleben. Er erklärt ihm: Sie seien zur Zeit auf einem großen Abenteuerspielplatz. Jeder, der dem Hunger stand hält, sich erfolgreich versteckt und die Schikanen aushält, bekommt Punkte gutgeschrieben. Der Sieger des Spiels gewinnt einen Panzer. Guido verhindert dadurch, dass diese Zeit für den Jungen als traumatisch erlebt wird.
Traumatisierend wird ein stressiges Ereignis von außen erst dann, wenn es in extreme Angst bis hin zur Todesangst versetzt und die normalen Reaktionen wie Flüchten oder zur Wehr setzen nicht möglich sind.
Wie Menschen auf dramatische Ereignisse reagieren, sehen wir in Katastrophenfilmen wie „Armaggeddon“ oder „Titanic“. Da gibt es den Helden, der emotionslos funktioniert und alles im Griff hat. Dann gibt es eine emotionsbestimmte Rolle, meist eine Frau, die herumschreit und die Orientierung verliert. Sie braucht den Helden, der in jeder noch so ausweglosen Situation den Überblick behält. Der dritte Rollentyp ist der depressive Charakter, der in der Ecke untätig herumsitzt und auf den Boden starrt. Auch er braucht den funktionierenden Helden. Erst später, wie z. B. in den Rambo-Filmen, sehen wir die Flashs der Horrorszenarien beim Helden, die bei ihm, wie im realen Leben durch Trigger (Auslöser) hervorgerufen werden.
Alle Menschen, die traumatisierende Situationen durchlebt haben, legen sich völlig unbewusst ihre ganz individuellen Überlebensstrategien zurecht. Je jünger die Opfer sind, umso tiefgreifender sind in der Regel auch die Beeinträchtigungen. Ein Erwachsener kann auch mit dem Intellekt an seinem Erlebnis arbeiten. Wenn er ein gutes Fundament von Urvertrauen aus der Kindheit besitzt, kann er z. B. eine Geiselnahme oder einen sexuellen Übergriff besser verarbeiten und bewusste Schutzvor-

kehrungen treffen. Hierbei helfen ihm das Verarbeiten in den Träumen und schnelle therapeutische Hilfe. Hierfür stehen die unterschiedlichsten Hilfsorganisationen und Therapeuten zur Verfügung. Der Erwachsene kann sich bewusst für Hilfe von außen entscheiden. Solche Phasen der Verarbeitung durch Traumverarbeitung, Gespräche und Therapie brauchen ihre Zeit. So hat es seinen Grund, weshalb man nach dem Tod eines geliebten Menschen von einem Trauerjahr spricht. Bereits bei einem einmaligen traumatischen Erlebnis kann es sein, dass der Betreffende nicht darüber reden kann, weil er fürchtet, dass ihm nicht geglaubt wird oder er wegen seiner starken Gefühle abgelehnt wird. Der Rückzug und das Schweigen führen dazu, dass das Trauma bleibt und häufig beispielsweise mit Alkohol betäubt wird und Orte, Personen oder Situationen gemieden werden, die mit dem Trauma verknüpft sind.
Ein Kleinkind, das durch traumatische Ereignisse in seinen Grundfesten wie Urvertrauen und Geborgenheit zutiefst erschüttert wird und damit alleingelassen und unbehandelt bleibt, nimmt immer einen langfristigen Schaden. Die Kinderseele wählt spontan die für das kleine Lebewesen notwendigen möglichen Überlebensmechanismen aus. So treten beispielsweise das Verdrängen, viele individuelle andere Überlebensstrategien und in den unterschiedlichsten Formen, das Dissoziieren (Abspalten) auf, um das es hier gehen soll. Dies ist vor allem dann der Fall, wenn das kleine Kind in seinem Lebensumfeld, besonders der Familie, immer wieder mit der traumatischen Situation rechnen muss und nicht reagieren kann. Es lebt in ständiger Todesangst. Seine Seele greift zu einer besonderen Schutzreaktion der Dissoziation, weil es sonst sterben würde. Das Kind flüchtet wie Alice ins Wunderland. In der Tierwelt gibt es die Beobachtung, dass Tiere, die vor Ihren Jägern weder flüchten noch mit Ihnen kämpfen können sterben. Wenn wir das vermenschlichen, dann sterben sie vor Angst, weil sie im Gegensatz zu uns keinen anderen Ausweg aus ihrer Not sehen.

## 1.2 Die Dissoziation, eine Reaktionsmöglichkeit auf das Trauma

Dissoziation bedeutet: Abspaltung. Es gibt Dissoziation, die völlig natürliches Verhalten ist. Jeder Mensch dissoziiert im Alltag mehr oder weniger „gut". Könnten wir das nicht, dann wäre unser Gehirn hoffnungslos überfordert. Es müsste sämtliche Eindrücke, die zu jeder Zeit um uns herum und in uns vorhanden sind, speichern. Unser Gehirn hat also bereits in frühester Kindheit gelernt, wichtiges zu speichern und Unwichtiges außer Acht zu lassen. Dieses geschieht zu jeder Zeit, ohne dass uns das bewusst ist. Beispiele für Alltagsdissoziation sind: Wenn du einen Film siehst und so vertieft bist, dass du nichts anderes mehr wahrnimmst. Oder du fährst wie jeden Tag, zur Arbeit, kannst im Nachhinein aber nicht mehr sagen, ob es die Baustelle von gestern noch gab oder nicht. Die Auflistung ließe sich noch beliebig fortsetzen. Das Gehirn eines traumatisierten kleinen Kindes setzt diese Fähigkeit des Auswählens und Abspaltens intuitiv als Schutzmechanismus der Seele ein. Die Person zersplittert.

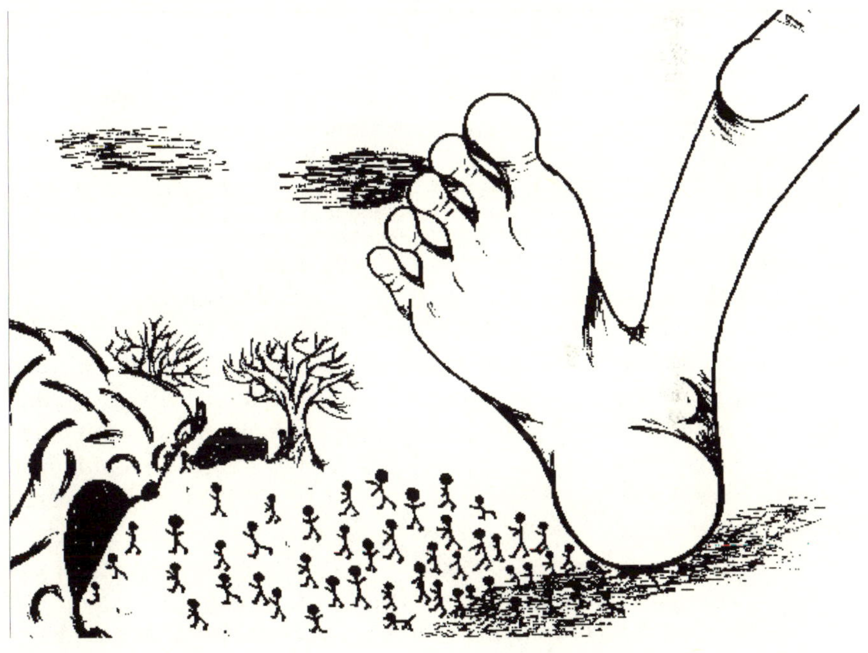

„Macht" von Sunni

**Leuchtkaefer (42 Jahre) beschreibt ihre dissoziative Empfindungsstörung so:** *Du wachst morgens auf und gehst völlig routinemäßig und ohne darüber nachzudenken, als erstes ins Bad. Du denkst nicht darüber nach, was du tust, folgst der Routine, alles ist wie immer. Dann stehst du plötzlich vor dem Spiegel. Verunsicherung. Denn das Gesicht, das du da siehst, ist nicht deines! Es wirkt völlig fremd auf dich! Und damit fangen die Probleme an. Denn plötzlich merkst du: Nichts ist mehr so wie du es kennst. Beim Waschen spürst du das Wasser in deinen Händen nicht. Du merkst gar nicht, wie du darin Wasser auffängst. Du kannst es nur wahrnehmen, weil du es siehst. Spüren tust du es nicht. Auch im Gesicht spürst du das Wasser nicht. Du drehst den Hahn ganz auf kalt mit dem gleichen Ergebnis: Du spürst das Wasser im Gesicht nicht. Erst wenn du das Wasser ganz heiß drehst, deine Hände schon rot davon werden, spürst du Wärme. Keine Hitze, Wärme. Du ziehst dich an, das geht auch ganz routiniert, denn die Sachen liegen schon bereit. Die Schuhe hast du am Abend vorher aber nicht bereitgestellt, jetzt ist es ein schier unlösbares Problem für dich zu entscheiden, welche Schuhe zu diesen Sachen passen. Du hast keinerlei Gefühl mehr dafür. Du kannst nicht einmal mehr unterscheiden, ob diese Schuhe nun braun, blau oder schwarz sind. Du siehst nur, dass sie dunkel sind, es ist, als ob du vergessen hättest, wie Farben aussehen. Du willst frühstücken. Der Kaffee ist heiß, die Brötchen sind wohl wie immer frisch und duftend vom Bäcker. Du nimmst nichts davon wahr. Du setzt die Kaffeetasse an die Lippen – dein Partner sagt: „Vorsicht, der Kaffee ist kochendheiß!!" – du bemerkst nichts davon. Ist das nun Kaffee oder Tee? Du schmeckst es nicht. Auch den Duft der Brötchen riechst du nicht. Du schmeckst sie nicht, es könnte genauso gut auch Pumpernickel sein - für dich macht das keinen Unterschied. Nichts dringt zu dir durch. Du bist wie abgekoppelt von deinem Körper. Du funktionierst, solange du dabei nicht auf Rückmeldungen des Körpers angewiesen bist. Die Treppen, die dir vertraut sind, steigst du wie immer hoch, ohne hinzusehen. Auf dem Treppenabsatz poltert ein großer Keramik - Blumentopf durch die Gegend und geht kaputt. Du hast ihn überhaupt nicht gesehen, weil du das vertraute in deinem Kopf gespeicherte Bild sahst, wie es hier immer aussieht. Dass hier heute etwas verändert war, kam nicht bei dir an. Jemand spricht dich an, dass du einen großen Fleck auf deinem Hosenbein hast. Erst wunderst du dich, wo der herkommt. Dann stellst du fest: Es ist Blut. Blut von deinem Schienbein. Das musst du dir vorhin aufgeschlagen haben, als du an den*

*Blumentopf gestoßen bist. Gemerkt hast du davon nichts, es tut auch nicht weh. Irgendwie bist du dann in dein Büro gekommen. Dort sitzt du an deinem Schreibtisch. Aber es ist völlig seltsam heute - du kannst dich nicht konzentrieren. Deine Gedanken schweifen ab, wandern ins Nichts. Dir fällt das nicht auf, du gibst dich dem wohltuenden Gefühl hin, in einer heimeligen Welt zu sein, wo nichts da ist außer dir. Keine schier unlösbaren Anforderungen, keine beunruhigenden Fragen, keine abwertenden Bemerkungen, keine Ängste, gar nichts ist da außer dir. Irgendwann kommt ein Kollege ins Zimmer, dir ist, als wachst du auf, du kommst in die Realität zurück. Siehst auf die Uhr und erschrickst - du hast zwei Stunden dagesessen und vor dich hingestarrt, ohne auch nur zu bemerken, wie die Zeit vergeht. Ein Mitarbeiter kommt, erzählt dir seine Geschichte. Mehrmals musst du ihn unterbrechen und rückfragen - weil du die letzten Sätze zwar akustisch gehört hast, dein Verstand aber nicht in der Lage war, das Gesprochene aufzunehmen, zu verarbeiten. Du hattest, ohne das zu bemerken, abgeschaltet, warst wieder im Nichts. Du hast keine dringenden Termine mehr, gehst nach Hause, weil heute so ein sch... Tag ist. Auf dem vertrauten Weg stellst du fest, dass du irgendwie nicht mehr richtig sehen kannst. Alles, was direkt in deiner unmittelbaren Nähe ist, ist nicht nur nicht spürbar, sondern sieht aus wie im Nebel. Je weiter etwas weg ist, desto weniger Nebel ist dort. Dafür verschwimmen entfernte Dinge so, als wäre jemand in einem Bildbearbeitungsprogramm mit dem Retuschierpinsel darüber gegangen. Komisch, heute hörst du die Vögel gar nicht, es ist doch schönes Wetter, sind sie nicht da? Dafür erschrickst du plötzlich ganz stark. Du stehst ganz nah am Bordstein, ein Auto (das du nicht kommen hörtest) hupt laut und unerwartet. Dein Herz rast, jagt, stolpert, kann sich nicht wieder beruhigen. Du bist völlig außer Atem, fühlst dich schwach, wie ausgelaugt. Dass man dieses Gefühl „Angst" nennt, weißt du nicht, du spürst nur die körperlichen Erscheinungen, wie immer, wenn irgendetwas passiert in deinem Leben. Kaum reicht deine Kraft, um nach Hause zu kommen. Mit gewaltiger Willensanstrengung schaffst du es. Du willst dir etwas Gutes tun, lässt dir die Badewanne ein. Hm, du hast den Hahn auf die gewohnte Stellung gedreht, aber das Wasser muss heute wohl sehr kühl aus der Leitung kommen, denn du frierst. Also drehst du heißes Wasser dazu, bis du angenehme Wärme spürst. Sonderbar ist nur, dass deine Haut ganz rot wird. Aber heute ist ja einiges sonderbar. Du lässt noch mehr warmes Wasser hinzu, bis du dich richtig wohlig warm fühlst. Wieso die*

*Haut so rot ist, ist eigentlich nicht so wichtig, du hast einen neuen Badezusatz, vielleicht verträgst du ihn nicht. Erst, als du aus der Wanne steigen willst, stellst du fest, dass irgendetwas überhaupt nicht stimmt. Plötzlich versagt dein Kreislauf, dir wird schwindlig, du musst dich auf den Boden setzen. Dein Partner kommt, hilft dir, frottiert dich ab. Du spürst das nicht, bittest darum er möge stärker aufdrückt, bis er protestiert und sagt, dass das ja sogar ihm wehtue! Für dich fing die Berührung gerade an, überhaupt wahrnehmbar zu werden. Dein Partner greift in das Badewasser, will den Stöpsel heraus ziehen. Mit einem Schrei zieht er seine Hand zurück und fängt an zu schimpfen, ob du denn verrückt wärst, das Wasser so heiß zu machen? Kein Wunder, wenn da dein Kreislauf schlapp mache und deine Haut so rot sei! Wie du das denn überhaupt ausgehalten hättest, will er wissen. Dir ist das alles ein Rätsel. Viel zu heiß? Es war doch nur schön warm! Alles, was du tust, wird davon beeinflusst, dass du deinen Körper nicht spüren kannst. Soweit du ihn nicht siehst, ist es, als wäre er nicht vorhanden. Gefühle – das sind Sachen, von denen du weißt, es gibt sie. Aber du spürst heute keine. Nichts, gar nichts geht dich etwas an, berührt dich, dringt zu dir durch. Du bekommst einen Anruf: Deine Freundin, die schwer krank war, ist gestorben. Es scheint dir überhaupt nichts auszumachen. Du fühlst keine Traurigkeit, du empfindest nichts, es scheint nicht wichtig, nicht real zu sein. Das Einzige, was du spürst, ist diese riesengroße, bleierne Schwere und Kraftlosigkeit.*

## 1.3 Welche Vorteile bietet die Dissoziation?

Alle abgesplitterten Anteile der Ursprungsperson sind dazu da, das Kind vor größerem Schaden zu bewahren. Das hört sich erst einmal völlig skurril an. Aber wenn wir uns in die Situation des kleinen Kindes hineinversetzen, das z. B. im Elternhaus einem Martyrium ausgesetzt ist, findet sich eine nachvollziehbare logische Erklärung. Das kleine Kind, egal ob Junge oder Mädchen, ist von den Eltern in all seinen Lebensbereichen abhängig. Es benötigt eine Möglichkeit, um genau am Ort seiner Qualen weiter leben zu können, weil es draußen allein sterben würde. Um also am Ort des Geschehens bleiben zu können, braucht das Kind eine nachvollziehbare Erklärung der Situation, die es im Äußeren nicht findet. So entsteht eine Art „Innere Welt" mit verschiedenen Anteilen, die der Kinderseele zur Hilfe eilen und sie schützen. Dieses geschieht durch das Zersplittern in unterschiedliche Persönlichkeitsanteile. Die durch das Trauma entstandenen Innenwesen leben im Innern und tauchen immer dann auf, wenn sie gebraucht oder angetriggert (durch Auslöser „gerufen") werden. So, wie Verdrängtes jahrzehntelang im Unterbewusstsein sein Leben fristet und Impulse ins Bewusstsein schicken kann, ist dies auch bei der dissoziativen Identitätsstörung möglich. Sie kann lange existieren, ohne als solche wahrgenommen zu werden. Manche Betroffene scheinen Jahrzehnte lang nach außen hin ein völlig normales Leben zu führen: Sie verlieben sich, gründen Familien oder leben allein, zurückgezogen und gehen einem geregelten Arbeitsleben nach. Sie managen den Alltag perfekt, auch wenn es sie größte Mühe kostet. Manche sagen aber auch, sie haben von Kindheit an gespürt, dass sie anders waren als andere Kinder. Sie haben schon damals viel versteckt, ohne zu wissen, warum. In dieser „Deckelphase" spüren sie beispielsweise eine innere Unruhe, haben Somatisierungsstörungen, hören Stimmen im Kopf, scheinen vergesslich und hegen den leisen Verdacht, wahnsinnig zu sein. Eine Diagnose kann dann eine Erlösung sein, wenn die Kraft zum „Versteck-Spiel" nicht mehr ausreicht oder die Panik vor dem Wahnsinnigwerden steter Begleiter geworden ist. Oft ist es für Betroffene deshalb eine Erlösung, wenn dieser „Wahnsinn" einen Namen bekommt. Die Unsicherheit und Angst verschwinden zumindest kurzfristig, weil es nun eine Erklärung für die Situation gibt: Man ist nicht „verrückt"! Es ist DIS (in irgendeiner Variation), eine durchaus behandelbare psychische Störung. So kann aus dem anfänglichen Verstecken oder gar Verdrängen ein mögliches Annehmen entstehen, das den Heilungsprozess unterstützt.

**Mondtränen (47 Jahre):** *Als ich die Diagnose dissoziative Erkrankung bekam, reagierte ich mit Angst, aber auch Freude. Denn nun wusste ich endlich, dass ich nicht verrückt bin, sondern „normal" bin für das, was ich erlebt habe. Und dass die Krankheit einen Namen hat. Der Krankheitsname gab mir Klarheit und ermöglicht mir, Informationen einzuholen.*

## 1.4 Mögliche Persönlichkeitsanteile

Die natürliche Fähigkeit der Dissoziation wird von der Kinderseele automatisch, unbewusst und blitzschnell genutzt, um grausame ausweglose

Gewalt und/oder emotionale Vernachlässigung zu überleben. Die kleine Seele fängt an zu zersplittern, damit die Psyche des Ursprungskindes diese Grausamkeiten überlstehen kann. Ein Anteil wird geboren, der diese Situation mit seinen ganz besonderen Fähigkeiten durchlebt und ganz oder teilweise speichert. Das Alter eines Innenanteils ist in der Regel das biologische Alter zum Zeitpunkt seines Entstehens. Üblicherweise altern Anteile auch nicht. Sie bleiben zum Beispiel Kinder oder Jugendliche, außer sie entscheiden sich dafür, sich zu entwickeln und zu altern. Diese Persönlichkeitsanteile können aber auch unabhängig vom Alter des Kindes sein, also auch ein 4-jähriges Mädchen kann einen 40-jährigen männlichen Beschützeranteil oder eine Mutter in sich haben. Die ursprüngliche Außenperson und andere bereits vorhandene Innenanteile werden gleichzeitig in Sicherheit gebracht und bekommen nichts mit. Manchmal kannst du auch lesen, sie werden „auf Eis gelegt". Es geht Zeit verloren. Ist die traumatisierende Situation vorbei, so kommt es erneut zu einem Wechsel und die Ursprungsperson oder ein anderer Anteil wechselt wieder nach außen. Normalerweise ist das Gehirn nur bis zum 6. Lebensjahr in der Lage, sich erstmalig zu spalten. Hat es diese Fähigkeit allerdings einmal erlernt, so ist es auch möglich, dass später neue Innenanteile dazukommen.

**Laura (26 Jahre):** *Ich wurde als 3-jähriges Kind in einem mehrwöchigen Klinikaufenthalt wegen Nierenversagens erheblich traumatisiert (was früher keine Seltenheit war). Die unterschiedlichsten Untersuchungen und Behandlungen wurden an mir durchgeführt ohne Erklärungen, Betäubungen und Narkose. So nach dem Motto: Das ist ja noch ein Kleinkind und wehrt sich nicht. Im weiteren Verlauf meiner Kindheit wurde ich dann noch emotional vernachlässigt und in späteren Jahren (im Alter von 12-13) mehrfach sexuell missbraucht. Mein Gehirn hatte die Fähigkeit, sich abzuspalten, bereits als Überlebensstrategie im Alter von 3 Jahren erlernt und als hilfreich empfunden und setzte dieses weiter fort. So habe ich mich auch im Alter des Missbrauches mit 12 Jahren noch weiter abgespalten.*

Es entstehen bestimmte Gruppierungen von Persönlichkeits-Anteilen, wie Beschützer- und Opferanteile, aber auch täterloyale Anteile oder ähnliche Gruppierungen. Für die unterschiedlichen alltäglichen Situation und Aufgaben fühlen sich unterschiedliche Anteile zuständig, die auch

zum Teil unabhängig von einander agieren können. Manchmal gibt es auch untereinander Amnesien (Erinnerungslücken). Das liegt daran, weil die verschiedenen Anteile oder auch verschiedenen Gruppierungen, die es innerhalb eines Systems auch geben kann, gar nichts voneinander wissen. Häufig gibt es auch ohne Therapie schon bestimmte Verbindungen der Innenanteile untereinander. Alle sind standhafte, mutige Anteile, ohne die das System nicht überlebt hätte. Alle nicht von Tätern geschaffenen abgesplitterten Anteile der Ursprungsperson wollen das Kind vor größerem Schaden bewahren: Beschützer, Wütende, Fliehende, Kämpfer und all die anderen Innenanteile.
Die Anzahl der Innenanteile ist individuell verschieden. Es wird Anteile geben, die von dem erlebten Trauma wissen und solche, die teilweise oder sogar völlig unwissend sind, was das System auch vor Überlastung schützt. Behutsames Vorgehen und ausreichend Therapiestunden sind deshalb in der Therapie wichtig. Muss eine Therapie aus Kostengründen abgebrochen werden, weil die Krankenkasse nicht mehr bezahlt, wird der traumatisierte Mensch erneut im Stich gelassen. Innenanteile haben ein Eigenleben: Eigene Namen; ein Geschlecht, das von dem Außenkörper, in dem sie leben, abweichen kann; eine eigene Handschrift; unter Umständen eigene soziale Kontakte. Teilweise sind sie für einen eigenen Bereich des Alltags zuständig wie Besuch bei Ämtern, Ausübung einer beruflichen Tätigkeit oder Flirtkontakte. Außerdem ist es möglich, dass unterschiedliche Anteile sich von den physiologischen Gegebenheiten her unterscheiden wie Sehstärke und die Reaktionen auf Medikamente und deren Dosierung.

Die **Überlebenspersönlichkeiten** sind diejenigen, die Gewalt überlebten und dabei ihren Teil des Geschehens erinnern und die Situationen grausamster Gewalt weiterhin durch Auslöser erleben können. Wie damals sind sie hilflos und ohnmächtig diesem Geschehen ausgeliefert, so lange sie noch nicht verstanden haben, dass die schreckliche Zeit vorüber ist. Häufig spüren sie starke Schmerzen in den Körperregionen, in denen sie Gewalt erfahren haben. Dies nennt man Erinnerungsschmerz, körperliche Flashbacks (Rückhall-Erinnerungen) oder auch somatoforme Schmerzstörung. Körpererinnerungen können auch durch Trigger ausgelöst werden. **Innenkinder** sind innere Kinder. Sie verhalten sich ihrem Alter entsprechend und haben auch nur solche Fähigkeiten. **Unversehrte Kinder** beiderlei Geschlechts können das vor der Gewalterfahrung in

Sicherheit gebrachte Ursprungskind oder aber auch von den Anteilen erschaffene Kinder sein. Oft gibt es Helfer, die Innenkinder unterstützen und beschützen. Neben dem Beschützen der Innenkinder können die **inneren Helfer** und Wächter auch beruhigend auf das innere System und die Alltagspersonen (die Anteile, die den Alltag managen und den Kontakt in der Regel nach außen halten) einwirken. Die **Beobachter** nehmen wahr, was im Inneren und Äußeren vor sich geht. Es gibt auch Anteile, die ganz bestimmte handwerkliche, künstlerische oder kommunikative Fähigkeiten beherrschen und auch nur hierfür da sind. **Wächter** haben die Aufgabe, bei Gefahr zu warnen und zu beschützen.

## 1.5 Täterloyale Anteile

***Vorsicht! – Triggergefahr!***

Die täterloyalen Anteile sind entstanden, um vom System Lebensgefahr abzuwenden oder weil sie von den Tätern unter Gewaltanwendungen dafür geschaffen wurden, bestimmte Aufgaben zu übernehmen. Sie sehen das Bild des Täters als eine Person, die gut und mächtig ist, während sie selber schlecht und schmutzig sind und alles tun müssen, was die Täter von ihnen erwarten. Hätte sich dieser Anteil gegen die Täter gewehrt oder seine eigene Todesangst im Kontakt mit den Tätern gespürt, hätte die Gefahr bestanden, dass das bereits entwürdigte und schwer traumatisierte Kind gestorben oder verrückt geworden wäre. Zu oft wurden seine Grenzen bereits überschritten, zu oft war es bereits in Lebensgefahr, was nur durch die Spaltung und das Entstehen von täterloyalen Anteilen überlebt werden konnte. Teilweise agieren diese Anteile völlig abgespalten vom System, um die anderen Innenteile zu schützen oder weil ein inneres Kontaktverbot durch die Täter besteht. Zeitverluste und Verletzungen, die sich nicht erklären lassen, können ein Hinweis auf die Aktivitäten von täterloyalen Anteilen sein. Agieren diese Anteile nicht mehr abgespalten vom System, verkörpern sie trotzdem weiterhin den Willen und die Denkweise des Täters, auch den anderen gegenüber. Dazu gehört z. B. auch, sich selbst die Schuld zu geben für das, was dem Körper angetan wurde, sich selbst als schlecht und die Täter als gut vor den anderen darzustellen oder sich selbst den Tätern anzubieten oder selbst zu bestrafen, um die anderen Innenanteile vor etwas Schlimmerem zu bewahren.

***Leuchtkaefer (42 Jahre):*** *Ganz schlimm ist es, wenn man irgendwann herausfinden muss, dass der eigene Sohn von den gleichen Tätern missbraucht worden ist und Teile aus dem eigenen System dabei mitgemacht haben. Wenn du mitbekommen musst, dass dein Sohn deshalb genauso multipel ist wie du. Er kann auch nicht steuern, was passiert, hat aber auch – wie ich so viele Jahre lang – keinen Therapeuten gefunden, der ihm helfen kann, weil keiner sehen wollte, wie er ist, obwohl wir seinen letzten Therapeuten direkt darauf hingewiesen haben! Aber ich wollte ja nur unserem Sohn unsere eigene Krankheit einreden, also brauchte der Therapeut darauf nicht zu hören. Als unser Sohn immer mehr merkte, wie Täteranteile stärker nach vorn drängten, war dieser Therapeut mit dem schlauen Spruch „Du musst dich nur zusammenreißen, dann kannst du das verhindern" zur Stelle. Wir haben telefonisch versucht zu helfen, konnten es aber nicht. Am nächsten Tag ist unser Sohn zum Täter geworden. Als er am darauf folgenden Morgen realisierte, was „er" da getan hat, hat er sich selbst bei der Polizei gestellt und auch im Prozess detailliert ausgesagt. Damit hat er dem Mädchen erspart, das noch mal durchmachen zu müssen; das wurde auch beim Urteil berücksichtigt. Jetzt sitzt er noch für 2 ½ Jahre in Haft. Ich hoffe, dass er nun endlich Hilfe bekommt.*

So lange es Täterkontakte gibt, besteht die Gefahr, dass das System, teilweise sogar ohne sein Wissen, weiterhin von den Tätern benutzt und missbraucht wird, auch noch als erwachsene Außenperson. Dieses Verhalten ist entfernt vergleichbar mit dem Stockholm-Syndrom, bei dem sich das Opfer mit den Tätern verbündet, um zu überleben. Auch dieser Mechanismus läuft unbewusst ab. Täterloyale Anteile sind gleichzeitig ein Schutz für die Täter, denn wenn sie für kriminelle Aktivitäten missbraucht werden, fällt es dem System um so schwerer, sich Hilfe zu holen oder zur Polizei zu gehen, da es sich auch selber unter Umständen strafbar gemacht hat. Gleichzeitig vermitteln diese Anteile dem Täter aber auch: „Hey, du kannst dich auf mich verlassen, ich sage niemanden etwas, ich stehe voll hinter dir, ich finde es gut, was du machst, du hast jedes Recht dazu!", teilweise auch, um den Täter in Sicherheit zu wiegen und damit Druck (z. B. Verfolgung, Kontrolle, Bedrohungen oder ähnliches) vom System zu nehmen, aber vor allem, weil sie wirklich davon überzeugt sind, dass das Verhalten der Täter ganz und gar richtig ist.

Täterloyale Anteile haben oft die schlimmsten Gewalt-Erfahrungen des gesamten Systems überlebt. Hier zeigt sich, wie wichtig diese Anteile für das System waren, um zu überleben, so schwierig auch für viele Betroffene das Vorhandensein dieser Anteile ist. Ohne sie wäre es wahrscheinlich gar nicht möglich gewesen, zu überleben und in der Nähe des Täters weiter am Leben bleiben zu können und trotzdem sind sie diejenigen, die dem Körper und dem gesamten System immer wieder Schaden zufügen, da sie immer noch im Überleben stecken. Die täterloyalen Anteile gehören für manche Systeme zu den **dunklen Anteilen**. Es sind Störer, die Wütenden und auch die Selbstmordgefährdeten. Manche Systeme lehnen diesen Begriff ab, denn er bewertet negativ und berücksichtigt nicht, dass auch diese Anteile zum Überleben beitrugen. Wenn es gelingt, dass diese Anteile ihre Fähigkeiten schützend und positiv für das System einsetzen, ist viel gewonnen.

# Kapitel 2 – Medizinische Zusammenhänge

## 2.1 Diagnosemöglichkeiten

Um eine seelische Erkrankung wie die Dissoziative Identitätsstörung (DIS) und ihre Unterformen diagnostizieren zu können gibt es als Nachschlagewerke den ICD 10[1] und den DSM IV[2]. Sie werden immer wieder aktualisiert. So gibt es im Augenblick Anregungen von Paul Dell[3], wie der DSM IV verbessert werden könnte. In Deutschland wird üblicher Weise der ICD 10 verwendet.
Ergibt sich aus den Symptomen der Verdacht einer DIS können Fragebögen[4] für Selbstauskünfte zur Überprüfung herangezogen werden.
Zusätzlich gibt es zweistufige Diagnoseverfahren. Sie beinhalten zu den Fragebögen noch ein diagnostisches Interview. Dies sind der SKID-D[5] und der HDI[6].

## 2.2 Begriffserklärungen

Damit du Ärzte und Therapeuten in Ihrem Fachlatein besser verstehen kannst, hier eine Zusammenfassung der wichtigsten Fachbegriffe im Zusammenhang mit der Dissoziativen Identitätsstörung (weitere findest Du im Anhang): Der aktuelle ICD-10 (internationales Diagnostikbuch) enthält jeweils die Klassifikationen psychischer Störungen der Weltgesundheits-Organisation WHO. Die unterschiedlichen Symptome der dissoziativen Störungen sind unter F44 und Unterpunkten aufgeführt. Diese Buchstaben-Zahlenkombinationen sind Diagnoseschlüssel, mit denen im medizinischen Bereich bei Diagnosen gearbeitet wird. Deshalb wirst du immer wieder auch bei Arztberichten auf diese Abkürzungen stoßen.
Bei einem Trauma reagiert der Körper automatisch zum Schutz mit Flucht oder Abwehr, ist jedoch beides nicht möglich, wird mit Freeze oder Fragment reagiert. Bei **Freeze** (einfrieren) wird durch eine Überreaktion des Nervensystems ein Übermaß von körpereigenen Hormonen ausgeschüttet, was zu einer Entfremdung vom Geschehen führt und eine Art „Tunnelblick“ auslöst. Durch diese Art „Scheuklappen“ wird in der Situation nur das wahrgenommen, worauf sich der Betreffende stark konzentriert. Der Betroffene tritt innerlich aus dieser fürchterlichen Situation aus und schaltet somit die üblichen Körperreaktionen aus. Erst

wenn die Gefahr vorbei ist, können die unterdrückten Körperreaktionen auftreten. Das **Fragmentieren** folgt auf Freeze. Die Erfahrungen in der Notsituation werden in Bruchstücke aufgesplittert und können so nicht als Ganzes wahrgenommen werden. Dabei speichert die Person auch nur diese Splitter im Gehirn. Diese **dissoziative Amnesie** ist ein Hilfs- und Schutzmittel, um die Seele vor Überforderung zu schützen. Nach dem Trauma sind nur Bruchstücke von Erinnerungen eines schlimmen Ereignisses im Gedächtnis vorhanden. Eine Frau, die in einem Park überfallen wurde, kann sich dann z. B. nur an den Geruch von nassem Gras und Dunkelheit erinnern, jedoch nicht an die Tat selbst. Oder jemand erinnert sich an sein altes Kinderzimmer, Lampe und die bösen Augen seines Vaters, bekommt ein schlechtes Gefühl dabei, hat aber keine weiteren Erinnerungen. Die dissoziative Amnesie beruht nicht auf einer organischen oder psychischen Erkrankung oder auf Ermüdung, Erschöpfung oder auf den Auswirkungen von Drogen oder Alkohol, sondern ist Folge eines oder mehrerer als traumatisch erlebter Ereignisse. Sie kann sich sowohl auf vergangene Erlebnisse als auch auf aktuell belastende Situationen im Alltag beziehen. Bei der **biographischen Amnesie** können sich die Betroffenen nicht mehr an wichtige Ereignisse oder Zeiträume aus ihrer Lebensgeschichte erinnern. Sie haben „blinde Flecken“. Die Amnesie im Alltag, die weit über die gewöhnliche Vergesslichkeit hinausgeht, zeigt sich darin, dass Menschen **Zeitverluste** haben, sie können sich dann an bestimmte Abschnitte eines Tages nicht erinnern. Oft ist es aber so, dass andere Anteile über diese Amnesien in der Biographie oder im Alltag Bescheid wissen. Beispiel: Die Betroffenen können sich nicht erinnern, ob sie jemanden angerufen haben oder ob sie es nur tun wollten. Sie werden von jemandem angesprochen, den sie kennen sollten, können sich aber nicht erinnern, ihm begegnet zu sein.

Eine **dissoziativen Fugue** (Fuge) zeigt alle Symptome einer dissoziativen Amnesie, doch zusätzlich kommt es zu für den Betreffenden unerklärlichen Ortswechseln. Allgemein formuliert bedeutet das, man findet sich an einem Ort wieder, ohne zu wissen, wie man dort hingekommen ist. Der Ort, an dem man sich befindet, ist real. Aber wenn man eben noch in seiner Wohnung war und sich plötzlich in einem Wald wieder findet, ist man erst einmal verwirrt und braucht dann eine längere Zeit der Reorientierung. Der Begriff „Fugue“ kommt aus dem Lateinischen und bedeutet „fliehen“. Diese Fugue-Episode ist eine verspätete Flucht, die während des Trauma-Erlebens nicht möglich war. Die damals dringend notwendige, aber unmögliche natürliche Reaktion der Flucht (**flight**) wird **posttraumatisch** (nach dem Trauma) nachgeholt. Beispiel: Betroffene stehen morgens plötzlich vor der eigenen Haustür und haben keine Ahnung, wo sie die Nacht über gewesen waren.

Bei der **Derealisierung** handelt es sich um ein Phänomen, bei dem die ganze Umgebung verändert erscheint oder nur bestimmte Teile davon nicht oder nicht ganz wahrgenommen werden. Manche Betroffene beschreiben auch, dass sie nicht richtig sehen können und eine Art Schleier oder Nebel vor den Augen haben, jemandem zuhören, aber ihn nicht verstehen, teilnahmslos in den Raum starren (Tunnelblick), ohne die Umgebung wahrzunehmen. Du fühlst dich wie in Watte und nimmst die Umwelt, also die rote Ampel und eventuelles Hupen und Rufen nicht wahr und überquerst bei Rot die Straße. Es kann auch geschehen, dass sich die nicht aushaltbare Realität im gleichen Moment in eine Fiktion umgewandelt bzw. weggeschoben wird. Dies geschieht mit Gedanken wie: Das habe ich einmal im Fernsehen gesehen, das ist nur ein Traum, das geschieht nicht mir.

Die **Depersonalisation** bezieht sich ausschließlich auf den eigenen Körper. Der Körper oder Teile davon können nicht oder nicht ganz wahrgenommen werden. Du denkst beispielsweise, du hättest keine Arme oder Beine mehr oder nimmst diese verändert oder gar nicht wahr. Dein Körper scheint kleiner oder größer als sonst zu sein. Vielleicht hast du auch das Gefühl aus deinem Körper ausgestiegen zu sein, weil du alles von außen betrachtest.

Beim **Dissoziieren** können Gedanken- und Handlungsabläufe nicht mehr in Zusammenhang gebracht werden, im Gegensatz zum Assoziieren, wo etwas miteinander verbunden oder verknüpft wird. Grundsätzlich ist das Dissoziieren eine von Kindesbeinen an erlernte Technik aller Menschen. Das Gehirn lernt, Informationen zu filtern, indem es wichtige Dinge und Gesamteindrücke speichert und für das Individuum unwichtige Wahrnehmungen ausblendet. Dies ist notwendig, um im Alltag ohne ständige Reizüberflutungen leben zu können. Diese Alltagsdissoziationen sind folglich gesunde und normale Abschaltmechanismen oder Filter. Beispiele: Du liest ein spannendes Buch und vergisst die Welt um dich herum. Oder du schreibst eine Klausur und bist ganz bei der Sache. Dabei kannst du Geräusche der Umgebung völlig ausschalten.

Die Fähigkeit zur Dissoziation ist individuell unterschiedlich. So können sich auch unterschiedliche Formen von dissoziativen Störungen entwickeln. Aus diesen ersten Spontanreaktionen der Seele und des Körpers entwickelt jedes Individuum seine ganz persönlichen, ihm möglichen Überlebensstrategien. Die ausgeprägteste Form, die ein Mensch nach einer wiederholten Traumatisierung annehmen kann, ist die Entwicklung einer **dissoziativen Identitätsstörung DIS** (F44.81), früher auch **multiple Persönlichkeitsstörung MPS** genannt, die in unterschiedlichem Grad entwickelt sein kann. Zusätzlich gibt es auch noch DDNOS, bzw. **Ego-State-Disorder** (heißt übersetzt soviel wie: ich-Strukturdurcheinander), die nicht alle Kriterien der Dissoziativen Identitätsstörung erfüllt. Existieren mindestens zwei unterschiedliche **Altersegos** (Persönlichkeitsanteile), die mindestens drei Mal kontinuierlich auftreten und von einer außen stehenden Person als voneinander unterschiedlich wieder erkannt werden, dann kann die Diagnose DIS gestellt werden, so der ICD 10. Das bedeutet: es ist sichergestellt, dass es Ich-Zustände mit eigenem Alter, Gedächtnis, Fähigkeiten, Interessen, Charakteren, Willen und Geschlecht gibt. Auch die unter 2.1 angegebenen Tests ermöglichen eine Diagnosestellung oder Diagnoseabsicherung.

## 2.3 Statistischer Überblick

Zur Information hier noch ein paar statistische Zahlen: In „Der multiple Mensch“ von Peter Orban[7] finden sich statistische Zahlen, die uns eine kleine Vorstellung davon ermöglichen, wie verbreitet DIS ist und welchen Ursprung sie, rein statistisch gesehen, hat. Peter Orban ermittelte, dass die Häufigkeit von MPS in der Gesamtbevölkerung 1:50 ist. Gleichzeitig gibt er an, dass es auch die Angabe 1: 10.000 gibt. Die unterschiedlichen Zahlen ergeben sich aus der Dunkelziffer und der Tatsache, dass viele Menschen mit dieser Überlebens-Strategie erst einmal anders diagnostiziert werden. Dies veranschaulichen auch die folgenden Zahlen aus Peter Orbans Buch: Das durchschnittliche Diagnosealter einer DIS liegt zwischen dem 30. und 35. Lebensjahr. In der Regel liegen davor ca. 6,7 Jahre mit einer anderen Diagnose. Im Schnitt hat der Klient vor der Diagnose DIS bereits jeweils 3 andere Diagnosen. Zwischen 79 % und 83% DIS-diagnostizierte Klienten wurden in der Kindheit sexuell missbraucht, bei 74 % bis 75% liegt physischer Missbrauch vor. 71,5% Betroffene haben Selbstmordversuche hinter sich. Die Amnesien zwischen den einzelnen inneren Anteilen betragen ca. 96%. Das Betroffenenverhältnis zwischen Frauen zu Männern beträgt in etwa 90:10. Weshalb es weniger Männer mit DIS gibt als Frauen, lässt unterschiedliche

Vermutungen zu. Amerikanische MPS-Forscher kamen zu folgenden Schlussfolgerungen: Zum einen werden Mädchen häufiger als Jungen in der Kindheit sexuell missbraucht. Gleichzeitig suchen die amerikanischen Männer (wie auch die Männer in Deutschland) weniger Ärzte und Therapeuten auf als die Frauen. So vermuten diese Forscher auch, dass viele dieser Männer statt in therapeutischer Begleitung in den Gefängnissen landen.

## 2.4 Gehirnerntwicklung beim Kind

Damit du erkennen kannst, wie sich deine Innenanteile in deinem Gehirn entwickeln konnten, möchte ich zuerst kurz beschreiben, wie sich das Gehirn eines gesund und glücklich aufwachsenden Kindes entwickelt. Eine sehr anschauliche Erklärung fand ich dazu im Buch „Neues vom Zappelphilipp“[8]. Ausschlag gebend für eine gesunde Entwicklung der Gehirnstruktur ist die frühkindliche Bindung an Bezugspersonen und eine von Liebe getragene Umgebung. In diesem Sozialisationsprozess lernt das Kind, sein Gehirn auf ganz individuelle Weise zu nutzen. Es lernt, worauf es achten muss, entwickelt die notwendigen Fähigkeiten und den Umgang mit seinen Gefühlen. So kann es sich in seiner Familie/Gemeinschaft immer besser zurechtfinden. Die Kinder der Eingeborenen im tropischen Regenwald am Amazonas lernen einhundert verschiedene Grüntöne zu unterscheiden, während ein Inuit-Kind ca. ein Dutzend verschiedene Schneeformen auseinander halten und mit Namen benennen kann. Bei diesem Lernen werden immer wieder ganz besondere neuronale Verschaltungen oder auch Verbindungsstege im Gehirn aktiviert und verfestigt. Dies prägt unser Gehirn bezüglich unseres Wissens, unserer Fähigkeiten, unseres Denkens, unseres Fühlens und sogar dessen, was wir uns wünschen. Deshalb ist es so besonders wichtig, wie uns die Menschen in den ersten Jahren erziehen. Sie aktivieren unser Gehirn ganz individuell. Diese Basisentwicklung ist bis zum Ende des 3. Lebensjahres weitgehend abgeschlossen. Auf diese Prägungen kann dann im weiteren Leben spontan durch „Wiedererkennen“ zurückgegriffen werden. Auch später können noch neue Vernetzungen im Gehirn stattfinden, die allerdings nicht so stabil sind wie die frühkindlich entstandenen Verbindungen. Bis zum 6. Lebensjahr entwickeln sich dann besonders die Gehirnbereiche, die für die Organisation von Handlungen und die Konzentrationsfähigkeit auf bestimmte Aufgaben zuständig sind.

Die Fähigkeit, sich selbst wahrzunehmen, erlernt das Kind zuerst durch „Bewegt werden“ wie beim Schaukeln und Wiegen. Hieraus entwickeln sich sein Sicherheitsgefühl und das Vertrauen in die Eltern. Aus dieser Geborgenheit heraus kann das Kleinkind immer mehr eigene Aktivitäten einüben. Dieser Loslösungsprozess entwickelt sich auch in anderen Bereichen wie dem Fühlen, Sehen und Hören. Hierbei ist neben dem Gewähren- und Ausprobierenlassen gleichzeitig die lenkende, fördernde Hand der Bezugspersonen notwendig, da es sonst zur Verwahrlosung oder der Wohlstandsverwahrlosung (alle Probleme werden von den Eltern aus der Welt geräumt) kommen kann.
Angst und Stress, ständige Reizüberflutung, mangelnder Selbstschutz, unsichere emotionale Bindungen, Über- wie auch Unterforderung sind nur einige der Gründe, die Kinder daran hindern können, hinreichend komplexe neuronale Vernetzungen in ihrem Frontalhirn auszubilden. Als Kleinkinder können sie dann z. B. nicht richtig spielen. Sie sind dauernd in Bewegung, leicht ablenkbar und finden nur schwer eine konstruktive Beziehung zu anderen Kindern. Oft sind sie sich auch keiner Grenzen und Gefahren bewusst. Sie platzen mit Antworten heraus, ohne das Ende einer Frage abzuwarten und unterbrechen andere ohne Hemmungen. Unfähig, sich längere Zeit auf eine gestellte Aufgabe zu konzentrieren, kommt es spätestens mit der Einschulung zu gravierenden Problemen.
Wachsen Kinder in einer Familie auf, die durch Gewalt, seelischen und körperlichen Missbrauch geprägt ist, kann sich das Gehirn fehlentwickeln. In der traumatischen Situation versucht das Gehirn auf irgendein Verhaltensmuster zurückzugreifen, das es bereits erlernt hat. Doch Möglichkeiten, die vielleicht einem Erwachsenen zur Verfügung stehen würden wie Flucht oder Abwehr, entfallen für das Kleinkind. Es gerät in Todesangst und muss sich irgendwie mit diesem Umfeld arrangieren, weil es abhängig von den Eltern ist. Frau Dr. Ursula Gast[9] hat diese mögliche Reaktion des Gehirns, die zur multiplen Persönlichkeitsstörung führen kann, in einem Artikel ausführlich beschrieben. Zum besseren Verständnis habe ich die Inhalte stark vereinfacht.
Werden Kleinkinder einer Situation ausgesetzt, die Todesängste auslösen, übernimmt eine bisher ungenützte Hirnregion spontan die Erlebnisaufnahme und die Steuerung. Diese Hirnregion hat keine Verbindung zu den anderen in Funktion befindlichen Gehirnzonen. Bei immer wieder auftretenden traumatischen Situationen aktivieren sich immer wieder neue Inseln mit Erinnerungen und Reaktionen. Wenn dieser Prozess

einmal begonnen hat, können auch geringfügigere Belastungen neue Gehirninseln aktivieren. So können immer mehr Innenanteile entstehen, die so von den Betroffenen auch wahrgenommen werden.
Der wichtige Entwicklungsschritt, nämlich die Herausbildung eines zentralen integrierenden Bewusstseins, wird durch die chronischen Traumatisierungen erschwert oder verhindert. Jeder Mensch hat mindestens zwei angeborene Funktionssysteme: ein normales Alltagssystem und ein Überlebenssystem für extreme Bedrohungen, die unter normalen Umständen durch das Bewusstsein irgendwann wieder miteinander verbunden werden. Doch bei chronischen schwersten Traumatisierungen in der Kindheit kann sich diese Integrationsfähigkeit nicht entwickeln. Durch diese Trennung oder Abspaltung wird dem Kind das Gefühl ermöglicht, das Trauma sei jemand anderem passiert. Das Kind selbst kann dann so tun, als ob alles in seiner Welt in Ordnung wäre. Die Vorstellungskraft des Kindes erschafft sich damit Projektionsfiguren, die den verschiedenen Persönlichkeitszuständen (Innenanteilen) ihre individuelle Aufgabe oder ihren Charakter geben. In der Zwischenzeit ist auch medizinisch nachgewiesen: Es gibt unterschiedliche Persönlichkeitsanteile. So wurden bei Menschen, die Wechsel bewusst auslösen konnten, Blutdruck und Herzschlagfrequenz gemessen, wobei sich unterschiedliche Werte ergaben für die Alltagsperson und den ins Außen gebrachten Innenanteil. Auch wurden bei unterschiedlichen Anteilen verschiedene Gehirnregionen besonders stark durchblutet, was darauf hinweist, dass unterschiedliche Gehirnregionen bei unterschiedlichen Innenanteilen aktiviert waren.
Aufgabe einer Therapie sollte es erst einmal sein, eine tragfähige Beziehung aufzubauen, für innere und äußere Sicherheit zu sorgen und zu lernen, quälende Flashbacks zu durchbrechen und neue Lösungsstrategien und angemessene Gefühlsreaktionen für Krisen zu entwickeln und in den Alltag einzubauen. In der weiteren Arbeit geht es darum, die einzelnen aktivierten Gehirninseln mit den genutzten Hirnregionen der Gastgeberin durch Vernetzungen wie Stege zu verbinden. Das führt dazu, dass schließlich auch ohne Auslöser und Wechsel auf alle aktivierten Regionen mit ihren Fähigkeiten zugegriffen werden kann. Bleiben wir bei dem Bild des Stegbaus von Insel zu Insel, so wird klar, dass alle Anteile erhalten bleiben und dieser Prozess eine langwierige Aufgabe sein kann.

## 2.5 Einflüsse des Stoffwechsels auf die DIS

Nur in einem gesunden Körper kann auch ein gesunder Geist wohnen. Der menschliche Organismus ist grundsätzlich so ausgelegt, dass er versucht, seinen Stoffwechsel im Gleichgewicht zu halten. Gerade in der heutigen Zeit der steigenden Umweltbelastungen und sich verändernder Erreger ist auf einen funktionierenden Stoffwechsel besonders zu achten. So wird die Reaktionsmöglichkeit des Abspaltens auf das Trauma auch von bestimmten Störungen des Stoffwechsels und durch bestimmte Erkrankungen begünstigt, wie mir Heilpraktiker Dr. h. c. Klaus Buchinger-Wohlgemuth nachvollziehbar erklärte. Zusammenhänge zwischen gestörten Organfunktionen und der DIS sind bekannt und in der Literatur beschrieben. Zu diesen Stoffwechselstörungen und Erkrankungen gehören u.a.: Belastungen durch Schwermetalle und Elektrosmog, Mangelernährung, massive Störungen des Säure-Basen-Haushaltes, Unverträglichkeiten von Histamin, Laktose und Glutamat, Eiweißmangel-Erkrankungen und Eiweißspeicher-Erkrankungen. Ebenfalls können bestimmte Erreger eine DIS begünstigen, so z. B. Borreliose, Toxoplasmose (vielen bekannt als eine Erkrankung, die u. a. von Katzen auf den Fötus übertragen werden kann), Syphilis, Pilzerkrankungen (Candidose, Aspergillose etc.). Selbst bestimmte herkömmliche Medikamente können entsprechende Reaktionen auslösen. Zu beachten ist, dass die in den letzten Jahren steigende Anzahl von Erkrankungen des Gehirns, insbesondere Rückbildung des Gehirns und die Erhöhung des Hirndruckes, auch als mögliche Auslöser in Frage kommen.

Dies bedeutet aus meiner Sicht, dass erneutes Abspalten möglicherweise verhindert und ein Heilungsprozess positiv unterstützt werden kann, wenn wir auch diese rein körperlichen Ursachen erkennen und, so fern möglich, ausheilen, also das Gleichgewicht des Stoffwechsels u. a. wieder herstellen. Maßnahmen wie Entgiftungstherapie, Ausleitung von Schwermetallen, Stärkung der Ausscheidungsorgane, Stärkung des Immunsystems, Wiederherstellung der gesunden Darmflora, Vermeidung schädigender Substanzen und eine Umstellung der Ernährung auf basische Kost sind die Grundpfeiler der körperlichen Gesundung.

**Anmerkungen**

1 ICD 10: Martin H. Schmidt: Internationale Klassifikation psychischer Störungen. ICD-10 Kapitel V (F).Diagnostische Kriterien für Forschung und Praxis

2 DSM IV Diagnostische Kriterien (DSM-IV-TR) (Taschenbuch) von Henning Saß Hans-Ulrich Wittchen, Michael Zaudig. Der DSM wird von der American Psychiatric Association (APA) regelmäßig überarbeitet und aktualisiert.

3 Dell-Kriterien sind Vorschläge von Paul Dell zur verbesserung des DSM IV

4 Fragebögen für Selbstauskünfte: DES Dissoziative Experiences Scale; FDS Fragebogen für dissoziative Symptome; DIS-Q Dissoziative Experiences Questionnaire; SDQ Somatoform Dissociation Questionnaire www.infonetz-dissoziation.de

5 SKID-D (Strukturiertes Klinisches Interview für Dissoziative Störungen), der von U. Gast, T. Oswald, F.Zündorf und A. Hofmann aus dem Amerikanischen übertragen wurde

6 HDI: ist das Heidelberger Dissoziations-Inventar. Es ist ein zweistufiges Diagnoseverfahren mit Selbstbeurteilungsfragebogen und einem diagnostischen Interview.

7 Peter Orban: „Der multiple Mensch", Seite 19f, © 2005, Schirner Verlag

8 Gerald Hüther und Helmut Bonney: „Neues vom Zappelphilipp" Patmos; Neuauflage 8, Juli 2007

9 Vortrag: „Die dissoziative Identitätsstörung – häufig fehldiagnostiziert" von Dr. Ursula Gast

# Kapitel 3 – Das Leben mit DIS

Das Leben mit DIS bleibt auch nach all der Aufklärung durch die wissenschaftlichen Zusammenhänge eine völlig individuelle Überlebensstrategie mit vielen oft ängstigenden, offenen Fragen. Doch Betroffene sind nicht alleine in ihrer Not, denn es gibt so viele Menschen in ganz ähnlichen Situationen. Es ist mein Wunsch, Klarheiten zu schaffen, Verständnis zu wecken und Hilfsstrategien bzw. hilfreiche Denkanstöße zu geben. Ein ganz besonderes Anliegen ist es mir, dich dazu zu ermutigen, dich immer mehr so anzunehmen, wie du bist. Denn je mehr du deine einzigartige Überlebensstrategie annimmst und zu ihr stehst, umso angenehmer wird sich dein Leben gestalten.

## 3.1 Zeit der Vergesslichkeit

Mit Sicherheit ist die Dissoziation mit ihren neu geschaffenen Persönlichkeitsanteilen eine hohe intuitive, geistige und körperliche Leistung, die sehr viel Kraft kostet. Denn besser als es je ein Drehbuchautor schreiben könnte, sind die einzelnen Innenanteile in sich ganze, stimmige Anteile. Allerdings wirken sie oft nur in ihrem Bestimmungskreis.

**Mondtränen (47 Jahre):** *So ein klein wenig war schon lange eine Ahnung da, dass bei mir etwas nicht stimmte. Doch ich habe dieses Gefühl unterdrückt und verdrängt. Mein Leben war nie wirkliches Leben, es war Überleben. Ich funktionierte nach außen hin sehr gut. Innen war Chaos und völliges Durcheinander. Mit extrem starkem Willen drückte ich sämtliche Symptome nach unten. Mir fiel auf: Ich verlegte Dinge, die nie mehr auftauchten. Und das ist leider bis heute so geblieben. Mein Gedächtnis und die Konzentrationsfähigkeit sind super schlecht. Ich vergesse vieles wie: Namen und Jahreszahlen. Die Stimmen im Kopf machten mich fast wahnsinnig. Ich erklärte mir das „Stimmenhören" durch zu viel Stress und Überarbeitung. Wenn jemand versuchte, nach außen zu kommen, so wurde es gewaltsam niedergedrückt. Unter starken Protesten, aber es musste so sein, um zu funktionieren. Meine Wechsel wurden mir von anderen als extreme Stimmungsschwankungen rückgemeldet. Ein offenes Umgehen damit war nicht möglich, weil ich glaubte, verrückt zu sein.*

**Sternenfänger (24 Jahre):** *Das mit den Vorahnungen, dass wir Viele sind, ist so eine Sache für sich. Denn das kommt darauf an, wen man bei uns fragt. Ich, Sternenfänger, der Host, hatte keine Ahnung oder Vorahnungen. Man hat mich sozusagen ins eiskalte Wasser gestoßen. Ich hatte zwar Zeitverluste und Erinnerungslücken, hielt es aber immer für normal, sich an seine Kindheit nicht zu erinnern. In der Klinik, wo ich wegen Borderline war, wurde mir dann eine „Erklärung" in den Mund gelegt. Man sagte mir, ich habe einfach extreme dissoziative Anfälle. Noch heute beschweren sich die anderen in mir, je so betitelt worden zu sein. Ich selbst habe mich schon immer für irre gehalten. Wenn wieder mal ne Lücke war, habe ich halt gesagt, dass es wieder so ein Anfall gewesen sein muss. Wenn ich Leute traf, die ich nicht kannte, die mich aber anscheinend kannten, war ich nicht lange genug da, um etwas erklären zu müssen. Für mich war es ein erneuter „Anfall", wieder eine Zeitlücke. Einige von uns haben keine Zeitverluste. Es wäre verheerend, wenn alle Zeitverluste hätten. Denn wir sind viele geworden, damit der Körper überlebt. Wenn man uns immer ansehen und anmerken würde, dass wir Viele sind, wäre der Schutz ziemlich sinnlos gewesen, meint Seelenwind (Beschützerin, 20 Jahre).*

**Haruna (16 Jahre):** *Ich hatte bis vor etwa 2 Jahren keine Ahnung oder gar eine Idee, dass ich multipel sein könnte. Ich wurde von meiner Therapeutin in der Psychiatrie mit der Diagnose vollkommen überrumpelt. Denn eigentlich war ich bei ihr wegen meines Kindheitstraumas. Ich wusste: Bei mir stimmt irgendetwas nicht. Ich hatte von einigen Dingen gelesen, die durch sexuellen Missbrauch entstehen könnten. Deshalb wollte ich mich durchchecken lassen. Ich wusste ja auch nicht, dass alles so ungewöhnlich an mir ist. Dazu ein Zitat von mir: „Ein von Geburt an Blinder weiß erst, dass er anders ist, wenn man ihm das sagt." Die Therapeutin riet mir, eine Therapie für DIS anzufangen, aber das habe ich nie getan, weil ich Angst hatte. Ich war in meinem Leben zu oft enttäuscht worden. Deshalb will ich mich keiner Person mehr anvertrauen. In meinem Umfeld weiß niemand von meiner DIS. Und da mich meine Freunde so kennen gelernt haben, wundern sie sich auch nicht über meine „Stimmungsschwankungen".*

**Alexa (37 Jahre):** *Auf die Idee, dass ich eine DIS haben könnte, wären wir alleine wohl nie gekommen. Ich tat viele Ungereimtheiten als vergesslich und schusselig ab, dachte, ich träume einfach vor mich hin. Und wenn ich mal wieder nicht wusste, wie ich von A nach B gekommen war,*

*Gegenstände verschwunden waren oder Leute auf mich zukamen, die mich wohl kannten, ich sie jedoch noch nie zuvor gesehen hatte, versuchte ich, selbstsicher zu wirken, damit sie keinen Verdacht schöpfen konnten und meine Irritiertheit nicht spürten. Bei den Stimmen dachte ich, ich bin verrückt. Meine Zeitverluste variierten zwischen einigen Stunden und einem oder mehreren Tagen. Doch auch das erklärte ich mir mit Gedankenlosigkeit und Überlastung. Meine Mitmenschen hatten festgestellt, dass ich mich zeitweise stark isoliere und zurückziehe. Sie meinten, ich sei recht schwankend in meinen Einstellungen.*

**Leuchtkaefer (42 Jahre):** *Früher hatte ich Zeitverluste bis zu Wochen und Monaten. Allerdings war ich damals nicht in der Lage oder besser nicht bereit dazu, das als Amnesien wahrzunehmen. Ich war sozusagen „amnestisch für die Amnesien". Mittlerweile weiß ich, dass das häufig vorkommt. Heute habe ich nur noch in Extremsituationen und nur kurzfristig (Minuten/Stunden) Zeitlücken. Allerdings ist mein Erinnerungsvermögen immer noch „unsortiert". D.h., ich erinnere mich zwar, was ich getan habe, aber das ist oft nicht zeitlich fixierbar. So, als ob jede Erinnerung auf einem Blatt Papier steht und diese Blätter aber völlig durcheinander gekommen sind, nicht mehr chronologisch sortiert oder nummeriert, nicht mehr zuzuordnen. Ohne meinen Kalender bin ich völlig verloren. Ich gucke gerne Krimis (weil dort die Täter immer ihre Strafe bekommen – anders als in unserem Leben) und bewundere immer die Leute, wenn sie für ein Alibi noch sagen können, was sie vor zwei Wochen Mittwochabend gemacht haben. Wenn mir nicht jemand damit hilft „Mittwoch vor zwei Wochen war das schlimme Unwetter", dann kann ich das zeitlich nicht zuordnen.*

*Menschen, denen ich vertraue, sage ich das auch ganz offen, dass ich mich nicht erinnern kann und weshalb. Alle anderen erfahren: Ich bin Gewaltopfer und das beeinträchtigt mich noch. Aus meinem gesamten Leben (42 Jahre) weiß ich etwa 5 Jahre, wobei die letzten 2 Jahre fast komplett da sind. Jetzt habe ich nicht mehr so oft und nur noch kurze Amnesien. Ich hab früher immer versucht, nicht darüber nachzudenken, warum ich z. B. von meinem 18. Geburtstag, meiner Hochzeit, meiner Konfirmation und anderen besonderen Ereignissen nichts weiß. Diese Fragen schob ich immer zur Seite, weil ich Angst vor der Konsequenz (die damals hieß: verrückt sein) hatte. Fachleute haben dafür den Begriff: Amnesie für die Amnesie geprägt – den halte ich für eine sehr treffende Beschreibung dessen. Denn man kann es sich gar nicht leisten, darüber nachzudenken, was bei einem nicht stimmt, weil man von der gesamten Umwelt sowieso schon völlig stigmatisiert ist.*

**Seesternchen (21 Jahre):** *Mein Leben war manchmal recht sonderbar. Ich hatte Aussetzer und wusste manchmal nicht mehr, wo ich mich gerade befand. Das verunsicherte mich. Und dann waren da meine unerklärlichen Tagebucheinträge!*

**Dingsda (34 Jahre):** *Lange wusste ich nicht, dass ich eine DIS habe. Ich spürte nur: Irgendwas stimmt nicht mit mir. So begann ich bereits mit 12 Jahren, psychiatrische Fachbücher zu wälzen, um herauszufinden, was mit mir los ist. Damit hatte ich aber keinen rechten Erfolg, was nicht verwundert, weil ja DIS in den damaligen Büchern überhaupt nicht und heute nur in wenigen Büchern behandelt wird. So habe ich irgendwann meine Suche aufgegeben. Trotzdem war ich mir sicher, dass ich irgendwie verrückt bin. Dass ich Stimmen hörte, behielt ich deshalb lieber für mich. Doch Zeitverluste beunruhigten mich erst dann, als ich herausgefunden hatte, dass andere das nicht haben. Ich hatte und habe ständig Zeitverluste und höre immer noch Stimmen. Manchmal dachte ich, andere hätten was gesagt, aber das kam von innen. Das schlimmste war aber, dass ich meist nicht mehr wusste, was ich zu anderen gesagt hatte. Wenn man jemandem sagt, man will mit ihm nichts mehr zu tun haben und am nächsten Tag ruft man an, als wäre nichts gewesen, ist das für andere doch schon ziemlich komisch. In solchen Fällen konnte ich mich dann nur noch mit einem schlechten Gedächtnis und fürchterlichem Stress entschuldigen. Es durfte ja niemand merken, wie komisch ich bin, weil ich dachte, dann sperren die mich doch weg. Meine Zeitverluste waren unterschiedlich lang, von Minuten bis zu Tagen. Nach einem Suizidversuch kam ich in psychiatrische Behandlung. Der Psychiater dort hatte schnell heraus, dass ich irgendeine dissoziative Störung habe. Ich selbst hatte keine Ahnung, was Dissoziation ist. Zur weiteren Untersuchung und Behandlung kam ich dann erst einmal in eine andere Klinik.*

**Bienenstock (53 Jahre):** *Ich hatte immer das Gefühl, dass mit mir etwas nicht stimmte. Dachte immer, ich wäre von Dämonen besessen, weil ich keinen anderen Namen dafür hatte, was ich erlebte. Als Schulkind dachte ich noch, es wäre normal, alle Menschen wären so. Oft hatte die Gastgeberin lange Zeitlücken, die sie damit erklärte, dass wieder Dämonen Macht über sie hatten. Neben den Zeitverlusten gab es noch Stimmen hören, verschiedene Handschriften, ausgeprägte Fähigkeiten, die auf die*

*verschiedenen Innenpersonen verteilt sind. So kam es zu unterschiedlichem Verhalten, anderen Stimmen und Veränderungen der Augenfarbe.*
**Linda (37 Jahre):** *Ich bin anfangs wegen Essstörung (Bulimie) und wegen „mangelnder Alltagstauglichkeit", Autoaggression und posttraumatischer Belastungsstörung zur Therapie gegangen. Dann merkte meine jetzige Therapeutin in der Gruppe, was mit mir los ist. Wir machen nun seit ca. 12 Jahren Therapie. Früher hat die stationäre Behandlung teilweise die Krankenkasse bezahlt. Später waren wir in Beratungsstellen. Heute zahlen wir selbst unsere ambulante Therapie. Wir hatten lange keine Ahnung, was mit uns los ist. Ich dachte ich sei sehr vergesslich und schusselig. Deshalb habe ich es immer, so gut es ging, versteckt, wollte nicht auffallen – hatte auch nie eine Erklärung dafür. Habe es meistens „witzig" als Alzheimer oder Schusseligkeit abgetan. Doch es kam schon vor, dass mir Wochen und Monate gefehlt haben. Allerdings dachte ich, das sei bei allen Menschen so. Eine gute Freundin konnte nie verstehen, warum ich von Abmachungen später nichts mehr wusste. Viele haben gedacht, ich würde lügen. Heute erkennen mir vertraute Menschen meine Innies an Mimik, Gestik, anderer Sprache, Ausdruck und anderen Bewegungen.*
**Michi (34 Jahre):** *Es fiel mir schon sehr früh auf, wie unterschiedlich meine Handschrift sein konnte. In der Schule gab es deswegen oft Stress, weil die Lehrer glaubten, ich hätte die Hausaufgaben nicht selber gemacht. Ich wunderte mich immer, dass ich mich an viele Ereignisse, auch im Alltag, nicht erinnern konnte. Später, als ich erwachsen war, war ich oft in der Psychiatrie. Dort wurde zunächst Borderline diagnostiziert. Ich hatte einmal eine Zimmernachbarin, der fiel auf, dass ich manchmal anders bin, mich anders verhalte, andere Ausdrücke benutze, andere Ansichten habe, einen anderen Dialekt spreche. Sie fragte mich als Erstes, ob ich sicher wäre, nicht multipel zu sein. Die Ärzte und Therapeuten glaubten nicht, dass es multiple Menschen gibt.*
*Auch habe ich immer Dinge gefunden, die ich nicht erinnerte gekauft zu haben, wie Lebensmittel, die ich überhaupt nicht mag oder andere Sachen. Ich hatte sehr viele Zeitverluste, solange ich denken kann. Ich schämte mich sehr, weil ich dachte, ich sei irgendwie unnormal. Ich erfand immer alle möglichen Ausreden, was auch manchmal aufgefallen ist und die Leute guckten mich komisch an. Oft fand ich mich an völlig fremden Orten wieder und wusste nicht, wie ich dort hingekommen war. Heute gibt es einige wenige vertraute Menschen, die wissen, dass wir*

*mehrere sind, aber vor den meisten verbergen wir es weiterhin so gut es geht, aus Selbstschutz. Meine Zeitverluste reichten von Minuten bis Stunden, selten länger, da ich eine Person bin, die entstand, um vieles im Außen zu regeln, wie ich heute weiß. Deshalb war ich relativ häufig „präsent". Ich dachte früher, ich bin eben verrückt, gestört oder krank. Später wusste ich dann, dass das Dissoziation heißt. Es wurde mir so erklärt, dass man dann eben Dinge tut, die keinen Sinn machen und das sei Borderline-typisch. Ich wusste nicht, dass in dieser Zeit andere Personen im Außen handelten. Und dachte deshalb weiterhin, ich bin krank und gestört.*

**Schneckerl (27 Jahre):** *Bereits als junges Mädchen hatte ich die Ahnungen, dass bei mir irgendetwas sonderbar ist. Doch konkretisiert hat sich meine Ahnung erst vor sieben Jahren, einen Tag vor meiner schulischen Deutsch-Abschluss-Klausur. Da hat sich ein kleines Mädchen eingemischt und wollte kein Deutsch machen, sondern spielen. Daraufhin habe ich mit meinem Therapeuten gesprochen, bei dem ich wegen den unterschiedlichsten Schmerzen und Krankheiten war, die keine körperlichen Ursachen zu haben schienen. Im Büro wurde mir „Sprunghaftigkeit" nachgesagt. Doch im Allgemeinen merkt mein Umfeld nichts von meinen „Störungen".*

**Kim (43 Jahre):** *In vergangener Zeit glaubten wir, verrückt zu sein und vertuschen zu müssen, damit es niemand bemerkt. Wir balancierten durch den Alltag, die Schule, die Ausbildungen, unsere Beziehungen und unseren Beruf. Jeden Tag mussten wir irgendwie rechtfertigen, vor unserer Umwelt und vor uns. Früher dachte ich: „Der oder die Innenperson macht das jetzt, weil er/sie versucht, einen besseren Menschen aus mir zu machen." oder „Ich verdiene es." – oder die Gedanken bis ins Heute: „Es ist alles gar nicht so schlimm." „Los, komm jetzt und stell dich nicht so an." Die damalige Host ging deshalb irgendwann einmal in Therapie, weil sie Migräne, Asthma, Depressionen und Angstzustände hatte. Als in einer stationären Therapie die Vermutung geäußert wurde, es könne sich um DIS/MPS handeln, reagierten die Alltagsleute mit heftiger Abwehr. Wir waren immer Meister im Anpassen. Mit zunehmenden Erinnerungen und körperlichen Erkrankungen, hatten wir immer weniger Kraft dazu, unsere Maske zu tragen. Unsere Freunde haben uns immer als sehr vielseitig, wankelmütig und chaotisch erlebt. Eine Aussage von Freunden von uns ist: Es wird niemals langweilig mit uns. Wir haben uns an unsere Lebenssituation angepasst und da sie chaotisch war, waren wir es*

*irgendwann auch, als wir keine Kraft mehr hatten, so zu tun, als ob alles in Ordnung wäre.*
*Als Kind wurde mir immer gesagt, ich würde lügen. Oft bekam ich Schläge für Dinge die ich getan haben sollte und an die ich mich nicht erinnern konnte. Meine Eltern beschrieben mich immer als furchtbare Last, einen Sargnagel und Abschaum. Doch meine Freunde mögen unsere Art. Wir sind abwechslungsreich, hektisch, schusselig und auffällig. Unsere Freunde meinen, dass wir zu allem etwas sagen können und fast immer etwas wissen, was sogar richtig ist. Und wenn wir etwas nicht wissen, dann wissen wir zumindest, wo man es nachschlagen kann. Uns fällt das nicht so auf. Wir fühlen uns doof und unzurechnungsfähig. Jeden Tag vergeht die Zeit ohne uns und wir finden uns oft woanders wieder und können daran nicht anknüpfen. Manchmal gelingt es uns später herauszufinden, warum wir wann, wo waren.*

## 3.2 Reaktionen auf Diagnose und neue Umgangsformen

All die Ungereimtheiten und unerklärlichen Geschehnisse des Alltags treiben ein böses Spiel mit den Betroffenen. Sie haben Angst davor, wahnsinnig zu sein und bemühen sich deshalb mit ganz viel Kraft darum, „normal" zu sein und nicht aufzufallen. Das ist unendlich anstrengend und engt ein, denn ständig ist die Angst da, entdeckt und für immer eingesperrt zu werden. So ist für die meisten Betroffenen die Diagnose DIS ein Name für den inneren Wahnsinn. Ein Name, der erst einmal entlastet. Doch dann stellen sich oft Unsicherheiten ein, die Antworten fordern.

**Leah Nadine (44 Jahre):** *Als klar war, dass ich multipel bin, wollte ich nicht Viele-Sein. Ich wollte einfach nur ein normales Leben haben. Wir wollten sterben, denn es fühlte sich so monströs an. Doch unser Selbstmordversuch missglückte. Worüber ich heute froh bin. Nur ein ganz enger Kreis in unserem Umfeld weiß wirklich Bescheid und von denen begreifen es wieder nur wenige, was es wirklich bedeutet. Wir haben Freundinnen informiert, die auch Viele sind, da war es gut. Eine Freundin, die wir schon lange hatten, der haben ich es am Strand erzählt. Als wir es gesagt haben, da ist sie ohne ein Wort aufgestanden und schwimmen gegangen und 7 Jahre haben wir nicht mehr darüber geredet. Erst danach fand ein vorsichtiges Gespräch statt, aber wir sind seitdem dis-*

*tanzierter miteinander. Wirklich gute Kontakte habe ich nur mit Betroffenen und manchen Therapeuten, die sich damit auskennen.*

**Mondtränen (47 Jahre):** *Auch wenn ich noch immer gelegentlich daran zweifle, ob es eine solche Diagnose wirklich geben kann, war diese Mitteilung der MPS wichtig für mich. Einerseits bekam ich Angst, weil ich dachte, nun vollkommen verrückt zu sein. Gleichzeitig gab es aber auch eine Erleichterung, endlich zu wissen: Ich bin nicht verrückt. Ich bin „normal" für das, was ich erlebt hatte und dass diese Krankheit einen Namen hat. Andere Mitpatienten reagierten mit großem Verständnis. Nur meine Freunde glaubten mir nicht. Ich wurde einsam.*

**Sternenfänger (24 Jahre):** *Als ich die Diagnose DIS hörte, habe ich mich für irre gehalten und habe logische, normale Erklärungen für all die komischen Dinge, die passieren, gesucht. Meine Freunde habe ich angeschrieen, dass sie mich auf den Arm nehmen und in die Klapse bringen wollen. Ich habe geflucht, geweint, gehasst und gelacht. War einfach völlig überfordert und der festen Meinung: Das kann nur ein schlechter Scherz sein. Ich habe liebe Freunde im Internet kennen gelernt, die eigentlich alle wissen, dass wir Viele sind. Sie nehmen uns so wie wir sind, jeden von uns. Einige von ihnen sind selbst multipel, was uns sehr hilft. Wir sind nicht allein.*

**Haruna (16 Jahre):** *Als ich von meiner Diagnose erfuhr, brach in mir eine Welt zusammen. Denn es bedeutet für mich ein Lebenslänglich und ich wollte niemals akzeptieren, dass ich krank bin. Ich wollte einfach normal sein, nie wie andere, aber normal. Dann habe ich mich kurz nach der Diagnose multiple Persönlichkeitsstörung mit dem Thema auseinander gesetzt und bin in mir auf die Suche gegangen. Als ich dann alle Innenpersonen kannte, wurde ich entspannter. Diese Umstellungszeit dauerte in etwa ein Jahr, aber man lernt doch nie aus. Seitdem gehe ich ziemlich locker mit allem um. Nur meinen besten Freund und zwei Menschen im Chat habe ich über meine Diagnose informiert. Sie reagierten alle positiv und waren nur über meine anfänglichen Schwierigkeiten nicht so erfreut.*

**Alexa (37 Jahre):** *Ich ging vor drei Jahren in eine Traumaklinik zur stationären Behandlung. Zuvor war ich bereits in diversen allgemeinen psychologischen Kliniken, mit dem Ziel, ein besseres Körpergefühl/Körperbild zu erhalten, da ich mich selbst sehr fremd und nicht heimisch in meinem Körper fühlte. In der stationären Therapie wurde ich konkret auf meine Probleme aufmerksam gemacht, als im Rahmen* *der Traumabearbeitung wohl mehrere von uns daran teilnahmen. Sie kamen meistens dann zum Vorschein, wenn mir etwas sehr unangenehm war oder ich mich einfach nicht erinnern konnte, wie an meine ersten Kinder- und Jugendjahre. Es wurde eine DIS diagnostiziert. Während dieses Aufenthalts zog meine ehemalige Therapeutin, bei der ich schon meine erste Therapie machte, in eine sehr entfernte Stadt und so suchte ich von der Klinik aus bereits eine neue Therapeutin. Draußen angekommen, war ich anfangs an eine Analytikerin geraten, die sogar recht bekannt im Bereich DIS ist, mit der ich jedoch gar nicht klar kam und sie wohl anscheinend auch nicht mit mir. Ihre Art war mir teilweise sehr befremdlich und ängstigte mich. Danach fand ich meine jetzige Therapeutin über das Frauenzentrum. Mein Bauchgefühl sagte mir, dass sie für diese Zeit die Richtige ist.*

*Als ich damals mit dieser Diagnose aus der Klinik kam, ging es mir schlechter als zuvor. Es machte mir Angst, ich wurde unsicher und habe auch heute noch immer wieder mit Zweifeln zu kämpfen. Wobei ich jetzt eine recht nette Therapeutin habe, die mir immer wieder versichert: „Sie sind richtig, so, wie Sie sind." Im Grunde war ich ja schon vor dem offiziellen „Stempel" Viele und so unnormal sei es gar nicht, erklärte sie mir mit den Worten: „Alle Menschen besitzen diese unterschiedlichen Anteile, jedoch nur selten reagieren sie unterschiedlich oder abgespalten von einander. Das ist eine Form der Überlebenssicherung und keineswegs als verrückt anzusehen." Das half mir, die Diagnose besser für mich anzunehmen und daran zu „arbeiten" – ich wurde offener im Umgang mit meinem Team. In der Zwischenzeit wissen sehr enge Freunde, mein Sohn (15 Jahre), meine Betreuerin und eben meine Partnerin sowie meine Ärztinnen und die Therapeutin über meine Probleme Bescheid: Ich bin Viele.*

**Leuchtkaefer (42 Jahre):** *Gefühlsmäßig war die Diagnose MPS eine absolute Erleichterung für mich. Endlich hieß es nicht mehr, dass ich nur keine Lust habe, mich auf Therapie einzulassen, denn ich hatte 11 Jahre klassische Psychotherapie hinter mir, ohne nennenswerte Verbesserungen für mich. Endlich gab es eine URSACHE, die nicht hieß, ich sei verrückt. Eine Ursache, die mir all das erklärte, was ich fühlte.*

*Nachdem ich die Diagnose bekommen hatte, habe ich zunächst wahllos allen davon erzählt – und nicht unterscheiden können, wo es gut ist und wo Schutz vorgeht. Ich konnte zunächst gar nicht verstehen, weshalb sich nicht jeder so freut wie ich, dass es einen Grund für all das gibt.*

*Das hat uns auch geschadet. Unser Exmann versuchte uns für unzurechnungsfähig erklären zu lassen, um so das alleinige Sorgerecht zu bekommen. Das hat er aber nicht geschafft. Allen Betroffenen, denen es so oder so ähnlich geht, kann ich nur raten: Sucht Euch einen Anwalt, mit dem ihr offen sprechen könnt. Dabei bringt es meiner Erfahrung nach nicht viel, aufs Gratewohl rumzutelefonieren. Da mein Exmann in einer öffentlichen Position ist, die ihm Macht verschafft, hieß es bei Nennung des Namens immer gleich „Tut mir leid, ich bin völlig überlastet." Eine Anwältin brachte es dann auf den Punkt und sagte ehrlich „Tut mir leid, gegen DEN Mann kann ich Sie nicht vertreten, das ist mir zu gefährlich." Also habe ich dann irgendwann beim Frauenhaus angerufen und die darum gebeten, mir einen Anwalt zu nennen, der keine Angst hat, sich mit Gewalttätigen oder Machtfanatikern anzulegen. Diesem Anwalt kann ich voll und ganz vertrauen. Er weiß: Ich bin Viele. Er hat sich vieles angelesen und noch mehr gefragt. Von ihm kam schon mal die Frage: „Ich weiß, dass Sie es nicht wissen, aber weiß es vielleicht jemand anderes bei Ihnen im System?" Also: Der Mann hat Durchblick und keine Angst, sich anzulegen. Und er konnte schlüssig darlegen, dass wir zwar Gewaltopfer, aber keinesfalls verrückt sind. Unser Außenkind ist immer in Sicherheit. – Heute erfahren die Menschen unseres Umfeldes davon, dass wir Viele sind, denen wir vertrauen. D.h., wir haben alle Menschen aus unserem persönlichen Umfeld entfernt, denen wir nicht vertrauen. Und wer ablehnend darauf reagiert, mit dem mögen wir nicht mehr zusammen sein. Wir sind da sehr rigoros geworden: Wer nicht akzeptiert (das auch zu verstehen, kann man nicht immer verlangen) was wir sagen, was wir sind, was wir erlebt haben, der hilft den Tätern und mit dem wollen wir nichts zu schaffen haben. Allerdings können wir uns das auch nur leisten, weil wir EU-Rente bekommen. Wenn wir arbeiten müssten, ginge das so nicht. Das bedeutet auch, dass ich nur noch zu drei Menschen aus unserer Herkunftsfamilie Kontakt habe. Die anderen haben uns der Nestbeschmutzung oder Schlimmerem bezichtigt. So gut wie niemand glaubte uns, dass unsere Kindheit nicht so toll war, wie von den Erzeugern immer dargestellt. Inzwischen habe ich ein recht gutes Gespür dafür, wem wir vertrauen können und wem nicht. Eigentlich hatten wir es immer. Wir hatten nur nie gelernt, dieses Gespür zu beachten, ernst zu nehmen und danach zu handeln.*

**Dingsda (34 Jahre):** *Nach einem Klinikaufenthalt in der Therapie kam zur Sprache, dass ich wohl eine DIS habe. Dort hatte sich ein Innenkind* *herausgewagt. Es war irgendwie sonderbar. Denn ich wollte nie so komisch sein, wie die Leute, die ich in der Klinik getroffen hatte. Doch der Arzt erklärte mir, dass ich Viele wäre, eine ganze Menge. Ich begann, mich näher mit dem Thema auseinander zu setzen. Ich bekam die Aufgabe, auch ein Tagebuch zu führen. Das war anfangs sehr erschreckend, denn nun konnte ich die Zettel in anderen Handschriften nicht mehr ignorieren. So langsam lernten wir uns gegenseitig kennen. Seit einiger Zeit gehe ich offen damit um, was mein Leben sehr erleichtert. Dennoch ist es in vielen Situationen einfach peinlich, wenn Innenkinder herauskommen. Das fällt dann doch schon ziemlich auf und man muss immer wieder erklären und hoffen, dass die Leute einen nun nicht für völlig abgedreht halten. Erst berichtete ich nur meiner besten Freundin, von meiner DIS-Diagnose. Die fand das erst mal merkwürdig, aber auch schlüssig mit dem, was sie so mit mir erlebt hatte. Sie hat mir geglaubt. Irgendwann hat ihr kleiner Sohn das herausgefunden und dann immer versucht, bei mir Innenkinder herauszulocken, wenn ihm langweilig war. Eine andere Freundin hat sich wegen der Diagnose von mir abgewandt, obwohl wir vorher gemeinsam wirklich durch dick und dünn gegangen waren.*

**P.M. (30 Jahre):** *Meiner Mutter habe ich gleich meine Diagnose mitgeteilt. Sie meinte, das könne auch schon immer so gewesen sein. Sie erzählte mir „komische" Situationen aus meiner Kindheit, wo ich Leute nicht mehr erkannte und wichtige Dinge nicht mehr wusste. Ihr war auch aufgefallen, dass ich mit meiner Brille als Kind mal gut sehen konnte, mal überhaupt nicht. Das konnte sie damals nicht einordnen. Für sie war die Diagnose so etwas wie eine Erleuchtung. Eigentlich war diese Bestätigung wichtig für mich, weil ich doch immer Angst hatte, mir das nur einzubilden. Im Moment wissen fast alle meine Freunde von meiner DIS. Es kam meist irgendein Moment, an dem ich einen Wechsel erklären musste. Das trifft zum Teil auch auf die Kirche zu, wo oft Wechsel und Panik auftreten. Dann kann man entweder erklären, was das ist oder alle halten einen für verrückt und halten sich von einem fern. Zum Glück ist dort die Akzeptanz gut. Ich darf sogar meinen therapeutischen Hund mit in die Kirche bringen. Einige nehmen es zur Kenntnis und kommen nie wieder darauf zurück. Andere wollen mehr darüber wissen. Ich habe für diesen Zweck ein paar Bücher und Videos, die ich ausleihen kann. Meine Erfahrung ist, je besser die Leute informiert werden, umso natürlicher* *gehen sie mit uns um und umso freier kann ich mich in ihrer Gegenwart fühlen.*

**Seesternchen (21 Jahre):** *Mein Leben war manchmal recht sonderbar. Ich hatte Aussetzer und wusste manchmal nicht mehr wo ich mich gerade befand. Das verunsicherte mich. Und dann war da mein Tagebuch. Hierdurch kam ich meiner Diagnose auf die Spur. Der erste Eintrag war eine Zeichnung. Darunter stand ein Name und der Satz: Ich habe Angst. Die Zeichnung war eine Kinderzeichnung. Danach kamen immer mehr Einträge auch von anderen. Eine schrieb ihre Wünsche auf und was sie nicht gut findet. Ich bekam Angst und fühlte mich verloren und einsam. Da ich in Ausbildung bin, wissen nur ein paar Freunde über meine Entdeckung Bescheid. Schließlich möchte ich einen beruflichen Abschluss als Hauspflegerin machen (in Deutschland ist das häusliche Pflege, glaube ich). Meine beste Freundin war interessiert und hat sich sehr informiert. Sie hat angefangen, mit den anderen Kontakt aufzunehmen. Das tut mir gut. Doch diese erste Zeit war die Hölle, weil ich nichts mehr unter Kontrolle hatte. Gott sei Dank sind meine Aussetzer heute seltener geworden. Früher dauerten sie mal einen Monat lang. Heute ist es besser, weil ich mich mit den anderen auseinander gesetzt habe, Regeln aufgestellt habe wie: Wann wer das sein darf. Wann man auf keinen Fall rauskommen darf. Wann was angezogen und gemacht wird. – Seit 10 Jahren mache ich Therapie, auch wenn ich auf die Diagnose nie wirklich eingegangen bin. Meine offizielle Diagnose von meiner aktuellen Therapeutin erhielt ich vor 6 Jahren: Borderline.*

**Bienenstock (53 Jahre):** *Wegen Depressionen und einem Selbstmordversuch war ich vor 12 Jahren knappe 4 Monate in der Klinik. Lange blieb alles geheim. Ich wusste nur: Etwas, stimmt nicht mit mir. Der Klinikaufenthalt sollte auch noch verlängert werden, aber ich wollte unbedingt nach Hause. Habe dann ambulant bei der Therapeutin weiter gemacht. Konnte dort nicht viel sprechen, habe mehr geschrieben. Irgendwann fragte uns die Therapeutin, ob sie mir die Hand halten solle. Hatten uns daraufhin wohl seltsam verhalten. Sie sagte nur, sie würde gerne wissen, was gerade in diesem Moment bei mir los war. Ob ich es ihr nicht aufschreiben könnte. Das taten wir dann auch. Zuhause (Vielmehr waren wir gerade im Frauenhaus) las ich den Brief meiner 16 jährigen Tochter vor, die sich vor Lachen nicht mehr halten konnte. Ich wollte den Brief nicht abschicken, aber meine Tochter meinte, es wäre wichtig, Deshalb schickte sie ihn an meine Therapeutin. Ich hatte vor der* *nächsten Therapie-Stunde panische Angst. Weil ich dachte, jetzt würde mich die Therapeutin in die Klapse stecken. Ich hatte nämlich in dem Brief das 1. Mal von den Stimmen erzählt und was die sagten. Zusätzlich hatte ich ihr anvertraut, dass die Stimmen Namen haben. Bis dahin hatte ich noch nie etwas von multiplen Persönlichkeiten gehört oder gelesen. Doch nichts Schlimmes geschah. Ich wurde nicht eingesperrt. In der nächsten Therapiestunde erklärte uns die Therapeutin, dass wir vermutlich Viele sind. Sie gab uns einen Fragebogen mit, den wir ausfüllten sollten. Dort wurden Situationen geschildert, die mir fast alle bekannt waren, aber über die ich nie gesprochen hatte. Wir waren sehr durcheinander, weil unsere Erlebnisse in diesen Fragen in Worten ausgedrückt waren. Anfangs waren wir total aufgewühlt, hatten Angst und gingen auf Abwehr bei der Therapeutin. Trotzdem informierten wir relativ schnell unsere eigenen Außenkinder (damaliges Alter: 16, 14, 12, 10, 9, 8 Jahre), meine Töchter. Ich selbst war 32 und der Körper 42 Jahre. Des Weiteren erfuhr meine Hausärztin von der Diagnose. Die Kinder reagierten sehr unterschiedlich. Die Kleineren gingen eigentlich so damit um, als ob es das normalste auf der Welt ist. Die Älteren meinten, jetzt könnten sie sich einiges erklären, da ich doch oftmals sehr unterschiedlich sei. Die Älteren besorgten sich auch Bücher, um die Störung besser zu verstehen. Wir hatten das Glück, dass unsere Kinder uns trotzdem nicht für verrückt hielten. Sie hatten uns weiterhin lieb. Zurzeit, als die Diagnose gestellt wurde, hatten wir keine Arbeit. Erst später machten wir eine Umschulung und bekamen auch eine Arbeit. Bei der jetzigen Arbeitsstelle ist meine Chefin informiert und wir haben das Glück: Sie hat Verständnis für unsere Überlebensstrategie.*

**Nina (34 Jahre):** *Ich habe nie wirklich entdeckt, dass ich Innenpersonen habe. Es war einfach so und stets völlig natürlich für mich. Was ich irgendwann feststellen musste war, dass es eben nicht ganz so normal ist und nicht jeder Mensch auf diese Art lebt. Durch diese Erkenntnis wurde mein Leben anfangs recht schwierig. Denn was für mich normal schien, war nun Zeichen einer Überlebensstrategie. Gleichzeitig bekam mein Leben auf diese Weise eine Struktur, obwohl meine Zeitverluste und Erinnerungslücken häufiger wurden. Ich vermute, diese Zunahme verlorener Zeit liegt an der momentan intensiven Aufarbeitung meiner Vergangenheit. Ich versuche, weiterhin meine Wechsel zu verstecken, denn es ist stets, obwohl schon immer Teil von mir, von neuem erschreckend. Ich weiß selten, wie lange die Zeitverluste gehen. Doch ich glaube, meist nur*

*Minuten bis zu einer Stunde. Dachte stets, ich bin einfach total zerstreut und hab mich über meine Schussligkeit lustig gemacht. Oft ist einfach alles ganz weit weg, als würde ich gar nicht hier auf der Erde existieren. Oder das Leben spielt sich hinter einer Scheibe ohne mich ab, ich komm da einfach nicht hin. Wie mir meine Kinder sagen, habe ich ab und an auch „unpassende" Gefühlsreaktionen oder ich antworte auf Dinge, die wohl nicht wirklich angesprochen wurden. Gelegentlich reagiere ich überhaupt nicht. Ich kann manchmal Dinge, von denen ich selber total überrascht bin, weil ich gar nicht wirklich weiß, dass ich so was kann. Darüber freue ich mich sehr. Als mir dann wirklich klar wurde, was mit mir los ist, habe ich mich erst extrem dagegen gewehrt. Dann hat es mich sehr erschreckt. Jetzt bekomme ich schon einiges mit.*

*Einmal habe ich versucht, meinem Partner zu erklären, was mit mir los ist. Da hat er nur gegrinst und gesagt: „Ja, ich habe schon immer gemerkt, dass ich mir bei dir nicht sicher sein kann, wie du grade reagieren wirst und wer gerade da ist." Seitdem sprechen mein Ehemann und ich, kaum noch darüber. Und über die Dinge vom Missbrauch wird geschwiegen. Er hat Angst vor dem Ganzen, das rituelle und die F*** usw. ist für ihn unvorstellbar und es macht mich fertig, wenn er mir dann nicht so glaubt, obwohl er es versucht. Was ihm ganz bewusst ist, ihm mehr als mir, dass beim GV oft ein Supernadia auftaucht, die Dinge macht, vor denen ich mich selber total ekle. Er geht da aber nicht so drauf ein. Hab das auch noch nie, bis jetzt, wirklich jemandem gesagt. Mein Mann versucht das Ganze einfach als etwas Normales zu nehmen. Er hat selber keine einfache Kindheit gehabt und ich denke, wenn er sich zu sehr auf das hier einlassen würde, dann würde ihn das selber zu sehr triggern und er macht ja bei sich total dicht, obschon da auch gröbere Geschichten dahinter stehen. Für mich ist es nicht mehr so wichtig, dass er aufgeklärt ist. Er soll mich einfach so nehmen wie ich bin. Er ist sehr einfühlsam. Manchmal aber, wenn es mir grad mal sehr schlecht geht oder wenn mal wer anderes die Kontrolle übernimmt, wenn ich und mein Partner Unstimmigkeiten miteinander haben, dann passiert es schon mal, dass ich echt hysterisch werde. Gehe dann auf ihn los, schreie herum (unkontrolliert, schäm) und habe auch schon auf ihn eingehauen. Habe ihm auch schon einzelne Details an den Kopf geschmissen. Er ist dann immer sehr ruhig, hält mich fest und wartet ab. Darüber reden tut er nicht wirklich, er meint nur, dass es ja wieder gut sei.*

**Martha (39 Jahre):** *Vor vier Jahren war ich wegen PTBS in der Klinik. Dort wurde mir völlig unvermittelt gesagt: „Sie haben eine Multiple Persönlichkeitsstörung." Ich war total fertig, hatte sehr große Angst vor allem, was da in mir drin ist. Habe es lange nicht wahr haben wollen und immer wieder abgeblockt und weggeredet. Wollte nicht immer mehr die Kontrolle verlieren. Ich glaube, davor hatte ich am meisten Angst. Später habe ich oft von innen gehört, ich sei überflüssig. Und so habe ich mich dann auch oft gefühlt. Deshalb behielt ich diese Diagnose erst einmal für mich. Erst später dann erzählte ich einer guten Freundin davon. Sie hat es am Anfang nicht verstanden und dann fand sie es wohl faszinierend. Das hat mich sehr verletzt und ich habe erst eine Weile gebraucht, ehe ich ihr das sagen konnte. Später teilte ich meine Diagnose einem Betreuer beim betreuten Außenwohnen mit. Der meinte am Anfang, er kenne sich damit nicht aus. Doch dann hat er versucht zu lernen und sich fortgebildet. Er hat da wie ein engagierter Sozialarbeiter reagiert. Der Betreuer hat es dann unserer Hausärztin und verschiedenen anderen Leuten gesagt. Von da an kamen fast nur schlechte abwertenden Reaktionen und Äußerungen von meinem Umfeld. Oft hatte ich ab diesem Zeitpunkt das Gefühl, dass die Menschen, die die Diagnose kannten, auf einmal ganz anders mit mir redeten. Auch wenn der Betreuer dabei war, übergingen sie mich einfach und sprachen mit ihm über mich. Oder diese Leute fragten mehrfach nach, ob ich verstanden hätte, was sie gesagt haben. Es war für mich eine sehr bedrückende Erfahrung. Oftmals habe ich das Gefühl gespürt, die Leute würden glauben, ich sei verrückt oder ähnliches. Reagiert habe ich bis heute in solchen Fällen eigentlich nur mit Rückzug. Doch ich möchte üben, dass ich mein Gegenüber darauf aufmerksam mache: Ich bin voll da und möchte persönlich angesprochen werden, wenn es um mich geht.*

**Adi (19 Jahre):** *Offiziell habe ich ja noch keine Diagnose, weil ich nicht in therapeutischer Behandlung bin. Doch ich habe mit Freundinnen über meinen Verdacht gesprochen und sie bestätigen meine Vermutung. Denn sie treffen immer wieder auf die Kleinen, mit denen sie dann anders umgehen als mit mir.*

**Linda (37 Jahre):** *Meine Therapeutin hat mich bei der Gruppentherapie beobachtet und mich dann irgendwann zu einem Einzeltermin gebeten. Nach einigen Einzelsitzungen hat sie mir von ihrem Verdacht erzählt und wir haben diagnostische Fragebögen zu MPS gemacht, die ihre Vermutung bestätigten. Anfangs wollte ich nichts damit zu tun haben und habe* *einen riesigen Bogen um Bücher und Infos zum Thema gemacht. Als es dann aber immer schwieriger wurde, es zu verneinen, habe ich mich langsam damit auseinandergesetzt. Bis ich die Diagnose annehmen konnte, hat es über ein Jahr gedauert. Seitdem arbeite ich nun seit ca. 7 Jahren an diesem Thema.*

**Michi (34 Jahre):** *Als mir mein Therapeut die Diagnose DIS mitteilte, hatte ich bereits eine Ahnung davon. Trotzdem reagierte ich sehr zwiespältig. Einerseits war Erleichterung da, weil die Symptome wie Zeitverlust endlich eine Erklärung hatten. Andererseits hat es mir sehr große Angst gemacht. Ich hatte Angst vor den anderen, dachte, sie wollen mir Böses tun oder nur Dinge, die mir schaden. Aber ich wusste, die anderen haben wie ich ihre Berechtigung und alle haben zum Überleben beigetragen. Deshalb habe ich versucht, sie alle zu akzeptieren, aber bei manchen Dingen ist es auch heute noch sehr schwierig. Meiner besten Freundin berichtete ich zuerst von meiner Diagnose. Sie fragte viel und als sie verstand, worum es geht, sagte sie, dass es eine stimmige Erklärung für mein Verhalten sei. Sie ist selbst als Borderline diagnostiziert und kennt mich aus einer Therapie. Aber als sie hörte, dass es tatsächlich „richtige" Personen sind, die anderen und nicht nur „andere Zustände" wie das in der Borderlinetherapie immer genannt und abgewiegelt wurde, bekam sie doch etwas Angst. Es fällt ihr immer noch schwer, unbefangen mit den anderen zu sprechen. Aber sie unterstützt und akzeptiert uns.*

**Schneckerl (27 Jahre):** *Zuerst habe ich nur meinem Therapeuten etwas von meiner Diagnose-Idee erzählt und was er dann sagte, hatte mich total überrascht. Er meinte: „Ui, haben sich jetzt endlich mal welche an die Oberfläche getraut!", denn er war schon lange von einer MPS ausgegangen. Als zweites erfuhr es dann mein damaliger Partner, der mich dann als total blöd dargestellt hat. Er kam mit der Situation absolut nicht mehr klar. Darauf hin habe ich ihn verlassen, weil mir meine Heilung wichtiger war als er. Außerdem war es mir wichtig, verstanden und wahrgenommen zu werden, so, wie ich bin. Und auch das konnte oder wollte er mir einfach nicht geben.*

**Kim (43 Jahre):** *Ich haben die Diagnose durch unsere Therapeutin zur Kenntnis genommen. Die verwirrten Anteile schoben wir nach hinten und haben erst einmal so weiter gemacht wie bisher, schließlich waren wir Weltmeister im Verdrängen und Vergessen. Wir haben uns nicht um die Zeitlücken gekümmert, sondern einfach da weitergemacht, wo uns* *das Zeitloch ausgespuckt hat und versucht, die Lücken möglichst unauffällig zu schließen. Manche Freunde finden unsere Zerstreutheit lustig, was es ja oft auch ist. Früher glaubten meine Freunde, ich sei unbegrenzt belastbar, nun sind viele erschrocken, wie schlecht es uns geht. Unsere Freunde haben Mitgefühl mit uns. Ihnen fallen natürlich die Kinder auf und die männlichen Innenpersonen. Unsere Freunde erleben uns kämpferisch, traurig, verletzt, zerstreut, souverän, solidarisch. Sie wissen, dass sie immer auf mich zählen können. Im Allgemeinen werden die Wechsel nicht besonders angemerkt. Wer uns kennt, nimmt uns so, wie es kommt. Wer nicht, - der wundert sich vielleicht?*

## 3.3 Gute und schlechte Zeiten

Wie jeder Mensch haben natürlich auch Menschen mit einer DIS sehr unterschiedliche Stimmungen. Bei Menschen mit dieser Überlebensstrategie haben jedoch auch die Innenanteile unterschiedliche Stimmungen, was das Leben recht kompliziert aber auch besonders einfach machen kann.

**Linda (37 Jahre):** *In meiner Überlebensstrategie sehe ich sowohl Nachteile als auch Vorteile.*
*Nachteile: Manchmal ist einfach nur Chaos in mir, weil wir uns oft uneinig sind. Das betrifft zum Beispiel das Eingekauft, was es zu essen gibt etc. Es ist anstrengend, weil ich nach außen hin immer noch einige Ausreden erfinden muss, um nicht aufzufallen und dass ich oft als „krank" abgestempelt werde.*
*Vorteile: Ich muss nicht alleine die ganze Verantwortung für alles tragen. Durch die, auf die Anteile verteilten Erinnerungen muss ich nicht all zu viel Belastendes in mir tragen. Ich bin dankbar dafür, dass wir vielseitige Talente haben. Ich sehe DIS nicht als Krankheit, sondern als sinnvollen Überlebensmechanismus, der früher notwendig war.*
*So gibt es auch manchmal eher amüsante Begebenheiten. Wir waren dieses Jahr mit einer Bekannten auf einer Adventsausstellung. Dort lief eine Frau herum, die als Engel verkleidet war. Plötzlich kam eine Kleine raus und wollte wohl wissen, ob die Flügel des Engels echt sind. Sie zog daran, und hielt sie in der Hand. Dann sagte sie völlig erschrocken: „Guck mal! Der Engel löst sich schon auf." Alle guckten uns an, auch*

*meine Bekannte, die nichts von den anderen weiß. Wir haben uns dann schnell in der Menge versteckt.*

**Leah Nadine (44 Jahre):** *In Zeiten, in denen ich ein Stück Stabilität halten kann, habe ich einen festen Tagesplan. Nach dem Aufwachen Kinderzeit für die Innenkinder, Stabilisierungsübung, Tagesplanung machen, duschen, frühstücken (evtl. mit Familie, wenn diese da ist), vormittags und nachmittags Familie, Haushalt, Garten, Termine mit Pausen dazwischen zum Schreiben, Mailen, Malen, Lesen, Telefonieren und Kontakte; mittags Mittagsruhe, beim gemeinsamen Essen in der Familie manchmal vorher und hinterher Mittagsruhe, Abendessen in der Familie, Ausklingen des Tages, Tagebuch, Kinderzeit, Stabilisierungsübung. Solche wirklich guten Tage gibt es 2-3-mal im Monat, wenn wir Glück haben. Aber wir müssen weiter daran arbeiten, dass es sich mehr in diese Richtung bewegt. Denn momentan hängt unser Alltag sehr stark von den Bedürfnissen unseres Umfeldes ab und das tut uns nicht gut. Wir sind ein Team in guten Zeiten, aber wir müssen immer sehr aufpassen und uns schützen und sehr bewusst auf alles achten. Wir dürfen nicht mehr als 3 Termine in der Woche haben und es darf niemand plötzlich etwas von uns wollen. Dann bricht alles auseinander an Tagesplanung und bei Stress oder wenn etwas passiert, dann bricht alles zusammen.*

*An richtig schlechten Tagen geht nichts, da liege ich mit den Plüschis im Bett und möchte am liebsten weg sein, für immer. Wir fallen auseinander, destruktive Anteile werden stärker. In der letzten lebensbedrohlichen Krise Nov. 05 haben wir im Bett gelegen und konnten 3 Tage nichts essen und trinken, weil es sich falsch angefühlt hätte, es zu tun. Erst unsere Therapeutin und unsere beste Freundin konnten das durchbrechen.*

*In der Zwischenzeit habe ich mich mit meiner Lebenssituation so arrangiert: Es gibt außen einen kleinen guten Freundeskreis, also keine Isolation mehr im Außen, sondern wichtige Menschen zum Reden; innen Zusammenkommen zu einem inneren Team bei Zusammenschmelzen mancher Personen in eine, Tagesstruktur entwickelt und in diese auch Schönes und Pausen eingebaut. Wir gehen immer von Tag zu Tag. Diesen Tag heute so gut wie möglich überleben/leben, was durch die Berentung ein Stück mehr möglich ist als früher im Arbeitsprozess. Aber auch das war und ist etwas, mit dem wir uns arrangieren müssen, weil es sich für uns schlimm anfühlt, berentet zu sein. Wir fühlen uns immer wieder als Schmarotzer und Ansteller, falsch, nutzlos und schämen uns deswegen, berentet zu sein. Es gibt immer wieder Momente, da erscheint das alles so sinnlos und wir wollen verschwinden, für immer, aus dem Leben. Doch wir halten uns dann daran fest: Wofür und für wen lohnt es sich zu leben?*

*Noch immer ist es schwierig für mich, Viele zu sein. Wir haben viele Geheimnisse. Draußen müssen wir viel von uns verstecken, haben manchmal Zeitverluste, sind nicht „normal", haben andere Grenzen als Menschen ohne eine solche Geschichte, es ist ein Zeichen für schwerste chronische Traumatisierung und das tut weh. Wir sind massiv eingeschränkt in unserer Belastungs- und Arbeitsfähigkeit. Es ist ein Gefühl von „Lebenslänglich!". Wir müssen immer Angst haben, dass etwas geschieht, was uns alle in Verlegenheit bringen kann, peinlich ist oder gefährlich sein könnte. Trotz allem sind wir auch froh, diese Überlebensstrategie zu besitzen. Denn Entsetzliches und nicht Aushaltbares wird dosiert und/oder weg gespalten. Wir können überleben. Wir haben überlebt bis jetzt.*

**Mondtränen (47 Jahre):** *Seit ein paar Monaten weiß ich von meiner Diagnose. Ich habe oft das Gefühl, die Kontrolle zu verlieren und völlig aus der Bahn geworfen zu werden. Ich brauche extrem viele Pausen und Rückzugsmöglichkeiten und schaffe nur selten meinen Haushalt. Im Augenblick beziehe ich Erwerbsunfähigkeitsrente. – Das schwierigste für mich ist mein selbstverletzendes Verhalten. Ich weiß nur, dass selbstverletzendes Verhalten in ganz extremen Phasen von irgendeiner Innenperson gemeldet wurde, um sich versorgen zu lassen. So konnte keine Gefahr entstehen wie verbluten oder vergiften. Trotz aller Schwierigkeiten gibt mir das Wissen um meine Innenpersonen ein Sicherheitsgefühl. Sie waren nötig, um mein Leben zu sichern und zu ermöglichen. Sie wollen nichts Böses. Schwierig ist für mich das Autofahren. Da ich fast nie selbst fahre, habe ich oft Angst, es könnte ein schwerwiegender Unfall passieren. Es entzieht sich völlig meiner Kontrolle, wer das Auto steuert.*

**Sternenfänger (24 Jahre):** *In guten Zeiten schaffen wir es, pünktlich aufzustehen. Der Morgenkaffee ist wichtig. Schaffen dann am Tag alles Wichtige zu erledigen. Die Kleinen bekommen noch ihre Zeit zum Spielen. Und abends schaffe ich es noch etwas mit Freunden zu reden. Absprachen innen klappen. Keiner flasht. Nichts triggert. Und ich kann abends noch in Ruhe zum Einschlafen etwas vorlesen, bis endlich alle in Ruhe schlafen. Das ist mein perfekter Tag.*

*Wenn es ganz schlecht läuft, schaffen wir es nicht einmal aufzustehen. Dann liegen wir bis zum frühen Nachmittag im Bett, um uns dann an den*

*PC zu schleppen. Dort verbringen wir dann Stunden. An solchen Tagen schaffen wir eigentlich nichts. Meist flasht jemand oder mehrere, irgendetwas triggert noch zusätzlich. Die Kleinen wollen und können nicht schlafen. Alles wechselt hin und her. Nachts liegen wir dann wach im Bett mit starken Kopfschmerzen und nichts ist erledigt. – In der Zwischenzeit kann ich die beiden Seiten des Multipelseins erkennen. Einerseits leben wir dadurch auch heute noch. Ich habe immer jemanden zum Reden. Wenn es mir mal nicht so gut geht, kann jemand anderes meine Aufgaben übernehmen. Wir können viel Spaß gemeinsam haben. Andererseits bin ich eben nie wirklich allein. Vieles muss gemeinsam entschieden werden, halt alles, was den Körper angeht. Also mal eben zum Haarschneiden gehen klappt nicht, da wollen dann alle mitreden. Weil ja schließlich alle mit den Haaren herumlaufen müssen. Und es fehlt immer an Zeit. Egal, wie gut ich alles geplant habe, die Zeit, der Tag ist immer zu kurz. Einige von uns leiden an SVV. Unser Host Sternenfänger hat die Borderline-Diagnose, die wir auch eigentlich für sie und ein, zwei andere sehr passend finden. Außerdem besteht bei einer Person eine Essstörung. Und eins, worunter wohl die meisten Multis leiden, sind Kopfschmerzen bei vermehrten Wechseln.*

*Trotzdem erlebe ich gelegentlich auch Situationen, über die ich nur lachen kann. Das war Zuhause. Ich wollte baden gehen. Auf dem Weg zur Wanne fiel dann noch jemandem ein: Wir brauchen ja was zum Spielen. Also zurück. Was geholt, wieder zur Wanne. Wasser anmachen. Oje, noch was fehlt, jemand Kleines lief zurück und holte noch etwas. Im Bad angekommen, wieder das Handtuch vergessen. Jemand wollte es holen, lief zurück. Auf dem Weg zur Wanne meinte dann aber jemand, er wolle nun was essen und ging in die Küche. Das Ganze ging noch etwas weiter. Am Ende war die Wanne voll gelaufen, das ganze Bad voller Spielsachen, mitten drin ein kleines Gästehandtuch und in der Hand ein gestrichenes Brötchen. Sieht schon ziemlich bekloppt für Außenstehende aus! Aber war eigentlich ein ganz normaler Tag mit dem Versuch, in die Wanne zu steigen.*

**Haruna (16 Jahre):** *In guten Zeiten lasse ich meine Kinder einmal am Tag raus. Dann können sie spielen. In schlechten Zeiten kann ich die Wechsel nicht immer kontrollieren, wie in einer Abschlussprüfung. Nicht ich, sondern Mia hat einen Teil geschrieben, eines der großen Kinder, was mir dann die Note zwei bescherte. Es sind wohl immer nur „Verpflichtungen“, denen ich durch Wechsel nachkommen kann. Zumindest* *ist nach einem „Zeitlos“ auch die Wohnung geputzt. Eines meiner größeren Probleme ist: Ich kann Uhren nicht richtig lesen. Einmal bin ich um 17.30 Uhr aufgestanden und dachte, es sei kurz vor acht Uhr am Morgen. Ich bin dann zum Bus gerannt, um in die Schule zu kommen. Auch das Leben mit meinen Innenpersonen ist manchmal schwer, da ich nicht immer über alles sprechen kann, was ich möchte, weil ein Kind blockiert. Gott sei Dank ist mein Leben manchmal auch lustig. Solche Situationen kommen meist auf, wenn ich mit den Kindern zusammen was unternehme. Zum Beispiel sind wir einmal an einem Spielplatz vorbei gelaufen und Lilli sprang über den Zaun und dann ließ sie alle Kleinen raus und wir spielten im Sand. Die Kinder sowie Mütter außen herum hatten uns für verrückt erklärt. Irgendwann saßen wir nur noch da und lachten.*

*Um uns vor den Tätern zu schützen, haben wir uns schon oft überlegt, umzuziehen und unseren Namen zu ändern. Das bleibt eine Möglichkeit für die Zukunft. Trotz aller Schwierigkeiten fühle ich mich sehr gut durch meine Innenkinder. Ich bin nicht alleine und habe die Gewissheit, kontrollieren zu können, was sie wissen dürfen und was nicht. Man stelle sich nur mal vor, sie wären alleine.*

**Leuchtkaefer (42 Jahre):** *In der Zwischenzeit habe ich mein Leben so organisiert, dass ich gut zu Recht komme. Da ich nachts bis heute keine Ruhe finde, gehe ich erst am frühen Morgen ins Bett. Was bringt es, wenn ich mich stundenlang herumwälze oder in Alpträumen das ganze Haus wach schreie? Ich habe Helfer für bestimmte Dinge. Ansonsten viermal wöchentlich Therapie, Sport, Literatur und kreative Aktivitäten. Ich arbeite ehrenamtlich im Vereinsvorstand des Trägervereins einer Initiativschule mit und bin in einer Telefonkette (Notruftelefon) für Betroffene. Weil mein Beruf als Personalmanagerin sehr stressig ist, kann ich zurzeit nicht arbeiten und bekomme EU-Rente.*

*Wenn es mir schlecht geht, viel Unruhe im System ist, dann schalte ich alle Gefühle ab und funktioniere stur. Alles wird auf das nötigste beschränkt. Sonst ziehe ich mich zurück und igle mich ein und jemand anderes tut nach außen so, als sei er ich. Wir Leute vom Alltagsteam sind uns sehr nahe gekommen. Deshalb empfinde ich sie inzwischen nicht mehr als „fremde Personen“, sondern eher wie innere Zwillinge von mir. Trotzdem bleibt es für uns eine sehr schwierige Situation. Stelle dir mal genau und in allen Einzelheiten vor, jemand sperrt die nächsten 100 Leute, die auf der Straße an dir vorbei kommen, mit in deinen Körper*

*und ihr müsst miteinander leben! Mehr haben wir hier auch nicht gemeinsam!*
*Nur ein paar Beispiele (die stellvertretend für alles andere und sehr anschaulich sind) aus unserer Vergangenheit: Stell dir vor, dass du dich extrem vor Fisch ekelst. Und jemand von den anderen isst wahnsinnig gern Fisch, geht aber immer schon nach hinten, wenn er den Mund noch voll hat – so dass du dann in die Gegend kotzt, weil du plötzlich mit Fisch im Mund da stehst. Das passiert mir auch heute noch gelegentlich. Oder du verabscheust Spinnen und jemand von den anderen züchtet sie und lässt sie immer wieder in der Wohnung raus. Oder du liebst Deine Katzen und jemand von den anderen versucht, sie immer tot zu treten. Du musst ständig mit so nervenden Bälgern umgehen, von denen jemand anderes sagt, es sind seine Kinder – aber du hast sie ständig am Hals, dabei hasst du Kinder und würdest niemals selbst welche bekommen! Oder du liebst deine Kinder und die haben oft entsetzliche Angst vor dir, weil jemand von deinen Innies sie dauernd schlägt! Du hasst deine Erzeuger – und findest dich immer wieder dort bei ihnen, wie dich jemand von deinen Innies diesen Gräueltaten ausliefert! Dauernd verlierst du Zeit, wirst hinterher mit Dingen konfrontiert, die du getan haben sollst, von denen du aber ganz sicher weißt, dass du das niemals tun würdest! Du wirst als chronische Lügnerin beschimpft, der man nie etwas glauben kann, alle hacken auf dir rum, die Eltern, die du doch lieben möchtest, tun alles, um dein Leben unerträglich zu machen. Du bist ein Mann in einem Frauenkörper. Du möchtest mit deinem Partner intim sein und mitten drin findet ein Wechsel zu einem Kind statt. So wird eine Vergewaltigung daraus, weil der Partner nicht merkt, dass er es jetzt mit einem kleinen Kind zu tun hat, das vor lauter Entsetzen nicht in der Lage ist, irgendwas zu sagen.*
*Bei all diesen Schwierigkeiten gibt es auch gelegentlich erheiternde Momente. Einmal sagte mein jüngerer Sohn: „Mama, drück mir mal alle 100 Daumen, wir schreiben heute eine schwierige Arbeit in der Schule!“ Auch sonst nehmen wir uns nicht immer so bierernst. Wir lachen auch und gerade gern über uns, über unsere kleinen Missgeschicke und Fehler, die so passieren. Jedenfalls dann, wenn es uns gut geht. Dazu gehörte allerdings, erst mal akzeptieren zu lernen, dass wir Viele sind. Auch brauchte ich die Gewissheit, dass wir hier alle an einem Strang ziehen. Wir sind alle da, um weiter leben zu können, auch die Dunklen erfüllen*

*ihren Teil dabei – auch wenn gerade das nicht immer leicht zu durchschauen und zu akzeptieren ist.*

*Die Namensänderung haben wir sofort nach der Reha-Klinik Anfang April vor zwei Jahren beantragt. Dadurch haben wir den Triggerreiz „Vorname" entschärft. Nach der Beschaffung der notwendigen Unterlagen ging dann die Namensänderung relativ schnell, alles in allem 10 Wochen mit Unterlagen besorgen. Allerdings „verschwindet" man mit einer Namensänderung nicht automatisch, da im Einwohnermeldeamt und im Standesamt des Geburtsortes Querverweise eingerichtet werden. Wer wirklich „verschwinden" will, muss Vor- und Nachnamen ändern lassen und zusätzlich erreichen, dass sämtliche Daten gesperrt werden. Das ist möglich!*

*Der größte Vorteil des Viele-Seins ist: Ich bin nicht allein. Ich muss nicht alles allein schaffen und machen. Selbst, wenn ich nichts mehr mitkriege (weil die Situation wirklich gefährlich ist), weiß ich, meine Innenleute sorgen dafür, dass ich bestmöglich aus der Sache rauskomme. Wir sind ein Team von Fachleuten für jede nur mögliche Lebenslage, die alle ein Ziel haben: Überleben. Ich habe inzwischen absolutes Vertrauen, dass meine Innenleute das gut managen, wenn ich völlig überfordert bin und ausgeblendet werde oder wenn mich was matt gesetzt hat. Eines Tages bekam ich mit, als eine SMS auf mein Handy kam. Ich guckte nach: „Ihre neue Rufnummer lautet ab sofort 0123 4567890" *grübel* Ich hatte keine Ahnung, was los war. Erst nach und nach erfuhr ich von jemandem aus dem System, dass es wieder einen Kontakt der Erzeuger über das Handy gegeben hatte. Da hat jemand aus dem System sofort die Notbremse gezogen, mich und etliche andere ausgeblendet (als Schutz vor Programmen) und dann dafür gesorgt, dass wir sofort eine neue Handynummer bekamen, damit das nicht mehr vorkommen kann.*

**Dingsda (34 Jahre):** *Im Alltag ist vor allem die fehlende Energie mein Problem. Es ist einfach sehr anstrengend, den Haufen hier zu managen und die Traumata zumindest für eine Weile zu deckeln. Deshalb bleibt für das Außen nicht mehr wirklich viel Energie übrig. Meistens bin ich sehr, sehr müde und schaffe gerade mal das nötigste. Zusätzlich habe ich immer wieder Depressionen, heftige Schlafstörungen und verletze mich. Außerdem ist das unabsichtliche Wechseln immer noch ein Problem für mich. Auf bestimmte Trigger hin kommen einfach bestimmte Innenpersonen. Das hatte dann mal zur Folge, dass ich in einem Praktikum völlig* *panisch unter dem Tisch meiner Anleiterin saß und nicht mehr sprechen konnte. Solche Situationen belasten schon die Fähigkeit, im Alltag zu Recht zu kommen. Besonders betrifft dies das Arbeitsleben, aber auch alle Beziehungen. Auch Ängste beeinträchtigen meinen Alltag. Ich schaffe es nicht, mit Männern auszukommen und dauerhaft Menschen um mich herum zu haben. Selbst das Benutzen öffentlicher Verkehrsmittel ist für mich ein Problem.*

*In schlechten Zeiten versuche ich, wenigstens das Wichtigste zu machen. Alles schaffe ich dann sowieso nicht. Es bleibt vor allem im Haushalt viel liegen. Schlechte Zeiten sind Fälle zum setzen von Prioritäten. Die DIS verkompliziert meinen Alltag sehr. Es ist sehr anstrengend, immer 25 Leutchen unter einen Hut bringen zu müssen. Viele Situationen sind einfach nur peinlich, z. B. wenn im unpassenden Moment Kinder herauskommen. Ständig lebe ich in dem Bewusstsein, es könnte gleich irgendetwas passieren, das mich triggert und wegbeamt. Ich habe nie die Kontrolle über mein Leben. Ich bin ständig unsicher, weil ich nicht weiß, was gerade geschehen ist. Außerdem muss ich ständig suchen. Wenn ich wichtige Dinge an einen Ort gelegt habe, finde ich sie garantiert irgendwann an einem anderen Ort wieder. Ich denke, das Leben als Einzelperson ist sicher viel weniger anstrengend. Die anderen Beschränkungen haben weniger mit dem Viele-Sein an sich zu tun, sondern mit den noch vorhandenen Ängsten und anderen Traumafolgen.*

*Wenn es gut läuft, schaffe ich meinen Haushalt, treffe Freunde, kann meine ehrenamtlichen Verpflichtungen erfüllen und gebe stundenweise Nachhilfeunterricht. So verdiene ich etwas zu meinem Hartz 4 hinzu. Ich bin froh, dass ich nicht alle Situationen aushalten muss. Wenn es mir schlecht geht, kann ich nach innen gehen und die anderen weitermachen lassen. Durch das Viele-Sein habe ich allerdings auch ein hohes Maß an Organisationstalent gelernt, das mir auch so zugute kommt. Ich arbeite ehrenamtlich mit Kindern und da weiß ich durch meine eigenen Innenkids immer, was gut ankommen könnte. Die letzte lustige Situation war der Dialog meiner Freundin mit einem „nicht aufgeklärten" Innenkind darüber, wie man wohl zu Kindern kommt.*

**P.M. (30 Jahre):** *Heute war wieder eine recht typische Situation. Ich wollte nur kurz in die Stadt, ein Paket wegbringen. Dazu musste ich den Bus nehmen, der zum Bahnhof fährt, von dem ich zu unserer Therapeutin fahre. Ich fuhr also los. Zwei Stunden später fand ich mich vor der Praxis der Therapeutin wieder. Sie konnte gar nicht da sein. Sie hatte Ur-*

*laub. Außerdem hatten wir keinen Termin. Das wussten eigentlich alle. Wirklich alle? Irgendjemand hat wohl gedacht, wenn ich in diesem Bus sitze, kann es ja wohl nur ein Ziel geben. Vielleicht gab es auch einen anderen Grund. Ich weiß es nicht. Jedenfalls ist da irgendjemand mal locker die 80 km gefahren, ohne dass ich davon auch nur das Geringste mitbekommen hätte. So wurde aus einem Paket, das zur Post musste, eine Nachmittag füllende Reise von 160 km.*

**Seesternchen (21 Jahre):** *Mein Alltag ist eigentlich ganz normal wie bei anderen Menschen auch. Morgens arbeiten oder zur Schule gehen. In diesen Zeiten ist niemand draußen. Am Abend, wenn ich alleine bin, gibt es für jeden eine halbe Stunde. Die Kleinen hören Kassetten. Die 15-Jährigen dürfen am Wochenende rauskommen, wenn ich unter Leute gehe. Heute hat die DIS auch ihre Vorteile für mich. Ich kann mich ausklinken, wenn mir alles zuviel wird. Schwierig war allerdings zu Beginn meine Arbeit im Kinderheim. Als ich dort arbeitete, kamen die Kleinen die ganze Zeit mit Spielzeug in Kontakt. Sie kamen ungesteuert raus, wo ich doch eigentlich die Verantwortung für Kinder hatte. Dagegen konnte ich mich über Lea amüsieren. Sie hat bei Freunden Schokolade gegessen und es über das ganze Gesicht geschmiert. Dabei hatten meine Freunde wohl den größten Spaß.*

**Many (32 Jahre aus dem Bienenstock):** *Ich denke, mein Alltag verläuft heute fast normal, außer dass ich Ängste, Schlafstörungen und Schmerzen habe und ungewollte Wechsel. Vor 11 Jahren kam ich allerdings gar nicht mit meinem Leben klar und hatte öfter Klinikaufenthalte. Inzwischen geht es uns besser. Ich mache seit 10 Jahren ambulante Therapie. Durch unsere Konferenzsitzungen schränken wir die Zeitverluste ein. Wir haben uns auch aus unserem früheren Umfeld zurückgezogen.*

*Bei Problemen sprechen wir dann in der Konferenzsitzung darüber. Das mit den Konferenzsitzungen halten wir im Innern ab. Das haben wir so mit unserer Therapeutin gelernt, weil sie es uns nahe legte, damit wir lernen, gemeinsame Entscheidungen zu treffen und auch aufpassen, falls innen wieder mal was schief läuft. Wir wissen, die Konferenzsitzungen sind für uns sehr wichtig, weil wir es nur dadurch schaffen, uns untereinander besser kennen zu lernen. Auch schaffen wir es so, einigermaßen unseren 24 Std. Tag nachzuvollziehen. Manchmal sind die Konferenzen nervig und ich (Many) raste öfter bei solchen Sitzungen aus. Deshalb gehe ich nicht regelmäßig hin. Mir ist es oft einfach zu viel, mit den Innenpersonen an einem Tisch zu sitzen. Unsere Interessen sind sehr ver-*

*schieden, so müssen wir ständig wegen Außenkontrolle verhandeln. Dann die vielen Kinder, die nerven. Schmerzen - nie Ruhe - es ist immer laut. Das ist manchmal zum Wahnsinnigwerden. Einmal, bei der Arbeit, bin ich selber abgestürzt und 2 Innenpersonen mussten abwechselnd übernehmen. Die konnten die Arbeit aber nicht mehr so zügig ausführen und einiges gar nicht. Als die Chefin sah, dass die Handschriften total anders waren und auch das Verhalten anders war, fragte uns unsere Chefin, was los sei. Die andern haben der Chefin die Wahrheit erzählt und kurz danach kamen wir in die Klinik und haben dadurch den Arbeitsplatz verloren. Auf der jetzigen Arbeit weiß die Chefin über uns Bescheid und es können auch Innenpersonen einspringen, falls ich mal ausfalle.*

*Trotz meiner Probleme gibt es auch einige Vorteile durch das Viele-Sein. Wenn ich zu durcheinander bin, um Auto zu fahren, rufe ich eine andere Innenperson, die Auto fahren kann. Eine kann gut malen, eine andere kann Aura sehen und deuten. Eine ist für die Arbeit zuständig. Außerdem glaube ich, dass gewisse Fähigkeiten bei einigen besonders ausgeprägt sind, weil sie sich nur mit diesen beschäftigen. Wenn ich müde bin, kann einfach jemand anderes übernehmen.*

**Nina (34 Jahre):** *Ich denke, ich bekomme meinen Alltag ganz gut hin. Doch Menschen können mir schon manchmal etwas Angst machen. Ich musste schon immer funktionieren, in den schlimmsten Zeiten, hab da wohl eine Routine und ganz viel Hilfe von innen. Ich glaub nicht, dass ich noch Täterkontakte habe, obschon es mich manchmal erschreckt, dass einige Menschen plötzlich bei mir anrufen und mich dann total runtermachen wollen. Aber im letzten Jahr war wohl ziemlich Ruhe. Bin mit meinem Mann von meinem damaligen Wohnort ziemlich weit weggezogen und wie ich das eine oder andere öffentlich mitteilte, gab es erst großen Wirbel. Jetzt habe ich relativ Ruhe, weil mich mein Mann vor denen schützt. Es ist für mich schwierig, weil ich mir nie wirklich sicher bin, was grade passiert und ob ich irgendeine Reaktion mache, die die Leute verwirrt. Die verschiedenen Fertigkeiten der Personen sind für mich von Vorteil. Tino zum Beispiel ist der Techniker hier, Carla die Sprachliche, Elisabeth die Schreibende, Angela die, die gut kommunizieren kann und Klara das wilde, natürliche, heitere Kind, das einfach wieder aufsteht, wenn es hinfällt und weitermacht. Sie ist auch die, die ganz viel Humor mit Tino zusammen hat, wenn er auch manchmal etwas makaber ist.*

*Manche Situationen sind dagegen eher amüsant. Wenn die Klara z. B. Witze zu erzählen beginnt, in Situationen, wo es grad so todernst oder so langweilig ist und ich mich wunder, warum manche Menschen so trocken sind. Sie erzählt die aber nur im Innen, so dass ich dann ab und an in große Lachanfälle ausbreche und niemand etwas davon weiß und die sich dann nur wundern. Oder wenn die Klara dann Menschen, über die ich mich ärgere, einfach die Zunge raus streckt oder Grimassen schneidet, das krieg dann auch nur ich mit, weil's im Innen geschieht. Eine Befreiungsaktion für mich war meine Vornamens-Änderung. Das war vor etwa 15 Jahren, als ich von meiner Heimatstadt weggezogen bin. Es war für mich unheimlich wichtig obwohl ich nicht wusste, weshalb. Mein Karatemeister hat sich meinen Geburtsnamen nie merken können und hat mir immer einen andern gesagt. Für ihn war ich Nina. Das hat sich immer so kraftvoll und so beruhigend angehört, dass ich es nie korrigiert habe. Und irgendwann haben es immer mehr Leute übernommen.*

**Martha (39 Jahre):** *Wenn ich mich gut fühle, führe ich ein völlig normales Leben und gehe so wie andere Mütter auch mit den Außenkindern beispielsweise ins Kino. Den Verpflichtungen kommen wir auch in schlechten Zeiten nach (also alles, was mit den Kindern zu tun hat wird immer erfüllt!) und auch in schlechten Zeiten nehmen wir Termine sehr wichtig und nehmen diese wahr. Ich bin durch sehr viele alltägliche Dinge triggerbar und oft kommt es dann auch zu Wechseln. Für Außenstehende schaffen wir unseren Alltag recht gut, obwohl es schon manchmal an unsere Grenzen geht und dadurch die innere Stabilität immer wieder durcheinander kommt. Doch ich habe mich mit dieser Situation abgefunden und versuche, auch mit den Finanzen (EU-Rente und Unterhalt für die Kinder, Kindergeld) irgendwie rund zu kommen.*

**Adi (19 Jahre):** *Ich denke, in entspannten Zeiten lebe ich ganz normal wie andere auch. Nur wenn ich überfordert bin, dann Switche ich häufig. Das ist mir sehr unangenehm. Und was mich etwas sorgt ist, dass es immer mehr Innenpersonen werden. Allerdings weiß ich nicht, ob die jetzt erst entstehen oder sich nur einfach erst jetzt zu zeigen wagen.*

**Linda (37 Jahre):** *Mein Alltag gestaltet sich oft schwierig, denn meine Tage sind sehr unterschiedlich. Manchmal ist es schwierig, das Wissen der traumatischen Details auszuhalten. Dann kann ich nicht Auto fahren, einkaufen und Entscheidungen treffen. Die Wohnung zu verlassen ist dann unmöglich. Wenn es uns gut geht, schaffen wir das, was wir uns vorgenommen haben und gehen gut mit uns um. Zu den Tätern haben wir* *keinen Kontakt mehr, aber die Angst ist immer noch da. Im Augenblick finanzieren mir meine Eltern noch mein Leben, weil eine geregelte Arbeit unmöglich ist. Auch, wenn mein Leben recht schwierig geworden ist, bin ich froh, dass ich durch die DIS überleben konnte und den Horror nicht alleine aushalten musste. Andererseits ist es oft sehr laut im Kopf, wenn alle durcheinander reden. Es ist traurig, wenn Außenmenschen damit nicht umgehen können/wollen. Es belastet mich sehr, die Traumaerlebnisse von einzelnen zu hören. Manchmal ist mein Leben auch recht gefährdet: z. B., wenn beim Autofahren plötzlich ein Kind da ist.*

*Doch auch für mich gibt es manchmal erheiternde Situationen dadurch, dass ich Viele bin. Eine Innenperson (11 Jahre), die nur schnurlose Telefone kennt, hat sich bei einem Telefonat mit einem „angebundenen Telefon" dazwischengedrängelt und wollte dem Freund am Telefon einen Käfer zeigen. Sie hat dann das Telefon mit nach draußen genommen und das Gespräch war beendet. Der Freund wusste von meiner DIS und hat mir die Story später erzählt. Er kannte solche Situationen und wir haben noch oft darüber gelacht. Obwohl ich es oft als schwierig empfinde, Viele zu sein, gibt es auch sehr viel Kraft, zu erkennen, wie viele lebensbedrohliche Situationen wir gemeinsam überlebt haben und wie stark wir sind.*

**Michi (34 Jahre):** *Wir sind erwerbsunfähig berentet und haben deshalb viel Ruhe und Zeit für uns. Machen morgens den Haushalt und erledigen, was so anfällt. Kochen zusammen mit einer guten Bekannten, die in der Nähe wohnt, verbringen Zeit mit basteln und Dingen, die gut tun. Wir schauen, dass jeder, der will, seinen Hobbys nachgehen kann. Wir kümmern uns um unseren geliebten Hund, gehen viel raus mit ihm und gehen zur Therapie, unsere Betreuerin kommt ein – bis zweimal pro Woche. Gleichzeitig muss ich ständig alles notieren, damit keine Termine vergessen werden. Ich fühle mich häufig überfordert, weil wir viele Innenpersonen mit heftigsten Traumata haben, die ich manchmal zum Teil als Flashs oder Träume mitbekomme. Oft geben andere beim Einkaufen zuviel Geld aus, wenn sie Dinge sehen, die sie unbedingt haben möchten. Ich kann nicht steuern, wann ich da bin oder nur bedingt eben und kann auch nicht immer rausgucken, wenn andere draußen sind. Manchmal stehe ich dann ganz schön doof da. Einige unserer anderen machen viel Chaos hier. Nur räumt hinterher niemand auf. Auch in schlechten Zeiten wird unser Hund immer gleich gut versorgt, denn er steht an erster Stelle und ist ja auf uns Menschen angewiesen. Jeder von uns tut alles dafür,* *dass es ihm gut geht, was es auch wirklich tut. Haushalt bleibt dann oft liegen, wir nehmen keine Außenkontakte wahr außer ein Hallo beim Hundespaziergang mit Nachbarn. Aber damit ist die Kraft zur Kommunikation auch schon aufgebraucht.*

**Schneckerl (27 Jahre):** *Gute Zeiten sind für mich innige Zeiten mit meiner Tochter. Da fühle ich mich dann stark. Es ist ein schönes Gefühl, einem Kind Liebe zu schenken - bedingungslose Liebe, ohne Missbrauch. Ich sehe, wie sensibel und zart Kinder sind. Dann frage ich mich, wie ich das damals alles ertragen konnte. In schlechten Zeiten wundere ich mich auch immer wieder, wie das geht. Ich bin allein erziehend, berufstätig und obwohl ich dann kaum „bei mir" bin, scheint alles zu funktionieren. Ich denke, ich schaffe das alles nur für meine Tochter. Meine gefährlichste Situation erlebte ich einmal beim Autofahren. Lisa (4 Jahre) switschte heraus und konnte den Wagen nur noch in einen Graben lenken. Auch, wenn es für mich ein großer Nachteil ist, dass ich immer wieder Zeit verliere und dann dafür gerade stehen muss, was „andere" angerichtet haben, so sehe ich auch die großen Vorteile meiner Vergangenheitsamnesien. Denn wie ich es ertragen könnte, wenn ich alles wüsste, weiß ich nicht. Denn ich hatte eine schöne Kindheit, auch, wenn es Lisa nicht behaupten kann.*

**Kim (43 Jahre):** *An guten Tagen stehe ich auf, mache meine krankengymnastischen Übungen, frühstücke, dusche und gehe dann meinen Terminen nach und wenn ich Lust dazu habe, noch ein wenig spazieren. Dann ruhe ich mich aus, um dann wieder zu turnen. Dann mache ich meinen Haushalt. Abends esse ich dann mit meinem Partner Abendbrot. Danach gehe ich früh ins Bett. Ich brauche viel Schlaf. Doch durch die Schmerzen, die alle Innenpersonen mehr oder weniger ausgeprägt haben, ist unsere Bewegungsqualität sehr eingeschränkt. Wir haben viele Erinnerungen und Körper-Flashbacks und manchmal ist das Leben einfach nur furchtbar, aber wir schlagen uns so durch. Wir haben auch unterschiedliche Erkrankungen, die im Blut verschieden nachzuweisen sind. Diagnostizierte Erkrankungen des Körpers sind: systemischer Lupus, Erimitatodis (tödlich), Sklerodermie (tödlich), chronische Polyarthritis, Arthrose sowie Fibromyalgie, Migräne, verkalkte Gelenke, Asthma bronchiale, Neurodermitis, Lebensmittelallergien, Heu-Schnupfen, fortschreitende Osteoporose. Die Erkrankungen sind einfach so mies gemischt, dass man sie eigentlich nicht behandeln kann. Die Medikation, die gegen das Rheuma hilft, schadet der Knochendichte. Die einzelnen*

*Erkrankungen sind sehr wohl zu behandeln, nicht aber in dieser Zusammenstellung. So gesehen sind wir ein medizinisches Wunder. In schlechten Zeiten können wir nicht laufen. Doch so schlechte Zeiten, dass wir nirgends mehr hin können, gibt es bis jetzt bei uns nicht. Die Blutgruppen unterscheiden sich auch von einander, was wirklich gefährlich ist.*
*Bis vor 5 Jahren haben wir in einem Arbeitsverhältnis gestanden. Dann sind wir an einer beruflichen Reha gescheitert, weil wir psychisch und körperlich am Ende waren. Nun bin ich berentet worden. Leider ist die Erwerbsunfähigkeitsrente sehr niedrig und es ist teuer, Viele zu sein. Denn manchmal kaufen viele etwas ein, was man nicht braucht, das Geld wird oft knapp. Trotz all dieser Probleme hat das Viele-Sein auch für uns Vorteile, die ich sehen kann. Wir sind nicht so empfindlich wie die meisten Menschen. Schmerzen können wir eher ertragen. Wir sind nie alleine und haben dementsprechend niemals Langeweile. Unsere Innenpersonen beschützen uns. Wir sind sehr anpassungsfähig, vielfältig begabt und können gut erkennen, wie es dem Gegenüber geht. Wir können kurze Zeit vorhersehen und so mögliche Gefahren vermeiden. Die Zeitlücken sind irritierend, ebenso Leute zu treffen, die man nicht kennt. Im Prinzip war jeder Tag unseres Lebens schwierig, weil wir uns immer wieder umorientieren und trennen mussten, was an diesen häufigen, während der Wechsel durchgeführten Ortswechseln liegt. Gleichzeitig gibt es manchmal auch Situationen, über die wir später schmunzeln müssen. Zum Beispiel haben wir eine neue Therapeutin, die wir bis jetzt erst ein paar Mal gesehen haben. Letztens haben wir in der Klinik, wo sie arbeitet, ihren Raum nicht wieder gefunden und fragten eine sich nähernde Person, wo es zu dem Zimmer zu Frau Soundso gehen würde. Die Frau lächelte und meinte, sie könne es mir gerne zeigen und ging mit uns in das Zimmer. Es war die Therapeutin selbst. Einmal waren wir auf einer Feier von Freunden, die nicht alle wissen, dass wir zu mehreren sind. Auf dem Buffet stand Schokopudding und die Kinder stürzten sich darauf und freuten sich laut über dieses leckere braune Zeug. Wir standen dahinter und schämten uns in Grund und Boden, weil die Gäste alle sehr amüsiert waren. Wir konnten aber nicht nach vorne gelangen, weil die Kinder sich so breit machten und die ganze Zeit den Pudding aßen. Die Gäste waren wirklich nett. Ein Gast war, was wir nicht wussten, Therapeutin für Multis und freundete sich mit dem Kind an, fragte, wie es heiße und ob es auch andere Dinge mögen würde. Sie bot dem Kind immer wieder Pudding an und mahnte auch, dass ihm nicht schlecht werden solle. Wie*

*gesagt, das Kind hat sich prächtig auf dieser Party amüsiert und die Gäste fanden es nett. Wir aber haben uns total geschämt, als wir davon erfuhren.*
*Ein anderes Mal waren wir am Bahnhof und haben mit einer Bekannten auf eine Straßenbahn gewartet. Es war heiß und die Kinder sprangen in den nächstbesten Brunnen – angezogen - versteht sich, - mit Schuhen und Rucksack. Die Bekannte hat sich krankgelacht. Ich nicht so! Die Leute haben geglotzt und wir wären am liebsten im Boden versunken, als wir planschend zurückkamen.*
*Wir waren mit einer multiplen Freundin im Zug. Die Kinder waren vorher bei Mc Donalds gewesen und hatten versucht, sich im gut besetzten Zug, die Pommes in den Mund zu werfen. Solche Sachen passieren hin und wieder und wir finden das eigentlich nicht sehr komisch. Nur, wenn wir die Sachen erst im Nachhinein erzählt bekommen, dann kann ich auch lachen, weil ich ja die Situation nicht bewusst erlebt hatte. Alles in allem ist es für mich in Ordnung; Ich bin Viele, auch wenn es manchmal etwas peinlich ist. Gleichzeitig habe ich die Gewissheit, dass ich immer weiter weiß, ganz egal, was für Situationen entstehen. Wir werden immer wissen, was zu tun ist. Wir haben zusammen schwere Zeiten überstanden und ich will keine meiner Innenpersonen missen, es sei denn, sie wollen selbst gehen. Wir sind auf einem guten Weg ein gutes Team zu werden! Was will ich mehr?*

Auch beim Lernen von neuem macht sich DIS bemerkbar, je nachdem, welcher Anteil gerade vorne ist:
**Alexa (37 Jahre):** *Das kommt wirklich bei mir auf das zu Lernende an. Wenn es um die Kleinen geht, sind diese meist draußen, wenn meine Lebenspartnerin im Hintergrund ist. Sie sagt ihnen schon, worauf man zu achten hat, schützt sie auch draußen und leitet sie. Aber setzt auch Grenzen. Im Grunde ist es nicht viel anders, als wenn sie mit unserem Außensohn Maik umgeht. Was alle Innenleute ganz neu erlernen mussten /müssen, ist, in welchem Jahr wir heute leben. Vieles hat sich im äußeren Umfeld verändert, Kontakte, die sie hatten, gibt es heute nicht mehr. Ich musste sie überzeugen, warum wir auf so manchen Kontakt heute besser verzichten. Wir setzen uns alle einmal die Woche zusammen und schauen, was an Aufgaben und Terminen ansteht und es wird abgesprochen, wer welche davon übernehmen kann. Das klappt leider noch nicht immer, aber wir arbeiten daran. Es wird auch innen rege miteinander dis-*

*kutiert und auch über Erfahrungen gesprochen. Lesen und Schreiben lernen die Kleinen zum einem, wenn sie ziemlich nah an der Oberfläche sind. Aber ich habe auch extra Lesebücher und Übungshefte. Doch sie bekommen eine ganze Menge mit, auch wenn sie sich im Inneren befinden. So jedenfalls sind bislang meine Erfahrungen auch im Umgang mit anderen Schwärmen. Meine Partnerin ist auch Viele und auch, wenn ich die Innenleute noch so gut in Sicherheit bringe oder ins tiefe Innere schicke, so wissen sie ganz genau, was wir beide zusammen gemacht haben. Obwohl wir in Beziehungsdingen wie Sexualität, wirklich sehr achtsam miteinander umgehen und wollen, dass sie es nichts mitbekommen oder sogar etwas spüren dürfen, passiert es trotzdem. Bei manchen von mir kann ich es auch selbst noch gar nicht richtig steuern, weil ich nicht zu allen Zugang habe und sie schlichtweg bis dato nicht kenne.*

**Luna Nueva (43 Jahre):** W*ir wissen auch nicht, wie das mit dem Lernen funktioniert. Doch ich vermute, dass die anderen die Fähigkeiten von innen kopieren oder Erfahrungen in Möglichkeiten umsetzen. Vielen Innenpersonen ist es nur schwer möglich, neue Fähigkeiten oder Erkenntnisse zu erwerben, da sie meist nur für wenige Bereiche im Leben zuständig sind und ansonsten, wenn es sich um organisierte Kreise handelt, im Alltag untauglich sind. Viele sehr junge Anteile, die es schon lange gibt, wurden so hergestellt, dass sie Dinge vom Programmierer übernahmen, wie die Sprache, als diese entwicklungstechnisch noch unmöglich war. Also die, die dafür gesorgt haben, dass es Viele im Menschen gibt, können ein Lebewesen unter derartigen Stress versetzen, dass diese Lebewesen Dinge können, die eigentlich nicht möglich wären. Doch Angst, Furcht, Todesnähe und Manipulation machen dies möglich.*

**Vorsicht! Die folgenden Texte in diesem Abschnitt können triggern!**
In diesen Interviews geht es darum, dass Betroffene in für sie gefährliche Situationen gerieten oder welche besonderen Probleme sie durch die DIS haben oder hatten.

Das Thema Operationen, das hier auch angesprochen wird, ist ein sehr schwieriges Thema für Betroffene. Schon alleine der Gedanke daran, die Kontrolle durch die Narkose abgeben zu müssen, ist beängstigend, hinzukommen die medizinischen Besonderheiten durch das Viele-Sein. Deshalb mein Vorschlag: Mache dir bereits heute einige Gedanken, wie du für einen solchen Notfall vorsorgen könntest. So, wie du das fürs Autofahren oder die Medikamenteneinnahme geregelt hast, solltest du auch dieses Thema bearbeiten. Spiele am besten diese Situation gedanklich mit deiner Therapeutin durch und bereite ein Schreiben für den Fall einer Erkrankung vor, das dem Narkosearzt im Vorfeld überreicht werden könnte und auf dem alle Besonderheiten vermerkt sind. Besprecht in einer inneren Konferenz, wie es sich durchführen lassen könnte, dass die Anteile bei der Narkose und der Operation nicht in einer Weise Switchen, dass manche Innies die OP trotz Narkose miterleben müssen. Die Innenkinder sollten vor der OP zu einem sicheren inneren Ort gebracht und innere Helfer an ihre Seite gestellt werden. Da es auch nach der OP zu Wechseln kommen kann, die belastend oder das System gefährdend sein können, ist es sinnvoll, wenn dein Arzt und die Schwestern konkret wüssten, wie sie in einem solchen Fall mit dir umgehen können, denn es soll dir in einem solchen Fall ja geholfen und nicht erneut ein Trauma gesetzt werden. Doch ob du das tun magst und sinnvoll findest, hängt natürlich von dir und von der Stabilität deines Systems ab. Wenn du möchtest kannst du diesen Abschnitt auch überschlagen und bei 3.4 Systembeschreibung weiterlesen.

**Seesternchen (21 Jahre):** *Nach wie vor ist es komisch, dass ich MPS habe. Ich kann es nicht beschreiben. Besonders traurig macht es mich, dass meine Therapeutin mir nicht glaubt. Meine Therapeutin hat nach einigen Besprechungen vor acht Jahren gefragt, ob es sein könnte, dass ich Viele bin. Ich kannte dies mit 13 Jahren nicht und sagte erschrocken „Nein". Dann habe ich sieben Jahre nicht mehr darüber geredet. Dann habe ich sie darauf angesprochen und sie schickte mich zu ihrer Supervisorin. (Sie ist eine Psychiaterin, die meine Therapeutin unterstützt. Ich musste dorthin, weil sie sich absichern wollte, ob sie mich weiterhin als Patientin nehmen darf, ob ihre Ausbildung dazu reicht.) Die Supervisorin hat mir geglaubt und mich gleich eine Art Karte von unserem System aufzeichnen lassen. Nach ein paar Wochen meinte meine Therapeutin, ich sei zu intelligent, um MPS zu haben. Ich würde zu klar wissen, was in mir vorgeht. Seitdem hab ich dieses Thema nie mehr angesprochen. Einmal musste ich den Therapieraum verlassen, als jemand anders raus kam und sich beschwerte, dass sie nicht ernst genommen werden. Meine Therapeutin meinte, ich solle wieder kommen, wenn ich ehrlich bin. Trotzdem gehe ich weiterhin zu ihr, aber wie geschrieben, schweige ich über die anderen. Ob mir das auf Dauer weiter hilft, weiß ich noch nicht.*

**Michi (34 Jahre):** *Bei uns gibt es jemanden, der lange Zeit suizidgefährdet war. Sie ging oft nachts auf Bahnschienen spazieren und ich habe mich dann irgendwann dort wieder gefunden. Wurde dort auch einmal von der Polizei aufgegriffen. Das war eine sehr schlimme Zeit für uns. Viele verletzten sich oder aßen nicht oder zuviel. Viele wollen die Therapie dann schmeißen, aber bisher sind wir immer noch hingegangen.*

**Many (32 Jahre, aus dem Bienenstock):** *Zu unserem Schutz haben wir eine Geheimnummer beantragt und sind umgezogen. Was Anrufe und Internetkontakte angeht, sind wir vorsichtig geworden. Haben schlechte Erfahrungen gemacht. Leider haben wir durch das Internet in Foren und privaten Seiten uns über die Täter ausgelassen. Wir waren wütend. Hatten dadurch merkwürdige Post und Telefonate. Auch wurden wir dann verfolgt und leider wurde der Gastgeberin nochmals aufgelauert und sie wurde vergewaltigt. Das hat uns in der Therapie sehr weit zurückgeworfen und die Gastgeberin hat seitdem so gut wie keine Außenkontrolle mehr. Oft bin ich noch wütend auf diese Vielen und ärgere mich. Auf der anderen Seite ist es aber besser als von Dämonen besessen zu sein. Ich fühle, es geht mir besser damit, es zu wissen. Trotzdem gibt es immer wieder Momente, in denen ich mich frage: Was genau ist diese Störung? Eine Krankheit im Kopf? Ich soll nur eine Vorstellung sein? Die Anderen auch? Es soll nur eine Person geben und wir sind nur eine Vorstellung? Ich bin da – die Anderen auch – was sind wir? Diese Fragen bringen mich zum Verzweifeln. Ich habe diese Störung und kann sie trotzdem nicht begreifen. Es ist zum Ko... Das macht mich wütend. Dann könnte ich mich aufschlitzen, damit die ganze Innenwelt einfach raus fließt – ja, echt krank.*

**Nina (34 Jahre):** *Ich habe in der Therapie herausgefunden, dass mein Name ganz schön voller Programme steckt. Ich hörte meinen Geburtsnamen, auf bestimmte Weise ausgesprochen und ich habe dann einfach reagiert, wie nach einem Programm. Das Schlimmste war dann, dass ich einem riesigen Zwang von Selbstverletzung erlag. Das machte mir immer mehr Angst. So habe ich die Namensänderung im Frühjahr offiziell durchgezogen und amtlich ohne Probleme bewilligt bekommen. Damit geht es mir um einiges besser. Jetzt fühle ich mich freier. Gleichzeitig wurde mir allerdings auch die Natürlichkeit und Vertrautheit, die ich auch mit meinem Geburtsnamen verbunden hatte, genommen. Schwierig war für mich dieser extreme Zwang, mir Schaden zuzufügen, mit dem*

*Auto einfach aufs Gaspedal zu treten und in eine Schlucht zu stürzen oder aus dem Fenster zu springen. Zum Glück ist das jetzt nicht mehr so. Mein Gleitschirmabsturz, war ziemlich heftig, weil ich da einfach einen Black out hatte, weiß ich nicht, wie es dazu kam. Und ich krachte einfach in eine Waldlichtung.*

**Kim (43 Jahre):** *Einmal fanden wir uns auf einer Autobahnbrücke wieder, auf dem Geländer stehend. Wir haben uns zur Ruhe gerufen und sind nach Hause gegangen. Später haben wir herausbekommen, wieso das passiert war. Während einer Therapiebehandlung hatte die Therapeutin versucht, die Dunklen wegzuschicken mit den Worten: „Verschwindet von hier! Ihr werdet nicht mehr gebraucht!" Ein ganz schlechter, böser Fehler. Der gerade noch einmal gut ausgegangen ist. Die Dunklen sind noch da!*

**Haruna (16 Jahre):** *Die gefährlichste Situation war, als Michaela sich und damit uns alle umbringen wollte und mit uns den Körper. Ich bin nachts offensichtlich irgendwann gewechselt und hatte noch vom Arzt Schlaftabletten da. Michaela hat mich überwältigt und dann die Tabletten eingenommen. Ich hatte zum Glück zwei liebe Menschen die mir zwar nur über den Chat zur Seite standen, mir aber halfen, wieder ins Hier und Jetzt zu kommen und Hilfe zu holen. Seit der Nacht ist Michaela weggesperrt.*

***Sternenfänger (24 Jahre):*** *Manchmal kann es gefährlich sein, MPS zu haben. Man hat uns einmal mit Medikamenten überdosiert. Man wollte eigentlich eine Beruhigung bewirken. Die erste Spritze bekam noch unser Host. Doch dann kam jemand, der dachte, man will uns wehtun und fing an zu randalieren. Deswegen bekamen wir zwei weitere Spritzen. Nach ein paar Minuten war unser Host wieder im Außen. Und alle drei Spritzen wirkten bei ihr, was eindeutig zwei zuviel waren. Das nächste, was wir wissen, ist, dass wir auf Intensiv lagen.*

**Linda (37 Jahre):** *Bei einer Operation hatte eine Innenperson die Narkose bekommen und eine andere Person ist während der OP aufgewacht. Das war schrecklich. Sie hat alles mitbekommen, die unerträglichen Schmerzen und die Gespräche der Ärzte, konnte sich aber nicht bemerkbar machen. Die Ärzte haben nichts davon gemerkt. Sie hat uns das erst später erzählt.*

**Leuchtkaefer (42 Jahre):** *Ich kam plötzlich zu mir (das ist das gleiche Gefühl, wie „morgens aufwachen"), alles, was vorher passiert ist, weiß ich nicht. Als ich irgendwo am Straßenrand stand. Ich hatte keine Ah-*

*nung, wo ich bin. Ich sah mich um. Es musste ein Autobahnparkplatz sein. Wie kam ich da hin, wo war ich überhaupt? Null Erinnerung. Gar nichts. Nur ein großes Fragezeichen im Kopf. Was tun? Keine Tasche, keinen Rucksack, kein Schlüssel, kein Handy, nichts hatte ich bei mir. Wo bin ich, wie komme ich nach Hause? Ich steige nun auch nicht gerade gern bei fremden Leuten ins Auto ein. Ich stellte mich an die Autobahn, in der Hoffnung, dass ein Polizeifahrzeug vorbei kommt. Irgendwann hatte ich Glück, ich winkte, sie hielten an. Ich bat um Hilfe; darum, mich mitzunehmen. Logisch, es folgte sofort die nahe liegende Frage, was denn los wäre. Aber wenn ich nun die Wahrheit erzählt hätte, nämlich, dass ich nicht weiß, wo ich bin, und wie ich da hin gekommen bin, wäre ich bestenfalls als verrückt eingestuft und stehen gelassen, schlimmstenfalls in die Psychiatrie eingewiesen worden. Da ist ein System dann auf seine Fähigkeit angewiesen, Ausreden zu erfinden, die möglichst nicht durchschaubar sind. Damals hatte ich ja noch keinen Schimmer, dass ich die Gastgeberin eines Systems bin, „irgendwo her" kam nur plötzlich ein Einfall: „Ich habe mit meinem Mann Streit gehabt, er ist an der Raststelle ohne mich weitergefahren, meine persönlichen Sachen sind alle im Auto geblieben." So landete ich also schließlich in Chemnitz auf dem Polizeirevier. Meine Angaben wurden überprüft. Ja, eine Person meines Namens gab es unter angegebener Adresse. In der Schule wurde bestätigt, dass meine Angaben zu meinen Kindern richtig seien. Nun musste ich nur noch von Chemnitz nach Hause zurückkommen. Ein Beamter dort borgte mir Geld, so dass ich mir eine Fahrkarte kaufen konnte. Eigentlich ein Risiko für ihn, denn ich hatte ja keine Ausweise, nichts. Er hatte keine Gewähr, dass er das Geld jemals wieder zurückbekommt. Ich fuhr mit dem Zug nach Hause, ging in die Schule meiner Söhne, holte den Wohnungsschlüsse: „Ich brauche deinen Schlüssel, hab mich aus der Wohnung ausgesperrt." Zu Hause war tatsächlich alles da, Rucksack mit Ausweis, Portemonnaie, Handy, Schlüssel, alles lag an seinem Platz. Was passiert ist, wer von uns warum vermutlich Richtung Chemnitz getrampt ist – ich habe es bis heute nicht herausgefunden. Dem freundlichen Beamten in Chemnitz habe ich das Geld zurückgeschickt mit einem kleinen Dankeschön. Für ihn werde ich immer die Frau sein, deren Mann sie nach einem Streit einfach an der Autobahn stehen ließ. Obwohl ich das selbst für eine Phantasieausrede halte, denn ich lebte damals schon lange von meinem Mann getrennt.*

*Aber wie gesagt, was wirklich passiert ist, weiß ich nicht, weiß bis heute niemand aus unserem Alltagsteam.*

## 3.4 Systembeschreibungen

So, wie alle Menschen sehr unterschiedlich sind, sind es auch die Innenanteile und ihre Systeme. Es kann auch mehrere Systeme in einem Körper geben. Jedes System hat eigene Bezeichnungen für seine Anteilstypen. Um selbst einen Überblick über dein System zu bekommen, kann es hilfreich sein, eine innere Landkarte anzulegen, die ihr ganz nach euren eigenen Vorstellungen gestalten könnt. Eine bewegliche Landkarte könnt ihr euch schaffen, indem ihr die Symbole für die einzelnen Innies nicht aufklebt oder aufmalt, sondern sie mit Pinnadeln auf einer Korkwand befestigt. Doch in welcher Form ihr das machen möchtet, bleibt eurer Phantasie überlassen.

**Leah Nadine (44 Jahre):** *Früher hießen wir der Bienenstock, aber da war alles noch sehr auseinander gerissen, jeder überlebte für sich. Heute sagen wir nur noch „Team“. Irgendwann war es so, als ob sich Farben vermischten, so, wie gelb und blau zu grün werden und das Ganze formatierte sich zu einem Kreis. So ist das bei uns in stabilen Zeiten. In der Mitte ist es ganz gelb, da ist das kleine Mädchen. Aber in schlechten Zeiten fällt der Kreis auseinander, auch wenn noch eine Gruppe um das kleine Mädchen herum ist, um es zu schützen. Dann darf es auch nicht raus kommen, es wäre zu gefährlich. Die Funktionierenden und die Destruktiven sind alleine und machen alles, um zu überleben und draußen irgendwie zu funktionieren mit ihren alten Überlebens-Techniken.*
*Wir waren 17 Innenpersonen; manche von denen sind jedoch inzwischen zu einer Person verschmolzen, andere sind ganz fest in einer Gruppe zusammen. Eigentlich kann man heute nur noch von einem Team sprechen, so lange nichts Schlimmes im Außen passiert. Die Großen, Kinder und Jugendlichen drum herum und in der Mitte das kleinste Mädchen, die von allen beschützt wird. Manche Kinder sind älter geworden, bevor sie sich mit den Jugendlichen zusammengeschlossen haben. Die Jugendlichen sind so geblieben, sie haben sich im Verhalten verändert, die Erwachsenen auch. Wir haben in guten Zeiten einen sehr nahen Kontakt miteinander, es ist ein Austausch, wie ihn ein Team eben hat. Aber in schlechten Zeiten verlieren wir den noch oft. Was uns dabei sehr gehol-*

*fen hat, den Kontakt zu den Kindern auch in schlechten Zeiten etwas zu erhalten: Die Therapeutin hat gesagt: „Kinderzeit ist genau so wichtig wie Zähneputzen!“ Seitdem haben wir für die Kinder immer ein bisschen Zeit ganz fest eingeplant, auch in schlechten Zeiten. Die Kinder haben eine fest eingeplante Zeit am Tag, die schreibende Frau auch, der Rest entwickelt sich inzwischen oft, wenn wir gut auf uns aufpassen und uns am Morgen einen Tagesplan gemacht haben. Inzwischen schaffen wir dies oft schon ohne Hilfe der Therapeutin. Erst im Nachhinein besprechen wir dann mit ihr, wie es gelaufen ist oder holen uns Unterstützung, wenn es innen zu weit auseinander klafft.*

*Es gibt die unterschiedlichsten Absprachen: Sich nicht im eigenen Zimmer selber zu verletzen oder sich dort das Leben zu nehmen; sich nicht vor dem 50. Lebensjahr selber zu töten wegen der Außenkinder; sich nicht mehr gefährlich und unkontrolliert zu verletzen und stattdessen auszuweichen auf andere Möglichkeiten (wie schwere körperliche Arbeit); bei Suizidgefahr sich Hilfe holen; Stabilisierungsübungen regelmäßig machen; Kinderzeiten einzuhalten; zur Therapie gehen; geplante Arztbesuche so weit wie möglich einhalten oder sich einen neuen Termin holen. Schreiben ist lebenswichtig, deshalb müssen wir dafür jeden Tag ein bisschen Zeit einplanen. Es ist eines der wichtigsten Überlebenshilfsmittel.*

*Anfangs haben wir nur in der Therapie bewusst Kontakt miteinander aufgenommen. Wir erstellten innere Landkarten und begannen mit gemeinsamen Absprachen und Konferenzen. Heute geht das meistens selber. Wenn es unklar ist, dann machen wir bei Entscheidungen Listen, um die Aspekte aller mit einzubeziehen. Wir reden miteinander, im Kopf, manchmal auch leise miteinander, wenn keiner da ist außer uns. In besseren Zeiten schreiben wir Tagebuch, da schauen wir zusammen hin, es werden da auch Bilder rein gemalt.*

**Mondtränen (47 Jahre):** *Ich bin am Anfang meiner Arbeit mit meinem System. Es hat keinen Namen und auch die Innenpersonen sind mir, außer Mara, namentlich unbekannt. Es sind mir bisher ca. 20 Innenpersonen begegnet. Die Hauptperson ist die „Überdeckerin“. Bisher altern meine Innenpersonen nicht. Mein einziger direkter Kontakt besteht zu Mara. Alle anderen Kontakte bestehen nur rein akustisch. Das bedeutet, ich höre sie einzeln, aber nicht im Dialog. Nur zwischen der Beobachterin und Mara gibt es einen für mich wahrnehmbaren Austausch. Absprachen gibt es bei uns noch nicht, da mir das alles noch zu viel Angst* *macht. Und wenn es Kontaktversuche gibt, dann kommen sie von den Innenpersonen.*

**Sternenfänger (24 Jahre):** *Wir haben mehrere Systeme. Unser Hauptsystem ist das Simonesystem. Es bildet die Front, regelt das Außen. Es wird stark unterstütz durch die Systeme Seelenwinde und Schattenseelen. Wir haben noch weitere Systeme, aber die möchten hier nicht genannt werden. Unsere Hauptperson ist Sternenfänger. Ihr Name steht auch im Ausweis, wobei es nicht die ist, die geboren wurde. Die gibt es nicht mehr. Sie ist nicht mehr erreichbar, da sie als Kind innerlich „gestorben" ist. Doch sie lebt in einigen von uns weiter. Die erste Person, die damals entstand, gibt es in dem Sinne auch nicht mehr. David ist uns als Seele erhalten geblieben. Wir sind sehr viele. Einige altern genau wie ich. Andere sind gleich bleibend alt wie zu dem Zeitpunkt, als sie entstanden. Wieder andere haben kein Alter oder altern nach eigenem Zeitrhythmus. Ich habe zu vielen Kontakt, nicht zu allen. Doch es gibt jemanden, der zu allen Kontakt aufnehmen kann. Dieser möchte aber verborgen bleiben, denn das ist eine zu empfindliche interne Information. Er gehört zu keinem System, sondern ist diesen übergeordnet. Ich rede mit den anderen. Es gibt Absprachen, die auch so umgesetzt werden, wie sie besprochen sind. Wenn jemand aus meinem oder einem anderen System ins Außen möchte, dann wird das besprochen und dann bekommt die Person auch ihre Zeit im Außen. Aber es muss halt passen. Sonst wird ein anderer Termin fürs Außen abgesprochen, wann und wo das möglich ist. Ich weiß, es gibt auch Sitzungen, die ohne mich stattfinden, wenn ich innen bin und von dem Außen überhaupt nichts mitbekomme.*

**Haruna (16 Jahre):** *Der Name unserer Innenwelt ist Elfenland. Weil wir alle Elfen lieben. Das System funktioniert wie folgt: Die Größeren passen auf die Kleineren auf. Wenn die Größeren nicht mehr können, rufen sie mich, die Hauptperson Haruna. Wir haben aber auch so was wie ein Gefängnis, da sitzt nur eine drinnen, weil sie uns fast das Leben genommen hat. Durch einige Gespräche mit Freunden aus dem Chat und Sitzungen mit den Kindern ohne Michaela sind wir zu dem Entschluss gekommen: Sie muss weggesperrt werden. Wir haben sie dazu geholt, überwältigt (mehr mit Gewalt als mit reden – leider – das mögen wir alle nicht, aber es gab keinen anderen Weg) und dann in das Gefängnis gesperrt. Da ist sie seitdem.*

*Ich kenne 10 Innenpersonen und glaube auch, dass das alle sind. Zumindest hoffe ich es. Hauptperson bin ich, also die Ausweisperson und Lilli.*

*Lilli ist 8 Jahre alt und passt immer auf alle auf. Dann gibt es Mia, sie ist 13 Jahre alt und hilft mir oft in der Schule mit und ist auch immer bei mir, wenn ich in die Schule gehe. Lea ist 3 Jahre alt. Sie hält immer alle auf Trab, aber auch bei Laune. Esra ist 10 Jahre alt und hilft Lilli meistens. Dorren ist 4 Jahre alt, sie ist sehr ruhig und muss immer jemanden bei sich haben, weil sie sonst weint. Miriam ist 6 Jahre alt und passt immer auf Dorren auf und spielt mit ihr. Bei Miriam weiß ich nicht, woher sie kommt. Michaela ist 12 Jahre alt und diejenige, die weggesperrt ist. Sie hat demnach keine Funktion. Mandy ist 15 Jahre alt und die neueste im Bunde. Ihre Funktion kenne ich noch nicht. Sie schweigt meist. Risch ist 11 Jahre alt und guckt immer, dass es allen gut geht. Es gibt noch Mira, sie ist 9 Jahre alt. Dann ist da noch ein bisher namenloses junges Mädchen von 16 Jahren. Sie ist da, um alle aufzumuntern, sie soll ganz lustig sein. Bis jetzt ist noch keiner mit mir älter geworden. Auch wenn sie immer sagen, dass sie auch Geburtstag haben. Aber älter werden sie nicht.*

*Ich habe nach innen einen guten Kontakt. Meine Mitmenschen bekommen wenig von dem, was in mir ist, mit. Wir können das Versteck-Spiel perfekt. Mein Kontakt nach innen gestaltet sich so, dass ich Mia raus lasse und ich nach Innen gehe und mit den Kleinen spiele. Wenn sie lieb waren, bzw. ich die Zeit habe, lasse ich sie auch ein wenig spielen. Ich habe immer etwas Spielzeug für die Kleinen dabei. Unsere Absprachen beziehen sich besonders darauf, wer wann auf wen aufpasst. Ich spreche mit den Größeren jeden Morgen durch, was an dem Tag erledigt werden muss, wann welcher Wechsel stattfinden darf. Eines, was sich schwer durchgesetzt hat, war die Entscheidung, dass ich Vegetarier werde. Die Kleinen haben sich am Anfang immer wieder vorgedrängelt und dann Fleisch gegessen. Aber mit etwas Sojawurst sind nun auch alle glücklich. Größere Absprachen hatten wir noch nicht.*

**Alexa (37 Jahre):** *Unser System ist noch etwas chaotisch. Stelle dir ein buntes Knäuel Wolle vor, aus dem eine Katze einzelne Fäden herausgezogen hat. Oder sind wir ein sehr geordnetes System, auch wenn wir nicht auf alle Teile zugreifen können? So in etwa ist unsere derzeitige Struktur, also noch ein ziemlich unsortierter und leider manches Mal wenig kooperativer Haufen. Es gibt einzelne Fäden, die miteinander verbunden sind und gemeinsam Absprachen treffen können, was die Alltagsplanung angeht. Und ich denke, es wird auch noch viel zu ordnen*

*geben, da wir bisher 8 Innenkinder/Jugendliche sind und es noch 15 Erwachsene gibt.*
*Die Hauptperson bin ich, Alexa. Ich bin für die allgemeinen Aufgaben wie Erziehung des Sohnes, Kontakte nach außen zuständig und bin liiert. Wobei ich derzeit in der Therapie daran arbeite, dass das wohl nicht immer so war. Ich soll zwischendrin einige Zeit gar nicht da gewesen sein. Feli ist 27 Jahre alt und diejenige bei uns, die am besten Konflikte lösen kann und für die Dinge zuständig ist, bei denen man die Ruhe bewahrt. Massimo, Mitte 20, ist unser Draufgänger, der uns nach außen hin schützt. Elisabeth, 17 Jahre, ist unsere Kinderfrau. Vom Alter eher untypisch, jedoch kommt sie am besten mit unserem Außenkind zurecht. Sandra ist 10 Jahre alt. Zu ihr habe ich noch recht wenig Zugang. Sie mag keine Menschen. Dafür hat sie ein gutes Gefühl für Tiere. Lena, eigentlich Magdalena, ist für alles Körperliche zuständig, passiert schon mal, dass sie in „Nah-Situationen" mit meiner Partnerin herausflutscht. Sie ist 18 Jahre alt. Sebastiano ist 37 Jahre alt und derjenige, der sich gegen alles stellt. Er ist aggressiv und kaum kompromissfähig. Er mag keine Frauen. Kann keine konkrete Aufgabe benennen. Lebt auch noch nicht in der jetzigen Zeit. Jam ist unser Wächter im System. Er ist derjenige, der auch vermittelt zwischen uns hellen und den dunkleren Innenpersonen und hat eine schützende Funktion vor „bösen" Außenmenschen. Alter 47. Weiß nicht, wann er entstanden ist. Ailis ist 34 Jahre alt und ist unsere Krankenschwester. Sie sorgt dafür, dass Arzttermine wahrgenommen werden und macht die Wundversorgung bei uns.*
*Zu den anderen Innenpersonen möchte ich derzeit nicht viel sagen, da sie es nicht möchten.*
*In der Zwischenzeit gelingt es mir immer besser, mit meinen Innenpersonen zu kontakten. Es gibt Absprachen wie eine Art Tagesplan, wo drin steht, wann welche Termine anstehen und wo es erforderlich ist, dass die Kleinen nicht rauskommen dürfen. Außerdem haben wir ein Sonnenbuch, in das jeder seine Wünsche rein schreiben und malen darf. Diese Dinge werden dann mit in den Tagesplan eingefügt, soweit dies möglich ist. Eine weitere Absprache ist, dass niemand Sachen anrichten darf, die dem gesamten Team schaden können, wie Gewalt gegen sich und andere. Falls dieses dennoch geschieht, versuchen wir, es offen in der Therapie zu besprechen. Denn ich möchte das verstehen können und gemeinsam Wege zur Abhilfe finden. Gleichzeitig führen wir auch noch viele andere, verschiedene Bücher. In ihnen dürfen Absprachen, Wünsche und*

*die Bedürfnisse eines Jeden niedergeschrieben werden. Auch ein Therapiebegleitbuch mit dem Sinn, dass, wenn ich, Alexa, als Host in der Therapie mal wieder geblockt habe, den anderen nicht ihre Bedürfnisse nehme. Die Voraussetzung für diese Kontakte war, dass wir mit Hilfe unserer Therapeutin ein inneres Haus geschaffen haben. Dort hat jeder seinen Platz und es gibt ein großes Zimmer, das so eingerichtet ist, damit sich möglichst alle wohl fühlen. Da finden dann auch so genannte Konferenzen statt. Doch so vielen Seelen ihre Bedürfnisse zu erfüllen ist nicht immer leicht. Hierfür hole ich mir Unterstützung aus Büchern. Aber auch mit Hilfe der Selbsthilfegruppe, wo unter einander Kontakte bestehen. Bei den Treffen, können und dürfen diese Bedürfnisse ausgelebt werden. Es gibt dann gemeinsame Aktionen wie Malen und Basteln. An den Wochenenden, an denen ich eben nicht nebenher stundenweise jobbe, dürfen die Kleinen auch mit unserem Außenkind spielen und etwas unternehmen.*

**Leuchtkaefer (42 Jahre):** *Wir sind ca. 100 Leute. Mehr möchte ich darüber nicht sagen. Erkennen und unterscheiden kann ich derzeit allerdings erst ca. die Hälfte von uns. Ich (Ida) bin seit 14 Jahren Gastgeberin. Ich entstand nach einem Suizidversuch der früheren Gastgeberin, damals war der Körper 27. Das ist bis heute das Alter, das ich für mich fühle, obwohl der Körper 42 ist. Die kleinste Innenperson ist ein neugeborenes, wenige Tage altes Baby. Wir haben es in Sicherheit bringen können, indem wir uns ganz intensiv bildlich vorgestellt haben, dass dort eine gute Fee ist, die dieses Baby ununterbrochen auf dem Arm trägt, es schützt, beruhigt und sich um es kümmert. Das hat die Angst dieses Babys viel geringer gemacht, so dass es jetzt nicht mehr nach außen kommt. Davor hatte mich seine Angst wie eine Riesenwelle überflutet und wegspült. Das sah dann so aus, dass der Körper schlaff zusammenrutschte. Diagnostiziert wurden solche Zustände als epileptische Anfälle „petit Mal“. Aber wenn es wirklich welche waren – wieso konnte die Imagination von Sicherheit für dieses Baby sie beseitigen?*

*Ansonsten kenne ich bis jetzt vor allem nicht traumatisierte Innies und einige „Zwischenkinder“. Das sind Kinder, die zwischen traumatischen und nichttraumatischen Situationen draußen waren, die versuchen, vor einer Bedrohung (von der sie nicht wissen, wie sie aussieht) wegzulaufen und verzweifelt die Mama um Hilfe zu bitten. Einige Dunkle kenne ich auch. Zwei davon sind zu wichtigen Helfern geworden. Namen nenne ich keine, denn mit ihren Namen können die Personen gerufen werden. D.h.,*

*damit würde ich dir Macht über uns geben. Wer wie ich gezielt programmiert wurde, ist darauf „getrimmt", dass auf Nennung eines Namens diese Person nach außen kommt und dann willenlos alles tut, was von ihr verlangt wird oder auch die ihr eingetrichterte „Aufgabe", z. B. einen Suizid erfüllt. Wir haben vor zwei Jahren auf schlimme Weise lernen müssen, dass das heute noch funktioniert. Deshalb geben wir davon nichts preis. Im Übrigen war es so, als ich „Namen, Alter und Aufgaben" im Interviewfragebogen zu diesem Buch las –in mir erst einmal Alarm ausgelöst wurde – weil es damit an das „Eingemachte" meines Systems geht. Ida ist unser (selbst gewählter) Ausweis-Name, deshalb sagen wir den ohne Probleme. Aber alle anderen geben wir nicht bekannt, wenn wir nicht wissen, wer die Namen alles lesen kann.*
*Das mit dem Älterwerden ist bei mir so: Ich selbst empfinde mich heute noch als 27-jährige, altere also scheinbar nicht. Aber die Mama der Außenkinder altert mit ihren Kindern zusammen. Sie ist die einzige, von der ich weiß: Sie ist so alt, wie ich es laut Geburtsurkunde bin. Die andern sind immer so alt wie zu dem Zeitpunkt, als sie entstanden. Es gibt auch wenige, die älter sind als das biologische Alter des Körpers. Direkte Kontakte nach innen werden noch von Programmen verhindert. Zu einigen habe ich Sichtkontakt und kann sie „hören". aber Gespräche von mir mit ihnen gehen nicht. Wenn wichtige Dinge zu klären sind, rede ich laut vor mich hin, da ich beim Versuch, direkt nach innen zu reden, ein Programm auslöse und im schlimmsten Fall sogar bewusstlos werde. Deshalb gehe ich diesen Weg, um meinen Innies Dinge mitzuteilen oder um Hilfe zu bitten. Direkte Gespräche untereinander gehen noch nicht. Die Therapeutin vermittelt dann in den Stunden. Sie kann mit den einzelnen Leuten reden.*
*Wir sind aber trotzdem halbwegs gut koordiniert. Wir kennen Systeme, da hat eine Person einen Ehemann und Kinder und eine andere Person lebt in einer Lebensgemeinschaft mit einer Frau – das ist bei uns nicht so. Wir leben seit längerem ohne Partner, weil wir niemanden finden, der von allen im System akzeptiert wird. Das ist eben gerade so. Wir wissen alle sehr genau, dass wir uns (vor allem den Kleinen) schaden, wenn einer für sich getrennte Wege geht. Viele von uns sind zur Zeit überhaupt nicht in der Lage, Nähe zu einem Mann zuzulassen – darauf müssen wir Rücksicht nehmen. Während des Tages gibt es gezielt Zeiten für einzelne auf dem Kinderspielplatz oder vor der Legokiste. Hierfür schaffen wir uns die Bedingungen, die dafür nötig sind.*

**Dingsda (34 Jahre):** *Insgesamt sind wir ca. 25 Leutchen. Die meisten davon Kinder von 6 Monaten bis 9 Jahre und Jugendliche bis 15 Jahre. Meine erwachsenen Anteile sind zwischen 25 und 50 Jahre alt. Mit 11 Innenleuten haben wir Kontakt. Es gibt aber noch viel mehr. Namen und Aufgaben werden wir hier nicht nennen. Einige Innenpersonen werden älter, andere nicht. Auch einige von denen, die normalerweise nicht älter werden, sind schon „gewachsen“. Das war meist, nachdem es ihnen besser ging. Es gibt direkte Kontakte, nicht zu allen und manchmal einseitig. Es läuft viel an Kommunikation über das Tagebuch bzw. die Information wird innen weitergereicht. Ich kann nicht alle erreichen, aber die, die ich erreiche, haben wieder Kontakt zu anderen, die wieder andere erreichen können. Hierüber werden auch Absprachen getroffen und festgehalten und innen weitergereicht für die, die nicht lesen können. Konferenzen klappen nicht wirklich. Themen sind: Außenzeit für eine bestimmte Fernsehsendung, Geld für einen bestimmten Wunsch und eigene Unternehmungen. Wir achten darauf, Außenzeiten möglichst gerecht zu verteilt, so dass jeder, der möchte, seinen Bedürfnissen nachkommen kann. So haben wir die unkontrollierten Wechsel minimieren können.*

**Seesternchen (21 Jahre):** *Es ist schwierig, mein System in Worten zu erklären. Es gibt Jacky, 15 Jahre: Grenzen-Wahrerin, Entstehung wohl, als ich auf der Straße lebte. Lea ist 4 Jahre alt. Lili, ist vermutlich 3 Jahre, ängstlich und spricht nicht, weint oft und wimmert vor sich hin. Es gibt noch andere, aber von denen weiß ich kaum etwas. Sie bleiben in ihrem Entstehungsalter. Ich habe Kontakt zu ihnen und habe Regeln aufgestellt, weil sie sonst mein Leben übernehmen würden. Beispiele hierfür sind: Jacky darf samstags weggehen, aber keinen Alkohol trinken. Die Kleinen dürfen nur rauskommen, wenn Jacky dabei ist und wenn nur Menschen dabei sind, die von ihnen wissen. Abends dürfen die Kleinen eine Kassette hören und ihr Kuscheltier haben.*

**Bienenstock (53 Jahre):** *Unser System hat keinen eigenen Namen. Im Internet nennen wir uns Bienenstock. Wir haben inzwischen viel innen umgestaltet. Es gibt ein Krankenzimmer mit Heilungsduschen und wo Innenkinder oder Innerpersonen, die abdrehen können, in einen Tiefschlaf gelegt werden. Wir haben einen Konferenzraum, sichere Orte, Spielzimmer für die Kinder, Lesezimmer und Erholungszimmer. Wir haben verschiede Altersgruppen von 0 bis über 1000 Jahre, auch, wenn ich weiß, dass das nicht angehen kann. Wir treffen uns täglich bei Kon-*

*ferenzsitzungen und schließen Verträge. So haben wir beispielsweise beschlossen, dass wir Außenkontrolle nur nach Absprache übernehmen, was leider nicht immer eingehalten wird. Wenn ich (Many) arbeiten gehe, darf keiner, ohne vorher zu Fragen, die Außenkontrolle übernehmen. Kein Kind bzw. Jugendlicher darf Auto fahren und an das Telefon gehen. Nur Many darf die Haustür aufmachen und Briefe öffnen. Jeder, der etwas Ungewöhnliches bemerkt, muss es in der Konferenzsitzung ansprechen. Entscheidungen sollen bis jetzt noch vorher mit der Therapeutin besprochen werden. Schwierig ist es, die Bedürfnisse aller zu erfüllen. Dadurch gibt es immer noch Zeitverluste, weil sich manche einfach durchdrängeln.*

**Nina (34 Jahre):** *Ich weiß nicht, ob wir einen Systemnamen haben. Hier ist es oft wie auf einem Marktplatz, wo reger Betrieb herrscht. Zusätzlich gibt es noch andere Orte, ist eigentlich fast wie eine kleine Siedlung. Clara ist 10 und Elisabeth ist jetzt 15 Jahre alt. Dann gibt's den Tino, der ist 19 und ist der, der uns in der Außenwelt ziemlich verteidigt. Die Angela, eigentlich mich, die ich gerade hier antworte. Ich bin 25 und schaue, dass es hier im System nicht ausartet. Ich bin die, die auf die Kinder aufpasst. Es hat hier auch noch zwei Säuglinge, aber die sind Nina nicht so wirklich bekannt. Und dann ist da Nina. Sie ist die Hauptperson, 24 Jahre alt und hat noch ziemlich Angst vor uns. Die Klara ist 5 Jahre alt. Sie ist ein kleiner Wildfang. Sie bringt so richtig Leben hier in die Bude. Klara ist meist mit Tino zusammen und unterwegs. Er ist ein kleiner Sturkopf. Gleichzeitig hat er aber auch die Power, dass im Außen wirklich etwas durchgezogen wird. Die Clara kann zwar nicht laufen, ist aber schon 10. In der letzten Zeit hat sie sich aber schon ganz schön mächtig entwickelt. Sie ist die Sprachliche hier, die sehr gerne liest und schreibt, die, die auch versucht, der Nina zu helfen, ein Buch zu schreiben. Dann ist die Baba Jaga, unsere Heilerin hier. Sie ist eine Art uralte Großmutter mit riesigem Herz, ganz vielen Tieren und sie ist auch die Kräuterfrau. Wir lieben sie alle total. Dann gibt es noch einen Zerstörer, den kenne ich nicht so wirklich, der wollte hier riesigen Schaden anrichten. Ich glaub, der ist eingesperrt oder tot. Keine Ahnung, auf jeden Fall ist er unter Kontrolle.*

*In unserem System verändert sich viel .Ob wir weniger Personen geworden sind, mag ich nicht beantworten. Diese Frage hat mir jetzt grad Angst gemacht. Ist grad so, als würde man versuchen, mir eines meiner Kinder wegzunehmen.*

*Ich hab zu denen, von denen ich weiß, eigentlich recht guten Kontakt und ich mag die Kommunikation und die Diskussionen in mir drin, auch, wenn es manchmal etwas laut ist. Ich kann manchmal stundenlang einfach nur ganz still dasitzen und zuhören. Das gehört nur mir, da kann niemand von Außen rein, das ist mir heilig. Es ist wunderbar zu erleben, wie sich meine Innies entwickeln und sich Elisabeth versucht mitzuteilen und Carla gesundet. Ich denke, durch die zähe, harte und mutige Arbeit von der Nina an unseren Schicksalsschlägen heilen wir alle irgendwie mit. Ich (Angela) hatte schon immer Kontakte zu den Anderen. Nina hat auch zu einigen hier Kontakt. Nina, Tino und ich waren schon immer miteinander in Kontakt. Es war einfach und natürlich für uns. Es gibt Absprachen, dass wir in der Öffentlichkeit nur auf Erlaubnis von Nina unsere Namen mitteilen, dass wir aufeinander aufpassen und dass wir uns Hilfe suchen, wenn es mal gefährlich sein sollte.*
*Ich (Nina) rede mit denen, wie ich mit anderen Menschen rede, nur in Gedanken, nicht laut, was mir auch schon passierte, dass ich mal laut geantwortet hab. Ich dachte früher stets, dass es eine ganz natürliche Form von Denken ist. Deshalb brauchen wir auch keine Konferenzzeiten, weil hier ja immer Austausch ist. Das ist manchmal recht anstrengend. Nur, wenn etwas ganz wichtig ist gibt es eine Konferenz. Übers Schreiben, dürfen sich die anderen auch einfach melden. Manchmal hol ich mir dann auch ganz bewusst Hilfe von innen.*
**Martha (39 Jahre):** *Einen Namen hat unser System nicht. Doch es besteht laut innerer Karte aus verschiedenen Schichten, die an sich auch noch mal in Gruppen oder Einzelpersonen gegliedert sind. Außerdem sehen sich manche Innenpersonen am Rand ausgegrenzt von den Anderen und es gibt deutliche weiße Lücken auf der Karte. Laut dieser Karte sind es 72 Innenpersonen. Ich kenne jetzt 18 davon. Sina ist die Gastgeberin gewesen, sie ist aber nach verschiedenen Ereignissen nicht mehr dazu bereit. Es gibt Kontakte zu einigen. Von anderen Innenpersonen weiß ich nur von der Therapeutin. Sie redet von denen, aber ich kann das alles oft nicht aufnehmen und eigentlich will ich es auch nicht. Ich will nicht noch mehr Belastung. Oft habe ich Angst vor dem, was diese Innenpersonen ausmacht. Unsere Absprachen funktionieren bei uns, wenn es als System versprochen wird. Dann ist es ein inneres Gesetz. Aber auch Verträge helfen uns sehr. Eine Zeit lang haben wir regelmäßig Konferenzen durchgeführt. – In der Therapie dürfen die einzelnen*

*schon heraus kommen und zu Hause. Ansonsten machen sie es einfach auch, wenn ich das nicht möchte.*

**Adi (19 Jahre):** *Mein System ist wie eine eigene kleine Welt, jeder hat sich sein Zuhause „aufgebaut". Alle leben nebeneinander bzw. miteinander. Adi, 19 Jahre, ich weiß keine Entstehungszeiten; meist in der Schule da; offenes Ohr für alle und Problemlöserin. Lari, 16 und Jenny, 15 Jahre sind für die schwierigen schmerzhaften Aufgaben da. Charlee, 5 Jahre; sehr ängstlich und vorsichtig; redet gerne. Timo, 19 Jahre, Beschützer, kennt alle im System, Vermittler. Feli, 17 Jahre; Vermittler zwischen den Großen und Kleinen; bei Eltern und Freunden oft draußen; Witzbold, meistens gut gelaunt. Kim, 8 Jahre; sie spielt den anderen, vor allem den Großen, oft Streiche, ist eher „das schwarze Schaf". Genauso wie Rudie und Elle; Rudie versucht oft Täterkontakt zu bekommen und Elle ist so überfordert, dass sie sich selbst verletzt und sehr depressiv ist. Nele, 7 Jahre; schüchtern, ängstlich; aber wenn sie mal aufgetaut ist, redet sie viel und macht Unsinn. Pauline, 6 Jahre; will unbedingt lernen, um den Großen zu helfen. Venice, 5 Jahre; zurückhaltend, ängstlich. Lassi, 6 Jahre; immer am Lachen und Unsinn machen. Milli ist 4, Anna-Maria 5, Tom 2 und Emma ist 7 Jahre alt. Sie haben keine Aufgaben. Mit einigen habe ich selbst Kontakt. Von einigen Innenpersonen weiß ich nur über andere Innenpersonen oder über Freunde Bescheid. Die Kleinen haben die „Auflage", nur raus zu kommen, wenn unser Gegenüber jemand ist, der von ihnen weiß und mit ihnen klar kommt. Ansonsten gibt es kaum feste Absprachen. Doch es ist klar: Beim Autofahren wird nicht geswitcht oder ähnliches.*

**Linda (37 Jahre):** *Einen besonderen Namen haben wir nicht für uns 64 Innies. Wir haben ein inneres Haus, wo alle in eigenen Zimmern wohnen und es Gemeinschaftsräume, Konferenzzimmer, Tresorzimmer, Ruhezimmer gibt. Wir haben einige feste Regeln aufgestellt, die aber leider nicht immer eingehalten werden. Nur die Großen, die Auto fahren können, dürfen auch fahren. Auch ist es für alle verboten, irgendwas Schriftliches aus den Händen zu geben, ohne vorher eine Kopie davon zu machen. Hauptperson ist immer die, die meistens außen ist und den Alltag regelt. Im Moment bin ich (Laura) das. Die Kids werden nicht älter. Von den „Großen" gibt es einige, die älter werden. Wir sprechen untereinander. Du kannst dir das so vorstellen: Wir verständigen uns wie per „Funkkontakt" oder wie bei Sprechblasen in einem Comic. Doch mit einigen ist es schwierig, Kontakt zu bekommen, weil sie immer noch sehr* *ängstlich und misstrauisch sind. Es gibt auch Innies, die weder bereit sind, etwas zur Therapie beizutragen, noch Kontakte mit anderen Innies wollen. Konferenzen werden einberufen, wenn es etwas zu besprechen gibt, was für alle wichtig ist. Und Zeiten für einzelne gibt's auch nach Absprache. Auch dafür gibt es feste Regeln. Wenn jemand gerne etwas angucken möchte, ein Buch haben möchte oder wegfahren will,... wird gemeinsam entschieden, ob das für alle o.k. ist und wer „dran“ ist und ob der Wunsch erfüllt wird.*

**Michi (34 Jahre):** *Die Personen, die ich bisher kenne, sind ausschließlich weiblich. Die jüngste, die ich kennen dürfte, muss um die vier Jahre sein, die älteste kennt ihr Alter nicht, sie sagt aber, sie sei „viel älter als der Körper“ und „schon immer da gewesen“. R., 34.: sie ist die ursprüngliche Person, die auch im Personalausweis steht. Sie ist für Abgrenzung von Leuten zuständig, die uns nicht gut tun. Ich, Michi, 32: ich bin für Behördengänge und finanzielle Dinge zuständig sowie dafür, die Wohnung in Ordnung zu halten und Termine zu koordinieren. Außerdem tauche ich auf, wenn beschwichtigende Worte nötig sind. Ich kann mich schlecht abgrenzen und habe viel Angst vor Streit, Lärm und Menschenansammlungen. Entstanden bin ich, um die Normalität nach außen hin aufrecht zu erhalten. G. 28: Sie ist die Humorvolle bei uns. Wenn eine Situation nur noch zum Verzweifeln ist, zum Beispiel das Auto geht mitten in der Nacht in der entlegensten Gegend kaputt, dann kommt sie und sieht die Komik der Situation und bringt uns alle zum Lachen. B.: Alter unbekannt. Sie sagt, sie ist schon immer da und ist älter als alle anderen und älter als das Alter des Körpers. Sie ist unsere Beschützerin. Sie neigt dazu, auch mal überzureagieren und schlägt auch zu, wenn sich wehren angesagt ist. Sie hat früher öfter alles kurz und klein gehauen und hatte oft Probleme mit dem Gesetz. Aber nun lenkt sie langsam ihre Aggressionen in geordneteren Bahnen und ist uns eine sehr große Hilfe, wenn es kritisch wird. S. 17: Sie hat noch keine klare Aufgabe. S. ist sehr traumatisiert und trägt einige der schlimmsten Erinnerungen in sich. Sie teilt sich durch wunderschöne Bilder mit, aus denen wir anderen nur erahnen können, was uns alles angetan wurde. „Die Unbekannte“, Alter weiß ich nicht, aber recht jung, vermutlich zwischen 10 und 14: Sie kann keine Aufgaben übernehmen, weil sie nur rauskommt, wenn es kein anderer sieht. Sie teilt sich durch Schreiben mit. Auch sie trägt schreckliche Erinnerungen in sich und kennt auch Täternamen, die sie aber niemals nennen darf, wie sie selbst sagt. „Die Dokumentatorin“, Alter unbe-*

*kannt: Sie schreibt unsere Biographie, aber ansonsten haben wir noch keinen näheren Kontakt zu ihr. Ein Kind, ca. 3 Jahre. Es malt manchmal Bilder aus der Vergangenheit. Es spricht nicht. Ein junges Mädchen, das in einer Seifenblase sitzt gibt es auch. Ich kann oft ihre Traurigkeit spüren. Andere berichten, dass sie sie oft wimmern und weinen hören. Sie ist noch nicht bereit, sich mitzuteilen und bewegt sich auch kaum.*
*Es gibt noch andere Innenpersonen, die sich manchmal im Tagebuch melden, die ich aber noch nicht einordnen kann. Wir stehen noch ziemlich am Anfang des Kennenlernens. Wir kommunizieren über ein Tagebuch. Mit der Ursprungsperson kann ich mich in guten Zeiten auch in Gedanken unterhalten. Oft guckt sie zu, wenn ich draußen bin und umgekehrt. Wir haben auch eine Absprache, dass zum Beispiel bei Selbstverletzung nicht das Gesicht betroffen ist und Wunden verbunden werden. Wir haben in unserem Tagebuch eine Art Vertrag aufgesetzt, in dem jede versprochen hat, sich soweit wie möglich mit SVV zurückzuhalten. Des Weiteren haben wir eine Absprache, dass wichtige Dinge für die anderen im Tagebuch kurz aufgeschrieben werden, damit niemand so unwissend da steht. Jede, die Termine macht, hängt einen Zettel an die Pinnwand. Wir haben unsere Wohnung so eingerichtet, dass wir uns alle wohl fühlen können. Wir haben eine Malecke für alle, die sich darüber ausdrücken. Es gibt eine Kuschelecke für diejenigen, die Geborgenheit suchen. Eine Person fährt gerne Inliner; ich habe welche für sie besorgt. Jede schreibt ihre Wünsche auf, auch im Bezug auf essen und so. Wir schauen gemeinsam, was wir ermöglichen können.*
**Schneckerl (27 Jahre):** *Ich haben keinen Namen für „uns". Ich blicke da auch noch nicht so richtig durch – so von wegen, wer Beschützer ist und wer beschützt werden muss. Ich versteh auch nicht so recht, welche Aufgaben jede einzelne Person hat, weil ich sie noch nicht so richtig kenne. Mein Therapeut dagegen blickt da etwas besser durch. Doch ich lasse das irgendwie nicht so an mich ran, auch wenn ich von der Existenz der anderen weiß. Mir sind bekannt: Lisa (4), Sunny (½), Sara (4), Tom (8), Laura (7), Kathrin (?), Conny (ca.28). Kyara (17) ist die Hauptperson im Innen. Dawn ist ca. 35 Jahre alt. Die meisten meiner Innenpersonen sind statisch. Laut meinem Therapeuten entwickelt sich Kyara weiter. Die Innenpersonen nehmen ab und zu Kontakt mit mir auf, indem sie mich „manipulieren". Aber die Kommunikation in Inneren lässt schwer zu wünschen übrig. Das meiste über mein Innenleben weiß ich von meinen Mitmenschen oder vom Therapeuten. Regeln haben wir*

*aufgestellt, nur halten sich die meisten leider nicht daran. Um meinen verschiedenen Innies Raum zu geben, macht unser Therapeut Regeln, indem er in der Stunde „Platz macht“ für die kleinen Anteile.*

**Kim (43 Jahre):** *Wir sind, obwohl schon viel geordneter, ziemlich chaotisch, was auch daran liegt, dass wir nach ungefähr 29 Jahren Täterkontakt über 1200 Innenpanteile waren. Einige Anteile kennen alle Innenleben. Inzwischen sind wir aber weniger geworden, so um die 800. Sehr viele sind in den ersten 10 Lebensjahren entstanden. Andere in den Lebensaltern 9 Jahre, 16 bis 22 Jahre, danach spalteten wir weiter, allerdings nicht so exzessiv wie davor. Wir wissen, dass eine so große Anzahl an Innenpersonen selten ist, haben keine einleuchtende Erklärung dazu, weshalb das bei uns anders ist. Wir haben keinen künstlichen Namen für uns. Wir heißen so, wie es im Personalausweis steht. Die individuellen Namen erfährt niemand. Einige Innies altern mit dem fortschreitenden Alter der Ausweisperson. Andere altern langsamer oder schneller, einige bleiben, wie sie sind. Manche können wohl nicht altern und andere wollen nicht erwachsen werden. In unserem System gibt es bisher nur eine Absprache: Wir bleiben am Leben! Daran halten wir uns auch, weil es alle wollen! Da wir ein pragmatisches Team sind, brauchen wir keine Konferenzen. Denn es kommen immer die nach vorn, die gerade gebraucht werden. Wir hatten lange Zeit das helle- vom dunklen System getrennt. Die Dunklen hielten bis etwa vor ca. 7 Jahren Täterkontakt und die Hellen (das Alltagsteam) wussten von nichts. Oft fehlte viel Zeit und die Ausweisperson war total desorientiert in der Zeit, im Jahr und dem Tag. Sie drückte es so aus, dass die Zeit manchmal ohne sie verginge. Ich finde diese Bezeichnung passend. Wir, das damalige dunkle System (Kulthintergrund), wussten immer, dass wir mehrere Innenpersonen waren, unsere Aufgabe war es aber, genau diesen Zustand zu vertuschen. Lange Zeit lebten wir im Krieg im Inneren. Nun wird es besser, die Fronten haben sich gemischt und es gibt kein klares Dunkel oder Hell mehr. Auch bei den Symptomen hatten und haben wir fast alles zu bieten, was man mit dissoziativen Störungen so haben kann. Schmerzen, körperliche Spätschäden, Erkrankungen, Depressionen, SVV, Zeitlücken, Nägel kauen, Schwindelgefühle, Kopfschmerzen. Ich neige zu Wutausbrüchen, die ich allerdings in der Zwischenzeit unter Kontrolle habe. Leider liegt in uns auch großes Suchtpotential. Wir waren bereits von verschiedenen Substanzen abhängig. Wir können nicht schlafen, unsere Menstruation fällt oft aus, wir sind leider todkrank, und wenn wir auch* *nicht in der nächsten Zeit sterben, so ist das in den nächsten 10 Jahren auf jeden Fall der Fall. Unser Körper ist durch die langjährigen Misshandlungen sehr zu Schaden gekommen. Wir haben längere oder kürzere Gedächtnislücken. Wir wirken nach außen hin launisch und unglücklich. Sehen krank aus.*

## 3.5 Entstehungsgeschichte einzelner Anteile

Fast alle Innenanteile entstanden unter massiver Gewalt, wie mir meine Interviewpartnerinnen berichteten. Deshalb sei bitte vorsichtig beim Lesen, denn ihre Informationen könnten stark triggern! Vielleicht möchtest du diesen Abschnitt auch überschlagen und bei 3.6 Wechsel/Switch weiterlesen.

**Kim (43 Jahre):** *Die meisten entstanden wohl unter extremem, lebensbedrohlichem Stress. Andere sind programmiert worden, und wieder andere sind entstanden, weil sie gebraucht wurden, um leben zu können.*
**Schneckerl (27 Jahre):** *Zum Entstehungszeitpunkt, zur Ursache und zum Alter möchte ich gerne einen Ausschnitt aus unserem Klinikbericht zitieren, da ist es deutlicher und distanzierter dargestellt. Glaub, anders könnte ich nicht so einfach drüber sprechen. Zitat: „Auf dem Boden einer komplexen Traumatisierung wurden einzelne Traumatisierungen in frühkindlichen Persönlichkeitsanteilen abgespalten, so dass sie dem Bewusstsein der Pat. nicht mehr zugänglich waren. Dies diente für die Pat. als Schutzfunktion – nur so konnte sie seelisch überleben und ihren Alltag einigermaßen bewältigen. So ist beispielsweise in den frühkindlichen Persönlichkeitsanteilen „Lisa" das Bewusstsein der multiplen sexuellen Traumatisierungen durch einen Onkel der Pat. abgespalten, der die Pat. vom 3.-11. Lebensjahr durchgehend und schwerst sexuell traumatisierte. In dem 7-jährigen Persönlichkeitsanteil „Laura" ist die Traumatisierung durch die Mutter der Pat. abgespalten, die die Pat. emotional und körperlich schwer traumatisierte, sowie schwere körperliche Traumatisierungen, die die Pat. durch sadistische Manipulationen seitens einer Kinderärztin von Geburt bis zu ihrem 14. Lebensjahr erleiden musste. In den Persönlichkeitsanteil „Tom" sind die Traumatisierungen durch den Cousin Martin (Name aus Sicherheitsgründen abgeändert!) abgespalten, der die Pat. körperlich und sexuell seit frühester Kindheit traumatisierte. In dem Persönlichkeitsanteil „Kyara" ist die*

*Vergewaltigung abgespalten, die die Pat. 17-jährig auf einer Baustelle erleiden musste.“*

**Michi (34 Jahre):** *„Die Unbekannte“ und „die Dokumentatorin“ entstanden in einer MB-Situation, in der wir auch ein Zeichen verpasst bekamen, das uns an eine bestimmte Gruppierung „binden“ sollte.*

**Linda (37 Jahre):** *Unsere erste Abspaltung war wohl, als unser Körper 1 ½ Jahre alt war, durch sexuellen Missbrauch. Das haben die betroffenen Innenpersonen mir erzählt.*

***Sternenfänger (24 Jahre):*** *David entstand, als der Körper 2 Monate alt war, durch rituellen Missbrauch. Er starb durch die Qualen, die seine Seele nicht mehr ertragen konnte. Er starb in uns, ist aber als Seele erhalten geblieben.*

**Adi (19 Jahre):** *Entstehung meiner 19 Innenpersonen durch sexuellen Missbrauch über 18 Jahre hindurch.*

***Mondtränen (47 Jahre):*** *Die Hauptperson ist die „Überdeckerin“, die, als der Körper 5 Jahre alt war, durch sexuellen Missbrauch und andere traumatische Erlebnisse entstand.*

**Leuchtkaefer (42 Jahre):** *Die kleinste Innenperson ist ein neugeborenes wenige Tage altes Baby, wodurch es entstanden ist, wissen wir nicht. Aber es hat entsetzliche Angst.*

**Nina (34 Jahre):** *Ich weiß nicht, wer wann, wo und weshalb entstanden ist. Für mich waren meine Innenpersonen schon immer da. Nur Carla entstand, als ich 11 war. Da wurde ich Zeugin eines Mordes. Elisabeth entstand wohl auch in dieser Situation, obschon sie auch noch den großen Teil der Schmerzen von den beiden abgetriebenen Kindern trägt. Sie kann nicht reden, ist stumm.*

***Bienenstock (53 Jahre):*** *Unsere Entstehung begann wohl, als wir Baby waren, durch Missbrauch.*

***Seesternchen (21 Jahre):*** *Lea, 4 Jahre, missbraucht wahrscheinlich. Lili, wahrscheinlich 3 Jahre, missbraucht wahrscheinlich.*

**Alexa (37 Jahre):** *Massimo, Mitte 20: wann er entstanden ist, kann ich nur vermuten. Wohl durch die Vergewaltigung durch mehrere Personen. Elisabeth, 17 Jahre, entstand sicher nach der erzwungenen Abtreibung. Sandra, 10 Jahre alt, vermutlich ist sie entstanden, als meine damalig beste Freundin umgebracht wurde. Täter bis heute nicht gefasst. Ist eine längere unschöne Geschichte, die ich an dieser Stelle nicht vertiefen möchte. Es werden von der Kripo Zusammenhänge zu meiner Geschichte*

*vermutet. Lena, eigentlich Magdalena, Entstehung liegt in der Zeit, als wir zur Prostitution durch den Erzeuger gezwungen wurden.*
**Dingsda (34 Jahre):** *Ursache war ritueller Missbrauch.*
**Haruna (16 Jahre):** *Lilli ist 8 Jahre alt und ist durch den Tod meiner Mutter entstanden. Mia, 13, und durch sexuellen Missbrauch entstanden. Lea 3, und schätzungsweise durch sexuellen Missbrauch entstanden. Dorren 4, durch sexuellen Missbrauch und Misshandlung entstanden. Michaela 12 ist diejenige, die weggesperrt ist. Sie hat demnach keine Funktion und ist wohl durch einen Drogen-Schock entstanden. Mandy ist 15 Jahre alt und durch sexuellen Missbrauch entstanden. Risch ist 11 Jahre alt, durch sexuellen Missbrauch/Misshandlung entstanden. Es gibt noch Mira, sie war 9 Jahre alt, ist durch sexuellen Missbrauch entstanden, jedoch vor einiger Zeit gestorben.*

## 3.6 Wechsel/Switch

Den Wechsel von einem Anteil zum anderen nennt man auch „Switch“. In der Regel wird ein Wechsel dadurch ausgelöst, dass sich Situationen ergeben, für die ein spezieller Anteil zuständig ist, der sich angesprochen fühlt, heraus zu kommen und zu übernehmen. Gelegentlich werden Wechsel durch Trigger ausgelöst. Trigger sind sehr individuelle Faktoren, die den Betroffenen in eine alte traumatisch erlebte Situation zurückwerfen. Was für den einen ein harmloses Wort ist, kann bei einem anderen einen Flashback und/oder Wechsel auslösen. Da es manchmal auch eine Kombination aus mehreren Dingen ist, die triggern, kann es schwierig sein, diese immer sofort zu erkennen. Welche Trigger für Dich von Bedeutung sind und wann du dich bedroht fühlst, kannst du herausfinden, indem du dich und deine Reaktionen genau beobachtest. Hilfe von außen kann dabei sehr unterstützend sein.
Neben den natürlich entstandenen Auslösern gibt es auch künstlich bewusst vom Täter unter Folter erzeugte Auslöser. Diese werden für die Aktivierung von Verhaltensprogrammen und Verhaltensmustern gesetzt, um von außen jederzeit ein bestimmtes Programm herbeirufen oder automatisch ablaufen lassen zu können. Diese Wechsel laufen anfangs unkontrolliert ab, bis die Programme in der Therapie durchbrochen werden.
Nach jedem Switch muss sich der neu außen auftauchende Anteil zu Beginn schnellst möglich orientieren und informieren, in welcher Situa-

tion er sich befindet. Dieses Wechseln ist sehr anstrengend. Gibt es einen Austauschübergang, wie eine innere Pinwand, auf der der nach außen wechselnde Anteil die aktuelle Situation ablesen kann, wird auch die Reorientierung weniger anstrengend werden. Doch je genauer du dich und deine Innenanteile in ihren Reaktionen kennst, umso mehr wirst du Wechsel bewusst steuern und nutzen können. Je stabiler dein System wird, umso weniger wird es zu unbemerkten Wechseln bzw. Zeitverlusten kommen und die Kopfschmerzen werden immer mehr nachlassen.

**Leah Nadine (44 Jahre):** *Manchmal kündigen sich meine Wechsel mit Augenflimmern an. Alles um mich herum scheint sich dann aufzulösen oder zu verschwinden. Oder es entwickelt sich das Gefühl einer Wand um mich herum oder zwischen mir und dem Außen. Ich bekomme dann einen ganz eigenartigen Kopfschmerz, wie ein Drücken oben auf dem Kopf. Es flattert innen. Ich habe das Gefühl zu verschwinden. Ich habe das Gefühl, den Körper zu verlassen. Manchmal tut sich vor mir eine Treppe auf, die ich hochgehe. Es ist eine Wendeltreppe, von der ich nicht weiß, wo sie hin führt. – Die Häufigkeit der Wechsel hängt davon ab, wann und wie oft ich in auslösende Situationen komme, also wie weit etwas um uns herum geschieht, was triggert. Ein Beispiel: Therapiegruppe in der Klinik. Jemand sagt etwas, was wohl irgendetwas ausgelöst hat, wir wissen nicht, was. Der Raum um uns beginnt langsam hinter einer Wand aus Glas zu verschwinden. Nebel. Wir gehen eine imaginäre Treppe hoch, höher und höher. Der Therapeut und die anderen holen uns zurück, indem sie uns vorsichtig anfassen, nachdem wir auf Ansprache in der Abschlussrunde nicht reagiert haben und völlig abwesend gewirkt haben. Eine von uns schreit auf und zuckt zusammen. Damit erschrecken wir die anderen aus der Gruppe. Jemand in uns beginnt, ganz schlimm zu weinen. Es fehlt uns Zeit. Eine Mitpatientin führt uns aus dem Gruppenraum und bringt uns ins Bett. Manchmal, wenn sich Wechsel durch Schneiden/Ritzen ankündigen, können wir diese unterdrücken, indem wir Coolpacks in den Händen halten, uns in den Daumen kneifen, unsere Hände zusammendrücken, Mentholbonbons lutschen, kinesiologische Klopfpunkte klopfen, die Tresorübung machen, Duft „Lady Nada“ oder „Vetifer“ riechen oder unsere Körperposition verändern. Beim Autofahren hören wir zu unserem Schutz, um anwesend bleiben zu können, laute Musik und lutschen Mentholbonbons. Zusätzlich lassen wir das Fenster auf der Fahrerseite etwas auf. – Wechsel erkenne* *ich daran, dass mir hinterher oft Zeit fehlt oder ich fühle mich fremd in der Situation. Ich bin in dem Moment nicht da. Ich bin dann völlig desorientiert. Ich weiß nicht, um was es gerade geht. Ich sage etwas, was schon gesagt wurde, weil ich das ja nicht mehr weiß. Und manche Fähigkeiten sind mir dann plötzlich abhanden gekommen. Danach bin ich total erschöpft, habe oft auch Schneidedruck und Todessehnsucht.*

**Mondtränen (47 Jahre):** *Wechsel werden bei mir durch Trigger wie Gerüche, Farben, Kleidung, Flashs und in der Therapie durch Fragen ausgelöst. Sie kündigen sich bei mir durch einen „Tunnelblick" an und sind in meinem geschützten Zuhause seltener als draußen. Manchmal gelingt es mir, einen Wechsel zu unterdrücken, indem ich ihn mit enormer geistiger Anstrengung weg drücke. Ich klammere mich dann optisch oder akustisch an etwas in meiner Umgebung fest, um da bleiben zu können.*

**Sternenfänger (24 Jahre):** *Das mit den Wechseln ist sehr unterschiedlich bei mir. Es kommt darauf an, wer im Außen ist und wie stabil oder labil die Person ist. Es gibt bei uns Personen, die nichts triggert. Dann gibt es welche, die z. B. durch die Farbe rot oder das Wort „Missbrauch" oder durch ein Lied, ein Wort, einen Satz oder ein Bild getriggert werden. Unsere Beschützer und Wächter achten gut auf uns. Sie haben eigentlich auch meist den richtigen Riecher, wann jemand lieber wieder rein gehen sollte oder wenn jemand lieber erst später ins Außen sollte. Sie machen ihre Aufgabe sehr gut. So, ist immer die der Situation angepasst richtige Person im Außen.*

*Meist weiß ich von den Wechseln. Und zwar dann, wenn sie angekündigt sind. Das geschieht durch einfaches miteinander reden und absprechen. Aber wenn durch einen Auslöser jemand ins Außen kommt, bekomme ich es nicht bewusst mit, sondern bin halt plötzlich innen. – Es gibt keine festen Zeiten, wann jemand außen ist. Ein Beispiel: Dieser Fragebogen zum Buch ist etwas, was uns alle angeht. Ich schreibe etwas, was jemand anderem nicht passt oder wo jemand anderes auch noch seinen Senf zu geben will. Das wird mir dann gesagt und ich gehe rein, sobald ich meinen Satz beendet habe, damit die Person auch was schreiben kann. Oder aber die Person ist ungeduldig und kommt einfach ins Außen und ich bin, ohne auch nur meinen Satz beendet zu haben, plötzlich innen.*

*In der Zwischenzeit kann ich Wechsel auch bewusst veranlassen. Ich frage einfach innen, ob jemand mal ins Außen kann oder ob ich mal rein kann. Wenn z. B. eine Freundin mit jemand anderem reden mag, dann frag ich, ob Angel mit ihr reden mag. Wenn ja, gehe ich rein und sie raus. Auch das Wechselunterdrücken geht. Doch das bedarf vieler Übung. Es ist nicht jeder Innenperson, die gerade im Außen ist, sofort möglich, im Außen zu bleiben und die anderen nach innen zu blocken. Sondern das ist ein langsamer Lernprozess, den man am besten mit Hilfe eines Fachmannes/Frauen schaffen kann. Wir nennen es blocken. Es ist in bestimmten Situationen nötig bzw. sehr sinnvoll. Wenn ich Auto fahre, darf einfach niemand Kleines außen sein. Doch wenn an der Straßenseite ein süßer Hund läuft, kann es sein, dass doch mal jemand Kleines plötzlich ins Außen drückt. Dann wird die Tür zugemacht und jemand von uns steht davor. Es ist aber auch möglich, dass in unserem „Fernsehraum" mitgeguckt wird, was im Außen genau passiert. Das ist z. B. im Kino wichtig. Da es ganz schöne Kopfschmerzen geben würde, wenn alle versuchen würden, im Außen zu sein. Also ist meist Sternenfänger im Außen und die, die auch gucken wollen, sind in unserem inneren Fernsehraum. Ich merke Wechsel, weil ich dann plötzlich innen bin. Oder halt anders herum. Ich bin plötzlich im Außen. Manchmal ist es anstrengend. Wenn in kurzer Zeit viel hin und her gewechselt wird. Meine Zeitverluste liegen zwischen Sekunden über, wie ich inzwischen weiß, 2 Jahren. Am schlimmsten war für mich, als ich plötzlich in einem Laden stand, ohne Ahnung, wie ich dorthin gekommen war. In der Hand hielt ich einen Einkaufzettel, der nicht von mir geschrieben war. Ich trug Klamotten aus meinem Schrank, die ich niemals anziehen würde. Und ich hatte keine Ahnung was los ist.*

**Haruna (16 Jahre):** *Ich habe meine Wechsel recht gut im Griff. Nur, wenn ich mit anderen Menschen rede, die auch verschiedene Persönlichkeiten haben, rede, dann kommen die Kinder an und wollen mitreden. Das erlaube ich ihnen dann natürlich. Aber sonst fällt mir keine Situation ein, bei der ich sagen könnte, dass es einen bestimmten Reiz oder Auslöser für Wechsel gab oder gibt. Wenn es mir sehr schlecht geht, dann kann es schon mal vorkommen, dass ich einfach wechsle. Bewusst nehme ich den Wechsel dann nicht wahr und er kündigt sich auch nicht an. Doch in der Regel veranlasse ich meine Wechsel fast nur bewusst. Wenn Zeit ist, dann frage ich die Kleinen, ob sie spielen wollen und lege ihnen was zum Spielen hin. Ich kann meine Wechsel auch unterdrücken. Doch ich kann nicht beschreiben, wie ich das mache.*

**Alexa (37 Jahre):** *In der Zwischenzeit kenne ich eine Reihe von Auslösern, die Wechsel bei mir hervorrufen. Es sind meist Einflüsse von au-*

*ßen: bestimmte Düfte, besonderes Rasierwasser, Stimmen und Ähnlichkeiten an Personen, denen man begegnet, Geräusche oder wenn ich über belastende Situationen in der Therapie spreche. Lange Zeit wusste ich nicht, dass ich wechselte. Da fehlte mir einfach wieder ein wenig Zeit oder ich konnte nur Bruchstücke von Situationen oder Gesprächen erinnern. Mittlerweile merke ich es oftmals, wenn es nicht ein unwillkürlicher oder plötzlich auftretender Trigger ist, der den Wechsel verursacht. Ich bekomme dann meist vorher starke Kopfschmerzen und Sehstörungen oder aber auch andere plötzlich auftretende Schmerzen.*
*Bei manchen Wechseln, die sich bei einem Gespräch ergeben, merke ich zuvor meist schon, wie sich ein Wechsel ankündigt. Ich bekomme dann stärker werdende Kopfschmerzen, die sich immer mehr steigern und ich rutsche dann langsam nach „hinten". Wenn ich nicht mehr „vorne" bin, habe ich auch im Inneren keine Schmerzen mehr. Jedoch wenn ein Trigger plötzlich auftritt bzw. ich eine Situation nicht abschätzen kann, es sehr schnell geht, merke ich gar nichts vom Wechsel und habe anschließend eben diese Lücken. Ich merke dann, dass ich mein Außen nicht mehr richtig wahrnehmen kann, die Stimmen leiser werden, die Bilder verschwimmen. Es ist wie eine anstrengende körperliche Tätigkeit, man ist anschließend ziemlich erledigt. Meistens gibt es einen konkreten Auslöser, jedoch kommt es auch zu unangekündigten Wechseln, entweder wenn ich mal wieder zu egoistisch bin, ich die anderen verleugne und alles mal wieder wegschieben will. Auslöser können aber auch körperliche Untersuchungen sein oder unangenehme Termine, wie beim Versorgungsamt. Wir saßen einer recht resoluten Frau gegenüber, die sehr forsch in ihrer Umgangsweise mit uns war. Ich fühlte mich hilflos und wie meine Betreuerin anschließend erzählt hatte, wollte der Frau vom Versorgungsamt wohl jemand an die Wäsche. Jedenfalls hatte ich ein Blackout und war wohl weggelaufen von diesem Termin. Ich ließ meine Betreuerin und diese Ärztin dann alleine zurück. Auch, wenn ich Wechsel nicht bewusst steuern kann, so gibt mir das Wissen, in schwierigen Situationen Unterstützung zu bekomme, eine gewisse Sicherheit. Das ist so, auch wenn ich diese Unterstützung noch nicht ganz akzeptieren kann.*
**Leuchtkaefer (42 Jahre):** *Nach Definition werden Wechsel generell immer (in allen Systemen) dadurch hervorgerufen, dass im Außen eine Situation entsteht, die derjenige, der grade draußen ist, nicht so gut beherrschen kann. Ein System ist im Grunde genommen eine Gruppe von „Fachidioten" für jede beliebige im Außen mögliche Situation. Das ist*

*bei uns nicht anders als in anderen Systemen. Trigger-Wechsel gibt es bei uns, wenn wir in geschlossenen Räumen mit fremden Männern allein sind. Wenn dann einer direkt auf uns zukommt, kommen die Zwischenkinder heraus, schreien um Hilfe und versuchen, sich zu verstecken. Solche Wechsel merke ich vorher. Ich spüre sie „wie einen Fahrstuhl in mir hochkommen". Oft kann ich dann die Situation noch schnell verlassen, um den Wechsel „abzubiegen". Es ist uns völlig unmöglich zu sagen, wie oft Wechsel stattfinden. Schon allein, weil bei vielen Dingen wir Außenleute das zusammen machen – sind das dann Wechsel? Wenn unsere innere Handwerkerin einen Schrank aufbaut, nebenbei die innere Mama dem Außenkind sagt, es soll aufräumen und ich daneben stehe und das alles beobachte - ist das dann ein Wechsel oder eher Co-Existenz? Ständig kommt jemand hinzu oder geht wieder weg, auch ohne dass das nach außen deutlich sichtbar ist oder auch ohne dass ich das immer merke. Manchmal merke ich nur daran, dass irgendwer „an mir vorbei redet", dass da noch wer anderes da ist.*

*Zu manchen Innies kann ich in der Zwischenzeit bewusst wechseln, indem ich mir sehr intensiv eine Situation vorstelle, in der sie typischerweise da sind. Aber das ist wenig sinnvoll, deshalb tue ich es kaum. Wenn ich mich ins Auto setze und darauf vertraue, dass unsere Autofahrerin kommt und das macht (ich selbst kann kaum fahren) – ist das dann ein bewusster Wechsel oder nicht? Oder wenn ich mir vornehme „jetzt muss der Wasserhahn repariert werden" und prompt die innere Handwerkerin nach außen kommt. Auch da weiß ich nicht, ob das ein bewusster Wechsel ist oder ein automatischer, durch die Anforderung, „mit der Rohrzange arbeiten zu müssen".*

*Über kurze Zeit kann ich nun auch schon Wechsel unterdrücken, indem ich mich extrem darauf konzentriere, da zu bleiben. Aber das ist so anstrengend, dass ich es nicht länger als eine halbe Stunde. Vor allem ist es danach schlimmer als vorher. Dann geht es wild durcheinander. Gerade schnelle Wechsel oft hintereinander („Drehtüreffekt") sind extrem anstrengend. Wechsel zu den Innies, die ich kenne, bemerke ich auch. Ich merke es daran, dass ich mich anders fühle (z. B. genauso wie ich selbst, nur als Mann) oder auch von außerhalb des Körpers zusehe oder mir selbst über die Schulter schaue. Wechsel zu Innies, die ich nicht kenne, bemerke ich wenn überhaupt, dann daran, dass „es mich redet" oder so etwas. Für diese Dinge bin ich meist nicht amnestisch (bis auf wirkli-*

*che Bedrohungssituationen, die es leider auch noch manchmal gibt), aber ich kann dann nicht unterscheiden, wer da ist.*

**Dingsda (34 Jahre):** *Manchmal merke ich, wenn sich jemand nach vorne drängelt und kann es auch unterdrücken. Meist liegt dann ein Auslöser vor. Zurzeit wechsle ich mehrmals täglich. Eine konkrete Situation (mit positivem Auslöser, öfter kommen negative Auslöser vor): Gestern war ich bei einer Bekannten, die war dabei, ein Schwimmbecken mit großen bunten Teilen zu montieren. Sofort war ein Innenkind draußen, um „mitzuspielen". Es hielt das Ganze für einen Riesen-Kinderbaukasten und half voller Freude mit, das Schwimmbecken aufzubauen, ungeachtet der Tatsache, dass die Bekannte ihre Mutter zu Besuch hatte und da dann sicher einiges erklären musste. Am besten geht es bei mir, Wechsel zu verhindern, wenn ich mich zurückziehe und von außen jemand nach der Innenperson fragt. Oder ich versuche dann einfach, vorne zu bleiben und niemanden an mir vorbei zu lassen, wenn ich merke, dass ich beiseite geschoben werden soll. Leider bezahle ich das mit wahnsinnigen Kopfschmerzen.*

**Seesternchen (21 Jahre):** *Durch körperlichen Kontakt mit jemandem werden bei mir Wechsel ausgelöst. Auch durch Überforderung und Täterkontakt wechsle ich. Wechsel bewusst herbei zu führen gelingt mir manchmal. Dann klinke ich mich aus und jemand anderes übernimmt. Jacky kann meinen Schulstoff recht gut und den Arbeitsablauf kennt sie auch. Sie kann im Notfall in die Schule gehen und auf die Arbeit, wo sie gelernt hat, die ganzen Arbeiten zu übernehmen, ohne groß aufzufallen. Ein eindeutiges Zeichen für meine Wechsel sind meine massiven Kopfschmerzen danach.*

**Bienenstock (53 Jahre):** *Meine Wechsel werden durch unterschiedliche Auslöser veranlasst. Es sind Bilder, Worte, Situationen, Angst und dann, dass einige meinen, sie müssten sich die Außenkontrolle einfach nehmen. Wenn ich einen Wechsel veranlassen möchte, dann sage ich z. B.: Hallo Träumerin, wenn Du willst, kannst Du jetzt Außenkontrolle haben. Dann nehme ich mich zurück. Schließe meistens die Augen und gehe nach innen. Das Unterdrücken von Wechseln ist für mich schwieriger. Ich sage dann laut: Haut ab, lasst mich in Ruhe! Oder: Jetzt nicht. Versuche, mich dann ganz stark auf mich selbst zu konzentrieren. Reiße die Augen auf und wehre mich regelrecht dagegen. Das kostet viel Kraft und klappt leider nicht immer.*

**Nina (34 Jahre):** *Wie das bei mir mit den Wechseln ist, weiß ich, Nina, nicht. Hier zum Beispiel hat bei einigen Antworten dann einfach die Angela geschrieben. Wenn mir etwas ganz extrem zu nahe kommt, zum Beispiel, wenn ich einen Film schaue und dort eine bekannte Gewaltszene kommt, dann Switche ich um. Auch bei bestimmten Gerüchen wie Bier kann ein Wechsel passieren. Ich hab dann manchmal einen Druck im Kopf oder es wird alles so milchig. Ansonsten ist es mir nicht bewusst. Ja, ich kann auch Wechsel unter großem Widerstand unterdrücken, was ich des Öfteren mache, einfach, weil ich Angst hab. Kriege dann aber stets ganz schlimme Kopfschmerzen, die ich aber für meine Kontrolle gerne in Kauf nehme.*

**Martha (39 Jahre):** *Ich habe eine ganze Reihe von Auslösern, die mich wechseln lassen: Musik, Gewitter, Ärzte, Handschuhe, Worte oder Sätze, Namen, Gerüche, lautes Schreien, Gewalt, bestimmte Symbole, Telefon, bestimmtes Klingeln und so weiter. Manchmal weiß ich heute von Wechseln, gerade dann, wenn jemand unbedingt was machen will, wie mit der Therapeutin sprechen. Oft kann ich es nicht kontrollieren, gerade bei Triggern und dann wechsle ich auch richtig schnell. Mir fallen da Beispiele ein: Einmal, als ich zu einem Arzt musste (wegen mir), der einen weißen Kittel an hatte, wechselte ich spontan. Ich sah noch den Kittel und dann war ich weg. Oder auch ohne Kittel, er hat verschiedene Instrumente, dann verlier ich auch die Kontrolle. Bei Gewitter ist es ebenso schnell und auch, wenn das Handy klingelt, gehe ich zwar dran, bin dann aber auch gleich nicht mehr da. Bewusst Wechsel zu steuern geht nur mit Hilfe der Therapeutin, sonst eher nicht. Nur wenn ich heute Hilfe brauche in richtig schwierigen Situationen, traue ich mich nach innen, um Hilfe zu rufen und dann wechsle ich auch. Einen Wechsel zu unterdrücken, schaffe ich dann manchmal, wenn ich es früh genug merke und mich auf was ganz Konkretes konzentriere oder jemand ist da und sagt: „Es ist alles okay." Dann kann ich mich beruhigen und wieder richtig denken.*

*Ich empfinde diese Wechsel als sehr anstrengend, vor allem, wenn es mehrere hintereinander gibt. Manchmal kann ich dann nicht laufen und nicht richtig sehen. Ich glaub, mein Kopf ist manchmal schneller als der Rest. Und die Kopfschmerzen, die oft da sind, find ich auch nicht so gut.*

*Manchmal kann ich einen bevorstehenden Wechsel erkennen. Dann spüre ich, wie es leer wird, alles so verschleiert und unecht wirkt. Manchmal geht es so schnell, da merke ich nichts. Ich empfinde eine Menge*

*Nachteile durch die MPS, doch ich werde nie wissen, wie es ist, es nicht zu sein. Ich kann nie wirklich meine eigenen Entscheidungen treffen, weil sie dann doch wieder durch andere unmöglich werden. Bin deshalb manchmal richtig verzweifelt.*
*Wir sind einmal durch ein Programm und ein weiteres Mal, weil eine Innenperson Suizid begehen wollte, in der Psychiatrie gelandet, da haben wir weder von einer Therapeutin noch von Betreuern Hilfe bekomme. Im Gegenteil, sie haben uns da hin gebracht. Das war für uns ein großer Vertrauensbruch und für mich überhaupt nicht nach vollziehbar. Aber eine Innenperson hat es geschafft, dass ich das eine Mal nach einem Tag, das andere Mal nach vier Tagen wieder raus kam.*
*Eine andere Situation war, dass ich mich barfuss mit Schlafanzug auf einer Bundesstrasse morgens wieder gefunden habe. Wie ich da raus gekommen bin, weiß ich leider nicht, es hat aber jemand für uns geklärt, ohne dass noch mehr passiert ist. So führt mich die MPS durch ein Wechselbad der Gefühle. Manchmal gibt es Sicherheit, aber meistens macht es mich fassungslos.*
**Adi (19 Jahre):** *Ich bemühe mich darum, den Kleinen Außenzeiten zu geben, wenn sie es wollen. Doch das ist natürlich nicht immer möglich. In der Zwischenzeit weiß ich, dass Wechsel auch von meiner Stimmung und Verfassung abhängig sind. Manchmal lösen einzelne Worte, Taten, Berührungen von Menschen, Enge, Menschenansammlungen und Anrufe des Täters Wechsel aus. Oft kündigen sie sich nicht an. Doch manchmal merke ich, wie meine Konzentration schwächer wird, dann bin ich wie in so einem Schwebezustand. Der einzige bisher funktionierende Schutz vor Wechseln ist die Absprache, dass nur die Ausweisperson Auto fahren darf. Da passieren dann auch wirklich keine Wechsel, wofür ich sehr dankbar bin.*
**Linda (37 Jahre):** *Für unsere Wechsel gibt es unterschiedliche Auslöser wie eine Bewegung, ein Wort, ein Geruch, ein Geräusch, ein Bild oder eine Mischung aus Verschiedenem. Manchmal merke ich vorher, wie eine andere Person nach außen drängt. Dann bekomme ich extreme Kopfschmerzen und mir ist schwindlig. Einige schaffen es aber auch so schnell, rauszuhuschen, dass ich es gar nicht mitbekomme. Sehr selten gelingt es mir auch, Wechsel bewusst herbei zu führen, wenn eine schwierige Situation anstehen, wie Arztbesuch oder eine Prüfung, die ich selbst nicht schaffen würde. Grundsätzlich sind meine Wechsel sehr anstrengend für mich. Sie machen mich müde und verursachen extreme*

*Kopfschmerzen und Schwindel. Vor allem „Sekunden-Switche“ (= in kurzer Zeit sehr viele Wechsel, wobei die jeweilige Person sofort wieder weg ist), sind heftig. Das können 20 Wechsel in einer halben Stunde sein. Und die sind extrem anstrengend.*

**Michi (34 Jahre):** *Wechsel werden bei mir durch folgende Auslöser hervorgerufen: laute Stimmen oder Schreien, Feuer oder Kerzen, bestimmte Tiere und Gebäude, Sirenen und Martinshörner, bestimmte Musik, bestimmte Automarken und bestimmte Worte. Manchmal geht ein Wechsel so schnell, dass ich nichts mitbekomme. Ein anderes Mal verschwimmt mir alles vor den Augen und alles entfernt sich von mir, wie wenn man umgekehrt in ein Fernrohr guckt, Stimmen hören sich an wie durch eine Mauer oder durch Watte. Wechsel sind für mich sehr anstrengend. Ich bekomme oft wahnsinnige Kopfschmerzen und bin manchmal erschöpft wie nach einem Marathonlauf. Manchmal erkenne ich sie, weil ich beobachte, wie andere Personen handeln, ansonsten entdecke ich erst hinterher, was die anderen fabriziert haben.*

*Beispiel 1: Wir gehen aus dem Haus. Unsere Nachbarin bekommt Besuch von der Polizei, die eine Aussage von ihr aufnehmen will. B, unsere Beschützerin, fühlt sich sofort bedroht. Sie ist sehr groß und breit und stellt das voll zur Schau. Sie geht in Abwehrhaltung, bereit auf die Uniformierten loszugehen.*

*Beispiel 2: Wir sitzen abends im Wohnzimmer. Ich zünde eine Kerze an, weil ich es gemütlich finde. Auf einmal fühle ich eine übermächtige Panik aufsteigen. Ich weiß, es ist nicht meine Panik. S. stürzt zu der Kerze und macht sie aus. Sie wirft sie in den Mülleimer.*

*Beispiel 3: Unsere Nachbarin sitzt mit mir in unserer Küche und wir trinken Kaffee. Sie will über irgendwelche belastende oder nervige Dinge aus ihrem Leben reden. Ich kann nicht sagen, dass ich das jetzt nicht hören möchte. Dann kommt R. und sagt: „Nee, du jetzt nicht. Hier ist kein Abladeplatz für emotionalen Müll.“ Die Nachbarin guckt irritiert und schweigt im besten Falle. Ich setze dann das Gespräch mit ihr über angenehmere Dinge fort. Wenn sie nicht das Thema wechselt und unsere Grenzen akzeptiert, bleibt R. draußen und komplimentiert sie auch energisch vor die Tür.*

**Schneckerl (27 Jahre):** *Nein, bewusst erlebe ich die Wechsel nicht. Ich „merke“ dann immer erst hinterher, wenn mir Zeit abgeht oder wenn es wieder neues Mobiliar in meiner Wohnung gibt. Wenn ich am Abdriften nach hinten bin, bekomme ich das schon irgendwie mit, kann aber nichts* *an der Situation ändern. Mir wird dann irgendwie ganz leicht, als würde ich wegschweben (ähnlich wie bei einer Dissoziation). Ich wechsle bei bestimmten Triggern und manchmal kommen die Personen auch nach außen, wenn sie meinen, „gebraucht" zu werden. Aber das kann man nicht als bewusst veranlasste Wechsel bezeichnen. Manchmal wünsche ich mir, ich könnte Wechsel unterdrücken. Das schlimmste am Switch sind die höllischen Kopfschmerzen danach. Denn das Wechseln ist für mich sehr anstrengend. In der Klinik konnte ich sogar einmal ca. 1 ½ Stunden danach noch nicht gehen, weil ich nach einem Wechsel so geschwächt war.*

**Kim (43 Jahre):** *Unsere Wechsel werden durch Stress, Angst und Überforderung ausgelöst. Die Kids kommen, wenn sie neugierig sind und etwas unbedingt wissen wollen. Spezielle Trigger rufen bestimmte Innenleute nach außen. Manchmal wird mir schwindelig, ich bekomme Kopfschmerzen und dann weiß ich: Gleich werde ich wechseln. Doch meist merke ich es erst im Nachhinein, wenn Zeit ohne bekannten Inhalt für mich vergangen ist.*

*Wenn ich im Streit mit jemandem im Außen bin, kann es passieren, dass einer meiner Beschützer nach vorne tritt, um das System zu schützen. So haben wir bei einer Untersuchung beim Amtsarzt die Amtsärztin k.o. geschlagen, nachdem sie uns an den Hals gefasst hatte. Im Allgemeinen können wir keine Wechsel bewusst veranlassen. Wir können sie lediglich zu blocken versuchen, wenn wir die nahende Person kommen hören oder spüren. Wir machen uns dann vorne ganz groß und breit, so dass niemand an uns vorbeikommen kann. Das klappt leider noch nicht immer.*

## 3.7. Heilungserfolge und Heilungsziele

Manchmal fühlt es sich an, als ob sich nichts verändert hat und man sich immer nur im Kreis dreht. Dann ist es umso wichtiger, hinzuschauen, was sich bereits während des Heilungsprozesses zum Guten gewendet hat und die kurz- und langfristigen Ziele, an denen du arbeitest, erneut zu überprüfen.

**Leah Nadine (44J.):** *Mein wichtigstes Ziel ist es, nicht mehr sterben, sondern leben zu wollen. Nicht mehr zu überleben, sondern zu leben. Ein lebenswertes Leben haben zu können trotz allem, was war und ist. Besser Grenzen spüren und einhalten können und Grenzen setzen können. Ein Leben ohne SVV. Mit winzigen Veränderungen in der Lebensweise hin zu* *einer gesünderen haben wir begonnen. Wir wissen um uns und um die Bedeutung des Viele-Seins. Wir haben uns die Vergangenheit angeschaut mit ihrem ganzen Grauen. Wir konnten die vielen einzelnen Splitter der einzelnen Geschichten zusammen fügen zu einer einzigen wie bei einem Mosaik und dem Ganzen somit einen zeitlichen Ablauf geben. Wir sind ein Team geworden und nicht mehr voneinander getrennte Einzelpersonen. Wir haben alle Täterkontakte von früher abbrechen können. Heute haben wir ein eigenes Zimmer mit einem eigenen Bett und einer Kinderecke. Wir haben Plüschis, Kinderbücher und Kindermusik, die uns gut tun. Wir haben angefangen, das SVV ungefährlicher zu machen und schaffen es schon mal, zu Alternativen zu greifen an Stelle von Schneiden nur noch zu Ritzen. Wir kennen fast alle Trigger.*

*Wir sind im Außen nicht mehr isoliert, sondern haben wichtige Menschen im Außen gefunden, mit denen wir ein echtes Miteinander haben und für die wir so richtig sind, wie wir sind. Wir wissen, wie wichtig die Innenkinder sind und dass wir uns um sie kümmern müssen. Wir können Flashbacks und Erinnerungsschmerzen des Körpers mit dem Tresor begegnen und in den Tresor packen, teilweise gemeinsam mit inneren Helfern. Wir haben einen „Beschütz-mich-Hund“ (Imagination). Wir haben heute ein Wissen für das, was mit uns ist und sind dem Ganzen dadurch nicht mehr wie früher hilflos ausgeliefert. Wir wissen heute, dass wir multipel werden mussten, um das Schlimme früher zu überleben und dass es nicht unsere Schuld ist, dass wir so sind, wie wir sind. Wir haben Bulimie und Magersucht durchbrochen, wir leben ohne Drogen und betrinken uns nicht mehr täglich. Wir halten uns an unsere inneren Verträge. Wir schaffen es schon mal, etwas Gutes für uns zu machen und ein paar Grenzen zu setzen oder „Nein“ zu sagen auf eine Anforderung an uns, ohne uns dafür zu bestrafen. Wir haben begriffen, dass unsere Narben und unsere Geschichte nicht weggehen und wir lernen müssen, damit zu leben. Wir können uns heute bei Suizidgefahr Hilfe holen.*

*Wir achten mehr darauf, wenn wir kurz vor einem Zusammenbruch stehen und ergreifen inzwischen meistens Maßnahmen, um uns Hilfe zu holen und um Stabilisierungsmöglichkeiten zu nutzen, bevor etwas Schlimmes passieren wird. Wir wissen seit kurzem: Stress und Anforderungen von außen sind für uns pures Gift. Dann wissen wir nicht mehr was für uns richtig und wichtig ist. Deshalb passen wir bei unserer Tagesplanung etwas besser auf uns auf als früher. Wir trauen uns heute, im Meer und in einem Fluss zu schwimmen mit dem Wissen, dass da kein*

*Grund mehr unter den Füßen ist. Früher haben wir uns nie weiter gewagt als bis dahin, wo die Frau noch stehen konnte.*

**Mondtränen (47 Jahre):** *Meine Heilungsziele sind, die Symptomvielfalt zu verringern und meine fürchterlichen körperlichen Schmerzen zu mildern. Ich möchte mein System kennen lernen und verstehen und die Innenpersonen annehmen können. Zusammen mit ihnen möchte ich ein gut funktionierendes, steuerbares System aufbauen. In der Zwischenzeit habe ich Vertrauen zu meiner Therapeutin aufgebaut und gelernt, mich durch Schreiben mitzuteilen. Auf meinem Weg zum Ziel möchte ich meine Anorexie in den Griff bekommen, mich weniger selbst verletzen und mit meinem Partner leben können. Ich wünsche mir, Gutes am Leben finden zu können.*

**Sternenfänger (24 Jahre):** *Meine Zukunftswünsche sind, gemeinsam ein Leben zu leben. Wir wollen weder Integration noch sonst etwas in diese Richtung. Wir wollen jeder, wie er ist, gemeinsam mit diesem Körper leben. Sternenfänger möchte verstehen, da sie vieles von früher noch nicht weiß.*

*Wir sind sehr glücklich, weil wir bereits einige Zwischenziele erreicht haben. Wir wollten, dass Sternenfänger, unser Host, von uns weiß und uns annimmt. Und sie hat uns angenommen. Um so weit kommen zu können, habe ich die unterschiedlichsten Unterstützungen in Anspruch genommen. Hilfreich waren im Internet die Foren und Chats. Die Hilfe von multiplen Freunden. Es gab mir das Gefühl, nicht allein zu sein, zu verstehen und annehmen zu können. Auch die Gestaltung meiner eigenen HP und die daraus resultierenden Kontakte sind sehr wertvoll für mich. Für die Zukunft wünsche ich mir, dass ich arbeiten und eine Ausbildung machen kann. Mein Berufsziel wäre, etwas im sozialen und oder medizinischen Bereich.*

**Haruna (16 Jahre):** *Mein Wunsch auf Heilung besteht nur darin, dass wir alle, auch Michaela, vollkommen innen integriert sind und ein Wechsel nur noch auf Anweisung stattfindet. In der Zwischenzeit habe ich es bereits geschafft, das System ganz gut unter Kontrolle zu haben. Als ich die Kleinen fand, waren sie in einem dunklen Schacht. Heute haben wir unsere eigene kleine Welt. Das haben wir nur durch die Hilfe von Büchern, anderen Multiplen und dem Internet erreicht. Nächstes Jahr wollen wir wegziehen und unsere eigene Wohnung haben. Da soll es dann auch ein Spielzimmer oder zumindest mehr Spielzeug geben. Und dann möchte ich Heilpädagogin werden. Denn als ich in diesem*

*Bereich ein Praktikum machte, waren wir alle glücklich. Es gab einen ganz tollen inneren Einklang mit den Behinderten und allem außen herum. Diese Arbeit war einfach himmlisch. Deshalb bin ich mir sicher, das ist mein Traumberuf. Und um das nun zu bestätigen, mache ich auch bald mein Freiwilliges Soziales Jahr in diesem Bereich.*

**Alexa (37 Jahre):** *Mittlerweile gelingt es mir, mich nicht mehr so extrem in Selbstvorwürfen zu baden, sondern nehme es hin, wie es ist. Ich bin etwas offener im Umgang mit meinem Team, auch wenn immer noch neue Innenpersonen hinzukommen, die sich nach außen hin zeigen. In nächster Zeit möchte ich gerne meine Ressourcen weiter ausbauen. D.h., mich wieder mehr mit der Malerei und Schreiberei beschäftigen, welche gerade im Moment etwas zu kurz kommen. Gerne möchte ich mich auch weiter im Bereich der Öffentlichkeitsarbeit engagieren. Ich hatte Ende letzten Jahres meine erste eigene Lesung (aus dem Bittere Tränen Projekt) und Ausstellung, die mir schon recht gut gelungen war. Da möchte ich gerne dran anknüpfen.*

*Wichtige Umfeldbedingung für meine weitere positive Entwicklung ist das Gefühl von Sicherheit. Hierzu gehört, sich nicht ständig erklären zu müssen, weshalb manche „Uhren" hier eben anders ticken. Noch mehr Akzeptanz, was die Vielfalt betrifft. Gerade auch, was das Gesundheitssystem betrifft und die notwendigen Arztbesuche. Denn oft „vermeide" ich aus Angst vor Unverständnis oder unwissenden und nervenden Fragen Außenkontakte, weil es mir zu viel inneren Druck macht. So wurde mein Freundeskreis auf ein Minimum reduziert und nur noch „handverlesene" Kontakte bestehen. Das Internet kann eine gute Informationsquelle für den Anfang sein. Um erst einmal ein bisschen seine Angst abzubauen. Es gibt Foren, die durchaus eine gute Unterstützung sein können, jedoch ist das Internet auch sehr einseitig in der Kommunikationsmöglichkeit. Die Gefahr von Missverständnissen ist äußerst groß, da man auf nonverbale Zeichen verzichten muss und eben „nur" das Geschriebene vor sich hat und nur darüber die Person am anderen Ende wahrnimmt. Das Anonyme verleitet auch manche dazu, andere Betroffene bewusst zu verletzen. Ich ziehe mittlerweile den direkten Austausch vor und habe eine eigene Selbsthilfegruppe gegründet. Es ist eine Mischung aus geschütztem Forum und Chat und regelmäßigen Treffen. Vielfalt e.V. ist ein Verein, den ich bedenkenlos an Betroffene und Fachleute empfehlen kann.*

**Schneckerl (27 Jahre):** *Bis vor kurzer Zeit war mein oberstes Hauptziel die Verschmelzung zu einer Person. Und als kleine Etappenziele setzten wir uns immer, die Kommunikation zu stärken. Doch in der Zwischenzeit hat sich mein Hauptziel verändert. Verschmelzen und eine einzelne Person (im Innern) können und wollen wir nicht werden. Wir können nur soweit zusammenarbeiten und Co-bewusst werden, damit es von außen nicht zu erkennen ist, dass wir Viele sind. Aber ich glaube an keine richtige Verschmelzung. Dafür müsste ich, glaube ich, viel zu viel wissen und das könnte ich bestimmt nicht ertragen.*

**Leuchtkaefer (42 Jahre):** *Ich arbeite nicht zwangsläufig auf eine Integration hin, wobei ich im Lauf der Therapie quasi nebenbei eine Annäherung bemerke zu vielen Leuten. Wichtig ist, dass wir gut leben können, ohne ständig getriggert zu werden, dass wir voll lebensfähig sind, ohne noch so viele Schutzräume zu brauchen. Wichtig wäre es mir wieder in unserem Beruf als Personalmanagerin arbeiten können. Wenn ich dann noch einen Partner fände, der mit uns allen klar kommt, wäre das phantastisch. Im Augenblick arbeiten wir allerdings erst einmal daran, alle Leute aus dem System kennen zu lernen, um dadurch stabil zu werden, damit wir Traumaexposition machen können. Doch ich habe auch schon viel erreicht: Ich bin zwar weiter Alkoholikerin (das bleibt man ja immer), aber seit 16 Monaten trocken. Inzwischen kann ich auch ohne Alkohol vieles, wie Straßenbahn oder Zug fahren. Wir haben die Täter aus unserem Leben verbannt. Wir können inzwischen recht gut auf uns aufpassen und für Sicherheit sorgen. Es gelingt uns unser Leben so zu organisieren, dass es gut für uns ist. Manchmal haben wir sogar schon Augenblicke, in denen wir nicht bloß überleben, sondern aktiv und mit Genuss leben. Momente in denen wir ringsum alles wahrnehmen können und es einfach richtig schön ist.*

**Dingsda (34 Jahre):** *In der Zwischenzeit kann ich schon Fortschritte sehen. Ich kann inzwischen mit den meisten Innenpersonen auf irgendeine Weise kommunizieren, sei es direkt, übers Tagebuch oder über andere Personen. Auch will ich mich nicht mehr umbringen. Ich habe entdeckt, was Gefühle sind. Einige Traumata tun mir nicht mehr weh, wenn ich daran zurückdenke. Ich bekomme mehr und mehr Erinnerungen zurück, auch wenn die oft sehr, sehr schmerzlich sind. Inzwischen bin ich beziehungsfähiger geworden. Ich kann Freundschaften aufbauen und halten, momentan zwar erst mal nur zu Frauen, aber immerhin. Es gibt sogar einige Menschen, denen ich wirklich vertraue. Das hätte ich früher nie* *gewagt. Wir haben vor etwa 4 Jahren unseren Namen geändert. Das wollten wir vor allem aus Sicherheitsgründen, verbunden mit einem gleichzeitigen Umzug. Bisher hat es sich gelohnt! Es war überhaupt nicht schwer. Man muss sich nur darauf einstellen, dass die Bearbeitung des Antrages lange dauern kann und dass es Geld kostet (gestaffelt nach Einkommen).*

**Bienenstock (53 Jahre):** *Meine Heilungsziele: Integration vieler, aber nicht aller Innenpersonen. Absprachen, keine Zeitverluste, keine Flashs mehr, keine Körpererinnerungen. – Zwischenziele: keine Tabletten mehr, keine Klinikaufenthalte, alle Innenpersonen kennen lernen, keine Zeitverluste, keine Flashs, keine Schmerzen, keine Angst. – Erreichte Heilungsschritte: Ich brauche keine Tabletten mehr. Seit 3 Jahren benötigte ich keine Klinikaufenthalte mehr. Ich kenne alle Innenpersonen. – Zukunftspläne und Wünsche: Ich möchte „normal leben" und dass einige Innenpersonen noch gesünder/stärker werden und dann mit ihnen zusammen alt werden. Ich möchte, dass die Flashs aufhören und keine Körpererinnerungen mehr auftauchen, einmal durchschlafen können und auch mal gar nichts mehr innen hören. Es wäre genial, wenigstens einmal das Gefühl zu haben, alleine zu sein. Ich möchte nie mehr in die Klinik. Außerdem wünsche mir, dass meine Therapiekosten übernommen werden.*

**Nina (34 Jahre):** *Meine Ziele? Unsere? Ich will die Innenpersonen nicht aufgeben. Wir wollen so weit kommen, dass wir unsere Erlebnisse erzählen können, ohne dass hier Chaos ausbricht. Es wäre super, wenn alle voneinander wüssten und respektvoll miteinander umgingen. Wir wollen uns einfach glücklich, frei und leicht fühlen dürfen. Ich will glücklich, frei und lebensfroh werden.*

**Linda (37 Jahre):** *Für meine Zukunft wünsche ich mir: Kommunikation untereinander, besonders in Krisenzeiten. Abmachungen werden von allen eingehalten. Alltagstauglichkeit, Autonomie, Trauma aushaltbar machen und akzeptieren können. Trauma nicht negieren, bagatellisieren, bewerten; triggerfest werden, kein Vermeidungsverhalten aus Angst vor Triggern, auf uns achten. – Bisher habe ich folgendes für mich erreicht: Bulimie ist Vergangenheit. Autoaggressionen haben wir seit ca. 4 Jahren nicht mehr, weil wir andere Ventile wie malen und schreiben gefunden haben. Wir beginnen soziale Kontakte aufzubauen. Wir lernen, respektvoller mit unserem Körper umzugehen. Hilfreich waren vor allem in Krisenzeiten Gespräche mit Freunden.*

**Martha (39 Jahre):** *Für die Zukunft wünsche ich mir Sicherheit für meine Kinder und uns. Und ich würde gern erleben: Es ist wirklich möglich, dass nichts Schlimmes passiert und es Gerechtigkeit gibt.*

**Michi (34 Jahre):** *Meine Heilungsziele sind schwierig zu formulieren. Integration halte ich für nicht möglich, eher eine gute Lösung für alle finden und Absprachen untereinander treffen können. Mein erstes Etappenziel ist das bessere Kennenlernen untereinander. Da bin ich noch dran. Doch haben wir auch schon etwas erreicht. Wir können besser mit selbstverletzendem Verhalten umgehen. Das ermöglichte uns die Dialektisch-behaviorale Verhaltenstherapie nach M. Lineham. Stationäre Aufenthalte führten leider eher zu Retraumatisierungen, da sie dort mit DIS nicht hilfreich umgehen konnten. – Meine Zukunftswünsche sind recht konkret. Ich möchte irgendwann einmal auf einem renovierten Resthof leben und Tierschutzarbeit machen, speziell für Windhunde. Aber das bleibt wohl ein Traum. Ein Buch schreiben oder auch zwei! Uralte Möbel restaurieren. Beratung für missbrauchte Mädchen machen. (Hier haben sich die Wünsche von andern mit reingeschmuggelt.) Von meinen Mitmenschen wünsche ich mir, dass sie meine Grenzen akzeptieren/einhalten können, wir sein dürfen, wie wir sind und mit Respekt behandelt werden.*

**Kim (43 Jahre):** *Unsere Ziele sind, dass wir gesünder werden, lernen, mit Schmerzen cooler umzugehen. Wir wollen keine Amnesien mehr haben und die innere Kommunikation verbessern. Zwischenziele waren nie vorformuliert. Immer, wenn uns auffällt, dass wir auf unserem Weg weitergekommen sind, hake ich innerlich ein Thema ab - ein Problem weniger. Aber das wissen* wir *immer erst dann, wenn das Ziel erreicht ist. Hier eine Auflistung all der Dinge, die ich schon geschafft habe: Wir haben wieder Gefühle, können riechen und Farbe sehen, unser dreidimensionales Sehen wird immer besser. Unser Tastsinn ist erwacht. Wir hören auch wieder besser. Vor kurzem brauchten wir noch ein Hörgerät, jetzt nicht mehr. Wir geraten nicht mehr so sehr in Panik, wenn etwas nicht so läuft, wie wir es geplant haben. Wir werden gelassener und ruhiger. Wir haben gelernt, unsere Grenzen wahrzunehmen und teilen sie anderen auch mit. Wir können besser „Stopp" sagen. Wir haben weniger und immer kürzere Zeitausfälle, Lücken bekommen wir schneller gefüllt. Wir können eher zugeben, wenn wir etwas nicht können oder verstanden haben. Unser Orientierungssinn ist besser geworden. Nähe können wir eher aushalten. Wir wissen nun, was uns passiert ist und sträuben uns* *nicht mehr gegen die Einsicht, dass es so war, wie es war. Wir können unsere Eltern besser verstehen, jedoch entschuldigen wir nichts. Wir sind nicht mehr im Krieg im Inneren. Die „Dunklen" sind nicht mehr von den „Hellen" getrennt. Wir können eher mal irgendwo sein, ohne ständig etwas tun zu müssen. Wir können uns von Leuten distanzieren, die uns nicht gut tun. Wir sind lebenstüchtiger geworden. In Bedrängnis können wir uns verteidigen. Wir können unser Verhalten und Fehlverhalten besser reflektieren. Wir haben verstanden, dass wir früher keine Chance hatten, etwas gegen die Gewalt zu tun. Wir wollen nicht mehr sterben! Wir haben keine Essstörung mehr. Wir verletzen uns nicht mehr. Unsere körperlichen Symptome sind manchmal schon besser. Wir haben Hoffnung!*

**P.M. (30 Jahre):** *Für meine Zukunft wünsche ich mir: Ich möchte wieder arbeiten können, am liebsten als Sozialpädagogin. Gerne würde ich auch umschulen in den Computerbereich. Irgendwann würde ich gerne Kinder haben. Ich möchte mich angstfrei in der Öffentlichkeit bewegen können und nicht immer eine Begleitperson oder den Begleithund benötigen. Ich wünsche mir, dass mein Umfeld mich akzeptiert, wie ich bin und mein Viele-Sein weder ablehnt noch ständig darauf fokussiert. Ich möchte einfach nur ganz normal leben!*

## 3.8 Therapie und Therapeut

Noch vor einigen Jahren wäre dieses Kapitel sehr knapp ausgefallen, denn es gab die Diagnose DIS oder MPS für viele Therapeuten noch nicht. Das hat sich Gott sei Dank nun weitestgehend geändert. Dank einer Methodenvielzahl und neuen Techniken haben heute respektvolle, sensible und einfühlsame Menschen Möglichkeiten gefunden, Betroffene hilfreich zu begleiten und in ein zufriedenes Leben zu führen.

Es gibt zwar nicht die Allheilmethode für alle, doch es gibt Elemente, die genutzt werden können. Jeder Therapeut hat seine ganz besonderen Fähigkeiten. Ob diese zusammen mit seinen Methoden gerade jetzt für dich richtig sind, kannst nur du entscheiden. Wobei ich dich um besondere Achtsamkeit bitten möchte, wenn dir für deine Probleme Hypnose angeboten wird.

Auch du wirst die Chance bekommen, deinen individuellen Heilungsweg zu finden und zu gehen. Denn es gibt nicht den allgemein gültigen Weg aus dem Überleben ins Leben. Es gibt nur deinen ganz persönlichen

Weg. Es ist der, der dir und deinem Team in Art und Tempo entspricht. Nach jeder überwundenen Hürde gönne dir eine Regenerationsphase und freue dich darüber, was du geleistet hast. Denn dein Weg kann lang sein, weil deine seelischen Verletzungen sehr tief waren. Und kein Wanderer würde ohne Pausen 100 km gehen.
Stelle dir vor, du hast eine offene Wunde an deinem Körper. Sie wird zwar verbunden, aber sonst nicht versorgt. Da du so weiter machst wie bisher, stößt du dich immer wieder an dieser verletzten Stelle. Die Wunde bekommt keine Chance zu heilen. Bei jedem Verbandswechsel reißt die Wunde zusätzlich auf. Die Wunde entzündet sich und schmerzt. Du nimmst Schmerzmittel, um normal weiter machen zu können. Die Wunde frisst sich in deinen Körper und eitert. Schmerzmittel helfen nicht mehr. Du bist verzweifelt. Auch, wenn du diese Verletzung keinem Arzt zeigen magst, so wird der Schmerz nicht mehr betäubbar und die Wunde beginnt zu stinken. Du musst Hilfe holen. Ein qualifizierter und behutsamer Arzt wird sich die Wunde ansehen und einen Weg wählen, wie er diese Verletzung allmählich zum Abheilen bringen kann. Deine Aufgabe ist es, den Arzt bei seinen Bemühungen um dich zu unterstützen, indem du dich bemühst, seine Anweisungen umzusetzen. Gibt es dabei Probleme, müssen diese angesprochen und geklärt werden. Die Heilung kann beginnen. Damit der Arzt und du erkennen können, dass der Behandlungsweg richtig ist, benötigt ihr beide sehr viel Geduld und eine feine Beobachtungsgabe für Veränderungen und Verbesserungen. Und genau das ist auch in einer Therapie erforderlich.
Jeder Therapeut hat seine ganz besonderen Fähigkeiten, die er dir zur Verfügung stellen kann. Ob diese verbunden mit seinen Methoden für dich hilfreich zur Wegbegleitung sind, kannst nur du erspüren. Die Chemie zwischen euch muss stimmen und du wirst erkennen, ob er dich da abholt, wo du in deinem Leben gerade stehst. Um das zu prüfen, bekommst du von deiner Krankenkasse Probesitzungen. Erkundige dich danach und frage auch, wie das Prozedere für einen Therapieantrag ist.
Damit du mutig eine Entscheidung für oder gegen eine aktuelle Therapie zum Augenblick fällen kannst, ist es wichtig, dass du dich auf deine ersten Therapiestunden gut vorbereitest und auch während der Therapie wachsam bleibst. Prüfe in welcher Weise dir diese Therapie und dieser Therapeut gut tun und warum.
In der ersten Phase der Begegnung mit dem Therapeuten darfst du für dich prüfen, ob du das Gefühl hast, dass du dieser Person in deinen Mög-

lichkeiten vertrauen kannst. Mir ist klar, dass dieser Schritt bereits eine der schwierigsten Übungen für dich sein kann, das finde ich völlig normal nach dem, was du erlebt hast. Überprüfe, auch während der Therapie, immer wieder: Verhält sich der Therapeut so, wie du es dir wünschst und brauchst?

**Therapie – Checkliste**
Aus **„Lichtreiter", ein Buch für Innenjugendliche**[1]**:**

→ *Werden wir als multiples System gesehen und anerkannt, mit unserer Geschichte und unserem so Sein?*
→ *Ist auch in der Therapie Raum für uns Jugendliche?*
→ *Wird mit uns achtsam umgegangen?*
→ *Werden unsere Grenzen geachtet?*
→ *Werden wir als Person und mit unserem so Sein respektiert?*
→ *Werden wir da abgeholt, wo wir gerade stehen?*
→ *Werden wir und unsere Bedürfnisse ernst genommen?*
→ *Werden wir und unsere Grenzen ernst genommen?*
→ *Werden wir und unsere Stärken wahrgenommen?*
→ *Werden Überlebensmuster als noch notwendige Hilfsmittel zum Überleben erkannt?*
→ *Werden Zusammenhänge zwischen unserem Verhalten damals und heute aufgezeigt?*
→ *Werden mit uns neue Möglichkeiten erarbeitet, um uns allen ein besseres Leben zu ermöglichen?*
→ *Werden wir dabei unterstützt, im Außen und im Innen gute Kontakte aufzubauen und auszubauen?*
→ *Erhalten wir gute Unterstützung und Begleitung auf einem Weg in ein besseres und gesünderes Leben?*
→ *Entwickelt sich in der Therapie eine gute tragfähige therapeutische Beziehung?*
→ *Wird uns in der Therapie geglaubt?*
→ *Fühlen wir uns ernst genommen mit unseren Ängsten, Sorgen, Problemen und Nöten?*
→ *Wird von uns gefordert, den Tätern zu vergeben?*
→ *Fühlen wir uns im therapeutischen Kontakt richtig, so, wie wir sind?*
→ *Fühlen wir uns nach der Therapiestunde gestärkt?*

→ *Fühlen wir uns auf unserem schweren Heilungsweg liebevoll unterstützt durch diesen Menschen?*
→ *Wird uns Mut gemacht zu fühlen und Neues auszuprobieren, was uns gut tun könnte?*
→ *Werden wir als untherapierbar hingestellt oder als sehr kranke Menschen begriffen, die gute Unterstützung und Begleitung brauchen auf ihrem schweren Heilungsweg von der eiternden Wunde bis zur Vernarbung?*

Ich habe es immer wieder so gemacht, dass ich dem Therapeuten mir wichtige Fragen gestellt habe. So konnte ich seine Einstellung prüfen. Wenn du einen Therapeuten gefunden hast, dem du einen gewissen Vertrauensbonus geben kannst, so beginnen in der Therapie erst einmal der Vertrauensaufbau und deine erste Entlastung. Diese erste Phase wird auch oft Stabilisierungsphase genannt. Viele Elemente, die dich hierbei unterstützen, findest du in vereinfachter Form in Kapitel 4 wieder. Hierzu gehören Visualisierungsübungen (Imaginationssübungen) wie „der sichere Ort“ oder die „Tresorübung“. Des Weiteren geht es darum, ein soziales Netz aufzubauen, zu sehen, wie du finanziell abgesichert werden kannst und wie du deinen Alltag strukturieren kannst. Ein Punkt, den ich ganz besonders wichtig finde, ist, dass du Möglichkeiten findest, wie du Täterkontakte vermeiden bzw. abbrechen kannst. Denn zum Heilen brauchst du auch Schutz vor Retraumatisierungen.
Das zweite Element der Therapie ist die Verarbeitung deiner schlimmen Vergangenheit. Zu deiner Absicherung werden hier immer deine erlernten Techniken aus der Stabilisierungsphase eingesetzt. Spätestens in dieser Phase werden sich weitere Anteile mit in die Therapie mit einbringen, denn sie haben ja alle zusammen die Erinnerungen gespeichert und diese werden nun zusammengetragen. Dabei geht es als Ziel darum, dein System so zu stabilisieren, dass Austausch und Verarbeitung möglich werden. Das ist in der Regel ein sehr langwieriger Prozess. In der dritten und letzten Phase geht es darum, die neue Lebensgestaltung auszubauen. Diese drei Phasen finden nie in reiner Form statt, sondern es gibt immer wieder laufende Übergänge und die Arbeit findet parallel auf verschiedenen Ebenen statt. So kann es oft sinnvoll sein, während der Aufarbeitungsphase immer wieder Stabilisierungselemente einzubauen, denn Entlastung und Erholungsphasen sind sehr wichtig. Kein vernünfti-

ger Mensch käme schließlich auf die Idee, auf seinen wohlverdienten Urlaub zu verzichten.

**Leah Nadine (44 Jahre):** *Im Augenblick bin ich gleichzeitig bei mehreren Therapeuten mit unterschiedlichen Therapie-Formen, weil einer alleine meine lebensnotwendigen Bedürfnisse nicht abdecken könnte. Ambulante Verhaltenstherapie (Krankenkasse), kinesiologische Therapie (selber bezahlen), ambulante Schmerztherapie, in Blöcken stationäre Aufenthalte in Klinik mit Traumatherapeuten. Die Therapeuten sind untereinander vernetzt. Vor 19 Jahren hatte die arbeitende Frau Supervision. Dadurch habe ich das erste Mal überhaupt begriffen, dass mit mir etwas nicht stimmt. Die Gruppentherapie war eine Insel, das erste Mal ein Ort, an dem ich mich nicht verstecken musste mit meinen „Macken". Sie half uns zu überleben. Durch diese Selbsthilfegruppe entstanden erste Kontakte im Außen. Auch das war wichtig zum Überleben. In der Maltherapie habe ich das erste Mal gefühlt, dass das Kind unschuldig war. Die Gestalttherapie ermöglichte uns, ohne Sprache etwas begreifen und vermitteln zu können von dem, was ist. Die Gesprächstherapeutin unterstützte uns mit Krisenintervention dabei, uns mit dem Viele-Sein auseinander zu setzen, zu begreifen, dass wir Viele sind und warum das so ist, uns kennen zu lernen und ein Team zu bilden. Der kinesiologischen Therapie verdanke ich, die Zusammenhänge zu erkennen, in Kontakt mit uns und etwas Neuem treten zu können. Unsere Körpertherapie mussten wir abbrechen. Es riss uns völlig den Boden unter den Füßen weg. Die erste stationäre Therapie hat uns geholfen, uns zu erlauben, uns etwas Gutes zu tun und uns ein bisschen zu stabilisieren. Der zweite Aufenthalt rettete unser Leben. Der dritte gab uns die Chance, einen neuen Weg einzuschlagen: nicht mehr überleben, sondern leben zu wollen. In der Verhaltenstherapie lernten wir hin zu schauen, wo unsere Grenzen sind, was können wir uns Gutes tun, Krisenintervention, Kunsttherapie. Über das Medium Ton und Farbe konnten wir uns die Gefühle selber übermitteln und brauchten nicht mehr das ständige Dolmetschen von den Theras. Um diese Fortschritte machen zu können, brauchen wir Therapeuten, die Achtung vor dem Gegenüber und dessen Grenzen haben und uns nicht überfordern. Gleichzeitig sollten sie Vertrauen in die Klientin haben und sie auch nicht unterfordern. Hilfreiche Therapeuten müssen authentisch sein, Ahnung von Trauma und MPS haben oder die*

*Bereitschaft, es zu lernen, Ehrlichkeit, Achtsamkeit mit sich und mit dem Gegenüber.*
*Eine Wunschtraumtherapie gibt es nicht! Jede Therapie war zu einem bestimmten Zeitpunkt genau die richtige, um einen Schritt weiter zu kommen. So ist es auch mit dem, was wir jetzt machen. Eine Wunschtherapie wäre eine, die alle Wunden verschwinden lässt und wir normal sein könnten und gesund, ohne diese Geschichte und ohne die Notwendigkeit, viele geworden zu sein und Überlebende, aber wir wissen heute, dass das Utopie ist. Mein Leben wird leichter, wenn ich Menschen mit den folgenden Verhalten begegne: Achtsamkeit, Sicherheit und wenn sie unseren Plüschis nicht wehtun. Unterstützung in schweren Zeiten: Gespräche, Entlastung, Krisenintervention, da sein, Hilfe bei den Außenkindern. Ein gutes Miteinander und auch etwas Schönes miteinander zu teilen. Austausch. Ehrlichkeit.*
**Mondtränen (47 Jahre):** *In der Zwischenzeit habe ich Vertrauen zu meiner Therapeutin aufgebaut und gelernt, mich durch Schreiben mitzuteilen. Meine Traumatherapie brachte mir meine Erkrankung näher und machte mir bewusst, was ich jeden Tag leiste. KBT (= konzentrative Bewegungstherapie) brachte mir das körperliche Empfinden etwas näher. Von meinem Wunschtherapeuten erhoffe ich mir Einfühlungsvermögen, vertrauensvollen Umgang und behutsames Vorgehen. Es sollte die Möglichkeit geben, in Notsituationen anrufen oder eine E-Mail schicken zu können.*
**Sternenfänger (24 Jahre):** *Nach ca. 4 bis 5 Jahren Therapie mache ich derzeit keine Therapie mehr, weil es schwer ist, eine geeignete TherapeutIn zu finden. Die Wartelisten sind unheimlich lang, viele wagen sich gar nicht erst an Patienten mit MPS/DIS heran. Eine Klinik kommt aus persönlichen Gründen zurzeit einfach nicht in Frage. Anfangs war ich wegen eines Suizid-Versuches in die erste Klinik gekommen, wo am Anfang die Diagnose Borderline gestellt wurde. Wenn ich mir eine Wunschtraumtherapie zaubern könnte, wäre es eine Therapie, wo man uns alle so nimmt, wie wir sind. Wo jeder da sein darf. Wo auch die Kinder erwünscht und akzeptiert sind. Wo jeder die Hilfe und Unterstützung bekommt, die er möchte und braucht.*
**Haruna (16 Jahre):** *Nach dem Selbstmordversuch von Michaela vor einem Jahr war ich für einige Wochen in der Psychiatrie. Michaela hasst sich, diese Welt und uns alle – das ist ihr Grund gewesen, uns allen das Leben nehmen zu wollen. In der Klinik bekam ich allerdings mehr Un-*

*terstützung durch Mitpatienten als durch die Ärzte. Ich hatte ein Duftkissen, an dem ich anfangs immer bei drohendem Wechsel gerochen habe. Das hat mir geholfen, mich zu beruhigen. Eine unterstützende Therapie würde ich mir sehr wünschen. Doch nachdem ich Angst habe, auch nur einen der Kleinen zu verlieren, möchte ich eine Therapie, bei der sie nicht weggemacht werden. Und einen Therapeuten, der so arbeitet, habe ich bis jetzt noch nicht gefunden.*

**Alexa (37 Jahre):** *Meine erste Therapie begann ich nach einer großen Unterleibs-OP, als vieles, was bislang gut verdrängt war, dadurch wieder an die Oberfläche kam. Die Therapie dauerte fast 5 Jahre. Jedoch dass ich nicht alleine bin, wusste ich zu diesem Zeitpunkt nicht. Nicht weil ich eine unfähige Therapeutin hatte, sondern weil ich mich nicht so ehrlich darauf einlassen konnte und es eher darum ging, meinen Alltag zu gestalten, sprich meine damalige Tätigkeit als Krankenpflegerin durchzuhalten. Ich war zu diesem Zeitpunkt sehr suizidgefährdet und Medikamentenabhängig. Meine Vielfalt wurde sicher auf meinen Medikamentenkonsum geschoben. So fiel es meiner damaligen Therapeutin schon auf, dass ich sehr unterschiedlich reagiere. Sie war zu dem Zeitpunkt noch recht „frisch" im Beruf und ich eine ihrer ersten Traumaklientinnen überhaupt. Seit ungefähr 2 Jahren bin ich nun in meiner zweiten ambulanten Therapie. Meine Therapeutin arbeitet tiefenpsychologisch fundiert. Gleichzeitig arbeite ich sehr gerne mit kreativen Techniken und habe das Glück, dass meine Therapeutin mit ihren ca. 50 Jahren auch noch selbst gerne Kind ist. Sie versteht uns sehr gut. Sie nimmt auch die etwas unfreundlichen Mitglieder ernst und hört sie gerne an. Sie ist bereit, auch einen unbequemeren Weg einzuschlagen. Derzeit bezahlt sie noch meine Krankenkasse (bin in der zweiten Verlängerung – bei 80 Stunden insgesamt).*

*Von einer hilfreichen Therapeutin habe ich in der Zwischenzeit eine sehr gute Vorstellung: Sie sollte ehrlich im Umgang mit mir sein, d.h. auch reflektierend arbeiten, emotional zwar mitfühlend sein, aber fachlichen Abstand zu mir wahren. Es dürfen alle Teammitglieder an der Therapie teilnehmen, auch die, die eine etwas unbequemere Art an den Tag legen. Denn wie sonst können sie erlernen, dass manche Verhaltensweisen heute nicht mehr sinnvoll, sondern eher hinderlich sind. Eine gute Therapeutin sollte mir nicht ihre Meinung aufdrängen bzw. versuchen, mich oder andere Mitglieder zu manipulieren. Es respektieren, wenn manche nicht das Bedürfnis haben, mit ihr zu kommunizieren. Sie sollte nicht nach Schema F vorgehen, sondern ihren eigenen persönlichen Stil besitzen. Wir sind sehr sensible, feinfühlige Menschen und merken, wenn es jemand unehrlich mit uns meint oder unsicher ist. Sie muss nicht unbedingt Vollprofi sein, denn einen adäquaten Umgang mit anderen Menschen lernt man nicht aus dem Lehrbuch, sondern das lehrt uns das Leben. Eine gute Therapeutin nimmt uns ernst mit all unseren Ängsten und Gefühlen, die auch recht unterschiedlich sind/sein können. Ein gewisses Maß an Flexibilität setze ich voraus. Eine gute Therapeutin holt mich da ab, wo ich gerade stehe. Sie kann mir das eine oder andere Handwerkszeug anbieten, womit ich eigenständig dann besser meinen Weg gehen kann. Kreative Techniken wie Imaginations-Übungen helfen mir sehr. Die Therapeutin kann mir dabei helfen, meine Ziele zu verwirklichen. So möchte ich wieder zu einem durchstrukturierten Alltag finden. Ein Co-Bewusstsein des gesamten Schwarms erarbeiten. Auch wenn ich hierfür noch einige Zeit benötige, so habe ich doch schon viel geschafft. Ich kann die Vielfalt schon ein großes Stück weit für mich annehmen und gerade auch in therapeutischen Settings offener damit umgehen. Ich kann diese Diagnose vor Gutachtern, Sozialgericht und Versorgungsamt „verteidigen". Ich lasse mich weniger irritieren von Statements der Öffentlichkeit. Der Umgang mit meinem Sohn ist offener geworden. Mit Hilfe der Therapeutin zusammen konnte ich ihm erklären, warum seine Mum eben vollkommen unterschiedlich in ihrer Einstellung ist und manchmal sonderbar agiert. Ich darf mir Unterstützung holen und kann mich in Krisenzeiten auch bemerkbar machen und rutsche dadurch weniger in die Isolation ab.*

*Mit dem Huberbuch[2] arbeite ich selbst nicht, aber mit der CD, die bei dem Buch dabei ist. Die Stimme von Frau Huber ist für mich sehr angenehm. Unsere Therapeutin hat sich das Buch auch selbst angeschafft. Am meisten halfen uns folgende Übungen: „Der innere Garten" und „Das innere hilfreiche Team in den inneren Garten einladen". Wobei die erste Übung immer wieder auch in der Therapiestunde „geübt" wird. Für mich ist das auch eine Art Sicherheit und auch Schutz, gerade, wenn sich hier welche aus den dunkleren Ecken melden und dazwischen funken. Ich selbst mache regelmäßig für mich diese Übungen. Zuvor koche ich mir einen guten Tee, mache mir mein Zimmer so richtig gemütlich und kuschle mich in eine warme Wolldecke dabei ein. Probleme gibt es mit der Übung „Innere Landkarten" und daran wird seit bestimmt einem Jahr schon gearbeitet. Das Schwierige daran ist einfach, dass manche nicht nach außen für andere präsent sein möchten. Ihre Namen und Funktion sollen geheim bleiben.*

**Leuchtkaefer (42 Jahre):** *Ich habe Traumatherapie 1-2 x wöchentlich. Aber jetzt sind die 100 Stunden Therapie (Regelfall) zu Ende. Wir versuchen jetzt, Therapie außerhalb des Regelfalls zu bekommen. Das ist aber sehr schwierig, weil es kaum Gutachter gibt, die sich wirklich mit DIS auskennen. Bis dahin halten wir uns mit einem Trick über Wasser: Die Therapeutin kann „Notfalltermine" abrechnen, die immer 10 Minuten lang sind. Und fünf davon ergeben auch eine Therapiestunde. So haben wir 1 bis 2 Stunden im Monat. Nicht viel, aber wir sind auch nicht völlig auf uns alleine angewiesen. Meine Kunsttherapie bezahlt die Krankenkasse auch über einen Trick. Wir haben eine Kunsttherapeutin gefunden, die in einer Ergotherapiepraxis arbeitet und das mit der Krankenkasse auch als Ergotherapie abrechnet. Seitdem wir nicht mehr so oft Therapie haben können, haben wir hier zwei Stunden wöchentlich. Soziotherapie 1x wöchentlich bezahlt Kommunaler Wohlfahrtsverband. Das läuft unter dem Begriff „Ambulante Wohnbetreuung". Aber auch hier haben wir jemanden, der sich mit DIS auskennt und ganz gezielt mit uns arbeitet, so dass es viel mehr ist als nur Betreuung.*

*Wir wurden nach dem Suizidversuch der damaligen Gastgeberin in der Dialyse notversorgt. Ich schreibe bewusst „damalige" Gastgeberin, weil sie nach dieser Sache nie wieder aufgetaucht ist. Auf der Intensivstation wachte ich auf und übernehme seitdem die Rolle einer Gastgeberin hier im System. Die Psychologin dort auf der Station stellte mich vor die Wahl „entweder Therapie oder geschlossene Psychiatrie". Hatte dann 11 Jahre diverse „klassische" Psychotherapien ohne wesentliche Verbesserung. Im Gegenteil, auch dabei entstanden neue Innenleute, weil es teilweise unerträglich war. Z. B. in der Maltherapie malen zu müssen, obwohl wir auf „nicht malen und schreiben" programmiert sind – und diese Programme noch aktiv sind. Also entstand dort jemand, der phantasievoll malen kann und wunderbare Deutungen in die Bilder hineinlegen kann – allerdings ohne dass uns das wirklich innerlich betrifft. Letzten Endes haben wir den Therapeuten damit aus Not „vorgespielt", dass wir bei der Therapie mitarbeiten.*

*Meine jetzige Therapeutin habe ich ausgesucht, weil sie Traumatherapeutin ist und viel Erfahrung im Umgang mit DIS- Klienten hat. Habe sie von Anfang an informiert, um zu wissen, wie sie reagiert, ob ich mit ihr arbeiten kann. Die vorherige Therapeutin (bei der ich Therapie hatte, als meine Psychiaterin die Diagnose stellte) war nicht in der Lage, sich darauf einzulassen. Ständig kamen Bemerkungen wie „Nun reden Sie mal bitte wieder mit ihrer normalen Stimme mit mir." oder „Jetzt benehmen Sie sich mal wieder erwachsen." oder „ Lassen Sie das kindische Getue." Mit so jemandem können wir nicht arbeiten, nichts für uns erreichen. Ein hilfreicher Therapeut muss sich auf mich/uns einlassen können. Uns so nehmen, wie wir sind, nicht so, wie er uns gern haben würde. Er muss alle Innenleute da sein lassen und akzeptieren. Er muss Grenzen akzeptieren und einhalten, sehr feinfühlig sein, auf alles Manipulative verzichten. Er muss uns als gleichberechtigten Partner ansehen.*

**P.M. (30 Jahre):** *Als Eingliederungshilfe habe ich seit vielen Jahren einen therapeutischen Hund. Er ist eine Eingliederungshilfe vom Amt. Er ermöglicht es mir, mich selbständig in der Öffentlichkeit zu bewegen. Das hat mir eine große Selbständigkeit gebracht. Da ich gern unabhängig bin, war das sehr wichtig für mich.*

**Dingsda (34 Jahre):** *Zurzeit mache ich eine Traumatherapie, die mal wieder die Krankenkasse bezahlt. Die Zwischenzeit (1 Jahr) habe ich mit Hilfe von Spenden überbrücken können, die teils über die Caritas organisiert werden konnten. Den größten Teil davon haben aber Freunde aufgebracht. Vor allem ist für mich wichtig, dass die Therapeutin eine Frau ist. Sie sollte auf jeden Fall ehrlich und mitfühlend sein und Grenzen sowohl respektieren als auch setzen können. Sie sollte auch sehr zuverlässig sein und mit Kindern umgehen können. Wahrscheinlich muss sie dabei auch ziemlich flexibel sein. Ein gutes Wissen über Traumatherapie/DIS ist sehr von Vorteil. Meine Therapeutin nach der Klinikzeit hatte das nicht, hat es aber schnell nachgeholt, als sie merkte, womit sie hier konfrontiert war. Nicht zuletzt muss sie eine gewisse Stärke mitbringen. Ich muss sicher sein können, dass sie das, was ich ihr erzähle, auch ertragen kann. Auch Mut ist nötig, denn sie muss in der Lage sein, auch die Dunklen zu treffen. Mit ihrer Unterstützung erhoffe ich mir irgendwann mal eine Integration. Ich weiß aber nicht, ob ich das schaffen kann. Ich glaube, dass das Leben so viel einfacher wird, wenn man nur noch einer ist. Außerdem tut es gut, wenn wir in Krisenzeiten in die Klinik müssen, nicht mit dem alten „Frau xy" angesprochen zu werden, was uns vor der Namensänderung doch ziemlich getriggert hat. Ganz früher mal suchte ich auch Hilfe bei einer Beratungsstelle. Damals hätte ich niemals irgendwas über ein Trauma auch nur angedeutet. Aber die Frau hat mir geholfen, mit meinen Ängsten und Depressionen irgendwie um-*

*zugehen. Ich habe angefangen zu lernen, dass da jemand ist, der mir nicht weh tut. Das endete dann aber irgendwann und dann gab es ganz lange gar keine Hilfe. Zeitweise hatte ich eine sozialpädagogische Einzelfallhelferin, da ich mit meinem Alltag nicht mehr zu Recht kam. Sie half mir vor allem, gegenüber Ämtern auf meinem Recht zu bestehen und meinen Alltag so zu strukturieren, dass ich mich selbst nicht überfordere, aber trotzdem das Wichtigste schaffe.*

*Dieser Lernprozess war für mein tägliches Leben sehr wichtig. In der ambulanten Therapie nach der Klinik ging es erst einmal hauptsächlich um Vertrauen, länger als ein Jahr. Dann fingen auch Innenkinder an, sich zu zeigen. Die bekamen von der Therapeutin (die auch Kindertherapeutin war) große Aufmerksamkeit und Liebe, wodurch bei den Kindern viel genesen ist. Sie haben gelernt zu vertrauen und sind fröhlicher, offener und neugieriger geworden. Der Kommunikation untereinander wurde große Aufmerksamkeit gewidmet. Auch in dieser Phase ging es noch hauptsächlich um Sicherheit und um Stabilisierung. Letztlich war ich dadurch in der Lage, den entscheidenden Schritt vorzubereiten und meine Heimatstadt zu verlassen sowie meinen Namen zu ändern. Dies setzte ja voraus, dass die Dunklen soweit kooperieren, dass sie den neuen Wohnort nicht gleich verraten würden. Bei der Therapeutin in der neuen Stadt konnte ich dann vom Gelernten profitieren. Ich war in der Lage, ihr einen Vertrauensvorschuss zu geben, so dass ich bald mit der Arbeit anfangen konnte. Bei ihr mache ich jetzt EMDR*[3]*. Einige Situationen konnten damit völlig bearbeitet und abgeschlossen werden. Bei anderen sind wir noch mittendrin. Wenn ich noch Wünsche zu meiner momentanen Therapie ergänzen dürfte, dann gäbe es idealer Weise häufigere und längere Sitzungen, da nie genug Zeit für alle ist. Bei meiner Wunschtherapie gäbe es keine Finanzierungsprobleme und keine Gutachter!*

**Seesternchen (21 Jahre):** *Im Augenblick habe ich Gesprächstherapie wegen Borderline. Diese bezahlt die Krankenkasse. Meiner Therapeutin sagte ich, dass ich Viele bin. Sie glaubte mir zuerst. Und irgendwann meinte sie, ich wäre zu klar und zu intelligent, um Viele zu sein.*

**Bienenstock (53 Jahre):** *Anforderungen an meine Therapeutin: Zuverlässigkeit, sehr viel Geduld, Zuverlässigkeit. Meine Therapeutin finde ich sehr gut. Ich bewundere ihre Geduld, aber auch ihre Zuverlässigkeit und ihre Mühe und Sorge uns zu helfen. Kliniken möchte ich deshalb meiden, weil ich da bisher meist nur mit Tabletten voll gestopft wurde, ohne dass sie wirklich halfen. Allerdings habe ich in der einen Klinik meine Thera-*

*peutin kennen gelernt, die mir aber erst bei der ambulanten Therapie weitergeholfen hat. Bin dann noch öfter in der Klinik zu Kriseninterventionen gewesen, aber direkt wegen meiner Störung fühlte ich mich dort nicht so gut aufgehoben. Nun kann ich wieder arbeiten gehen. Meine Therapeutin hilft mir, mit den anderen Innenpersonen einigermaßen klar zu kommen. Ich kann wieder alleine raus und einkaufen gehen. Was mir half, ist sehr unterschiedlich. Einige Arbeiten mit dem sicheren Ort, der Tresorübung, der Leinwand, Klopfübungen, Atemübungen, Schmerz in Wärme umleiten und dann in einen Stein fließen lassen, langsam rückwärts zählen, laut die Umgebung beschreiben. Unterstützt haben mich auf meinem Weg: Familientherapie, ambulante Therapie, Weißer Ring, Anwalt, OEG, Diakonisches Werk Beratung, die mir auch finanziell unter die Arme griffen. Meine Wunschtraumtherapie fände in einem großer Raum mit verschieden Einteilungen statt. Ein Teil wäre normal, dann kindgerecht und hätte verschiedene Sitzmöglichkeiten. Sie fände ohne Zeitdruck statt, also eine Sitzung sollte mindestens 2 Stunden dauern. Die Therapiedauer insgesamt sollte nicht festgelegt sein. Man sollte selber bestimmen können, wann man keine Therapie mehr benötigt. Irgendwann kommt die Zeit bestimmt.*

**Nina (34 Jahre):** *Ich mache gerade eine Therapie, bei einem Psychiater. Wir arbeiten heftig und das ist nicht für alle Innies gut. Ich find den Austausch mit anderen Betroffenen sehr hilfreich. Es ist ein stilles Verständnis, ein nicht immer alles bis ins Detail erklären müssen. Reden sehr wenig mit meinem Therapeuten über die Schäden oder so. Traue mich deshalb auch nicht, ihm etwas von meinem Innenleben zu sagen. Es gab eine Zeitlang Halluzinationen. Da hat er mir Schizophrenie unterstellt und in mir war gleich die Hölle los. Jetzt reden wir beide nicht mehr darüber. Bezahlt wird die Therapie von der Krankenkasse, da er Psychiater ist. Ich bezahle aber stets 10% aus der eigenen Tasche. In jeder Therapiestunde erreiche ich irgendwie ein Zwischenziel. Denn es ist die Zeit da für Veränderung. Ich setze mir jeweils Fixpunkte, auf die ich hinarbeite, wie meine Ausbildung, irgend ein Kurs, etwas Schönes, das mir etwas bedeutet und ich mich daran freuen kann. Bis jetzt habe ich schon viel erreicht. Ich habe eine relativ gute Stabilität und arbeite direkt am Trauma, bzw. an Traumateilen. Auf diesem Weg begleitete mich auch ein Heilpraktiker, weil mir das als nicht gefährlich vorkam. Alles, was medizinisch war, hatte mich in Angst und Schrecken versetzt. Ich wurde ja durch Mediziner auch traumatisiert. Dann habe ich es irgend-*

*wann nicht mehr auf dem alternativen Weg geschafft. Da bin ich doch zu einem Psychiater gegangen, aber nur, weil der auch Homöopath ist. Er war dann so der treibende Teil, damit ich endlich mal wagte, tiefer zu graben, bzw. zuzulassen und auszuhalten. In meiner Wunschtherapie hätte ich gerne eine Kombination aus der energetischen Psychologie, so wie jetzt, aber auch die Gespräche und die Möglichkeit, mehr Verständnis für mich und meine Situation, bzw. Reaktionen zu bekommen. Vielleicht auch mal eine Gruppe als Austausch.*

**Michi (34 Jahre):** *Im Augenblick mache ich eine tiefenpsychologisch fundierte Gesprächstherapie, die von der Krankenkasse finanziert wird. Für mich benötigt ein guter Therapeut die folgenden Eigenschaften: Er muss mir glauben! Zuhören können. Offen sein, auch seine Zweifel zugeben. Zugeben, wenn er an seine Grenzen kommt. Er darf keine Angst haben. Muss sich abgrenzen können.*

**Leuchtkaefer (42 Jahre):** *Vor zwei Jahren habe ich einen Therapeutenwechsel durchgekämpft, um eine Therapie zu bekommen, die uns als System akzeptiert.*

*Habe Soziotherapie (http://www.soziotherapie.de/sozio.php) durchgesetzt, so dass wir für viele Dinge Unterstützung haben, die wir allein noch nicht können. Es läuft unter dem Begriff „Ambulante Wohnbetreuung" und wird vom kommunalen Sozialverband bezahlt. Wir haben jemanden gefunden, der sich mit DIS auskennt und gezielt mit uns arbeitet. In diesen Stunden stützt sie uns mehr, als uns nur zu begleiten. Derzeit Klage vor dem Sozialgericht: Wir hatten vor 2 ½ Jahren eine Reha. Ich wurde entlassen mit der Maßgabe, in 2 Jahren wieder zu kommen. Doch dies wurde von BfA abgelehnt, nachdem mir ein Gutachter „pseudologia phantastica" (krankhafte Lügensucht) bescheinigt hat. Die Gutachterin schien freundlich zu sein, fragte sehr viel. Begrüßte uns mit den Worten „Ich will Ihnen mal zu ihrer Reha verhelfen!". Und dann stand in dem Gutachten „Pseudologia Phantastica" und „Sinn und Zweck einer erneuten Rehamaßnahme sind für den Gutachter nicht ersichtlich!" Ich kann nur vermuten, sie hatte a) null Ahnung davon, dass es so was wie DIS gibt und b) Probleme mit dem Thema sexuelle Gewalt überhaupt. Deshalb muss ihr, was ich erzählte, völlig unglaubwürdig vorgekommen sein. Nur ist es eine Unverschämtheit, dann so etwas zu schreiben – was ich nicht kenne, gibt es nicht?! Auf der Grundlage dieses Gutachtens wurde natürlich die Reha-Maßnahme von der BfA abgelehnt. Nun warte ich auf die Verhandlung.*

**Martha (39 Jahre):** *Meine Verhaltenstherapie ist ausgeschöpft. Bekomme von der Krankenkasse keine Stunden mehr bezahlt. Aber die Therapeutin macht weiter, manchmal schreibe ich für sie dafür Dinge am PC. Mein erstes Therapieziel war, mich angstfreier mit den Kindern auf der Strasse bewegen zu können. Hierfür habe ich Therapie und die Betreuung, für eine Begleitung auf Ämter. Diese wird über das Sozialamt bezahlt, der spezielle Name ist „Hilfe nach Maß" und ist abhängig vom Einkommen. Der Betreuer gehört zu den Barmherzigen Brüdern Saffig, so weit ich weiß, gibt es aber auch andere Organisationen, die diese Hilfe anbieten und ihre Kosten über die „Hilfe nach Maß" abrechnen. Ein guter Therapeut darf nicht lügen und sollte echt sein. Eine gute Therapeutin sollte auch dazu stehen, etwas nicht zu wissen, und sich unbedingt an Versprechen halten. Sie müsste nichts versprechen, nur wenn sie es tut, dann sollte sie es auch einhalten.*

**Linda (37 Jahre):** *Meine Vorstellungen von einem guten Therapeuten sind: Er muss weiblich sein! Die Chemie muss stimmen. Vertrauen muss vorhanden sein. Es darf keine unsinnigen, uneinhaltbare Regeln (Gewichtsvertrag, SVV–Verbot) geben. Achtung und Respekt. Sie muss uns glauben und zuhören. Sie muss einen eindeutigen Standpunkt zum Thema Missbrauch und MPS haben und auf der Seite der Betroffenen stehen. Darf auf keinen Fall auch Tätertherapie machen, dadurch wird sie unglaubwürdig. Kritisieren können. Krisen erkennen und reagieren können. Streitfähig sein (auch zanken und herausfordern).*

**Kim (43 Jahre):** *Wir haben gerade nach 4 Jahren eine Körpertherapie beendet. Leider konnten wir sie nicht mehr bezahlen. Jedoch sind wir jetzt im Moment dabei, in der Traumaambulanz einer großen Klinik eine Traumabearbeitung über 8 Doppelstunden durchzuführen. Das fällt unter psychiatrische Krisenintervention und wird deshalb von der Krankenkasse bezahlt. Es ist sozusagen eine ambulante Psychatriebehandlung. In ein paar Monaten werden wir wieder auf der Suche nach einer Therapeutin sein. Was ich von meiner neuen Therapeutin erwarte, ist schwierig zu sagen. Wir glauben, dass es wichtig ist, einen Therapeuten zu haben, der bereit ist Unglaubliches zu glauben, sich fortzubilden und offen zu sein für alternative Möglichkeiten der Seele. Sie muss mit schweren Dingen zu Recht kommen. Hilfreich ist es, wenn er oder sie schon einmal mit traumatisierten Menschen gearbeitet hat oder bereits von der Existenz von MPS Kenntnis genommen hat.*

### 3.9 Klinikerfahrungen

Manchmal empfiehlt es sich, zusätzlich zu oder statt einer ambulanten Therapie auch eine Behandlung in einer Klinik in Betracht zu ziehen. Der Vorteil eines stationären Aufenthalts ist: Du musst dich dort nur mit deinem Weg beschäftigen, bist in geschütztem Raum und kannst Neues ausprobieren. Die Wahl der Klinik und deine Einstellung zu den Therapien werden wichtige Punkte für deinen Therapieerfolg sein. Eine ganz gute Möglichkeit, das Erlernte dann zu Hause umzusetzen und anschließend wieder stationär zu reflektieren, bietet die immer häufiger angebotene Intervalltherapie. Das bedeutet, dass du eine Zeit lang in der Klinik bist und wenn du einiges bearbeitet hast und Anregungen für das Alltagleben bekommen hast, wirst du entlassen. Dann kannst du das Erlernte bis zum nächsten Klinikaufenthalt im Alltag umsetzen und dich an die bereits veränderte Lebenssituation gewöhnen. Gleichzeitig gibt es deinem Partner, deiner Familie und Freunden die Möglichkeit, an deiner Veränderung teilhaben zu können und gemeinsam den Weg weiter zu gehen. Die Umsetzung der Regeln in den Kliniken wird durch ihre Mitarbeiter gestaltet und ist im steten Wandel. Auch die Patienten haben darauf Einfluss. Deshalb möchte ich darauf aufmerksam machen, dass die folgenden Klinikerfahrungen individuelle Blitzlichter sind. Sie geben dir Impulse, damit du erkennen kannst, wo andere Probleme hatten und was sie hilfreich fanden. So kannst du bei deinem Vorgespräch gezielt fragen, was für dich wichtig ist.

Eine aktuelle Klinikliste mit wichtigen Informationen zum Klinikaufenthalt findest du auf www.vielfalt-info.de unter dem Punkt Kliniken.

**Dingsda (34 Jahre):** *Nach meinem Suizidversuch hatte ich ambulante Therapie zur Überbrückung, bis ich in eine Klinik konnte. Dies war eigentlich ein reines Vermeiden von Schlimmerem. Ich hatte diverse stationäre Aufenthalte, teils in einer Klinik mit Traumatherapie, teils in der Geschlossenen der hiesigen Psychiatrie. In der Traumaklinik habe ich sozusagen die Basics gelernt, wie ich mich selber beruhigen kann. Dort fanden auch erste Traumabearbeitungen statt. Ich habe mich dort meinem Thema langsam annähern können.*

**Mondtränen(47 Jahre):** *Bei meinen vier Klinikaufenthalten machte ich gute Erfahrungen. Ich erkannte, dass mich diese intensive Hilfe besser auffängt und ich mich so auch mehr auf die Therapie einlassen konnte. Ich begann zu erkennen, dass ich nicht alleine bin. Ein Vorgespräch,* *was ich sehr wichtig finde, fand statt. Dabei wurden alle meine Fragen beantwortet und geklärt. Auch die Station wurde mir bei diesem Termin gezeigt. Alle Übungen zur Stabilisierung, Skills-Sammlung und Notfallkoffer waren hilfreich für mich.*

**Alexa (37 Jahre):** *Ich war zwei Mal in einer Psychosomatischen Fachklinik. Diese Klinik war absolut nichts für mich. Ich fühlte mich verwahrt und es wurden mir starke Psychopharmaka gegeben. Diese wirkten so stark, dass ich nicht mehr in der Lage war zu gehen. Für eine notwendige Zahn OP rief die Zahnärztin erst einmal in der Uniklinik an, um zu fragen, ob sie mir überhaupt noch eine Narkose setzen darf, wovon ihr abgeraten wurde. Doch unter besonderer Vorsicht wagte sie es dann doch mir eine Betäubung zu geben.*

*Danach war ich einmal in einer recht gute Klinik für den Bereich Sucht sowie allgemeine Psychosomatik. Ich fand es ungewöhnlich, dass man das komplette Personal geduzt hat. Positiv erlebte ich die Eigenverantwortlichkeit und das direkte Einbeziehen des Patienten. Wir lebten in kleinen Wohneinheiten (12 Personen, jedoch keine Geschlechtertrennung). Neben dieser Gruppe gab es so genannte Indikativgruppen. Die Traumatherapie bewerte ich bedingt empfehlenswert, weil sie mir zu sehr analytisch angehaucht ist. Des Weiteren hatte ich mehrere kurzfristige Klinikaufenthalte zur Krisenintervention. Leider fühlte ich mich dort eher ohne Unterstützung, aufbewahrt.*

*Wichtig bei meinen Klinkaufenthalten war, dass ich mich in Krisensituationen bemerkbar machen konnte. Ansonsten konnte es schon mal passieren, dass es nicht bemerkt wurde, dass eine Patientin mal 2 Tage verschwunden war. So war es leider bei mir. Ich war ein komplettes Wochenende in mir gefangen und konnte mein Außen nicht mehr wahrnehmen. Negativ war auch, dass nachts kein Personal im Frauenbereich war und man durch einen großen dunklen undurchsichtigen Speisesaal hinüber zum Haupthaus laufen musste. Ich für meine Person konnte in solchen Zeiten kein Telefon benutzen oder mich in Flashs daran erinnern, dass ich eine Klingel drücken konnte. Wo dann aber auch nicht sofort wer kam, sondern erst mal angerufen wurde. Erst danach kam Hilfe. Sehr hilfreich war dort das kommunikative Gestalten, eine reine Multigruppe, wo eben auch die Kleinen und weniger bequeme Innenpersonen dran teilnehmen durften. Leider ist der Raum ein großer Triggerfaktor für viele Betroffene gewesen, da sich viele Angst machende Gegenstände wie Masken darin befanden. Wenn man sich jedoch äußern kann, seine Bedürfnisse ansprechen kann, bekommt man jede Hilfe, die man benötigt. Also auch eine Reha, in der sehr viel Wert auf Eigenverantwortung gelegt wird. Man sollte einen gewissen Grad an Stabilität besitzen. Verlängerungen von 6 auf 8 Wochen gibt es nur in Ausnahmefällen noch und wenn auch nur, wenn man sich dann als „gesund" entlassen lässt. Weshalb das so ist weiß ich nicht. Negativ war für uns, dass die Imaginationsübungen*[2,4] *in einem Raum mit rund 40 anderen Patienten dicht an dicht sitzend stattgefunden haben. Für uns war ein Einlassen auf die Übungen dort leider nicht möglich, obwohl diese Übungen sonst sehr hilfreich für mich sind. Diese ermöglichten allenfalls ein Reinschnuppern in das „ innere Team" und den „sicheren Ort". In der Therapie wird viel mit dem „Gartenbuch" von Frau Huber*[2] *gearbeitet.*

**Leuchtkaefer (42 Jahre):** *Meine Erfahrungen in der Klinik für Psychotherapie und Psychosomatik der Uni hier in der Stadt waren verheerend. Niemand kam auf die Idee, hier könnte irgendwas nicht ganz so einfach wie „Depression" sein. Unsere Wechsel wurden kommentiert mit „Nun kriegen Sie sich mal wieder ein". Sexueller Missbrauch war ein Tabuthema. Zu einer Nachuntersuchung (dann schon mit der Diagnose DIS) hörten wir, dass das ja eine extrem umstrittene Diagnose sei, die es wahrscheinlich gar nicht gäbe. In anderen Kliniken hier in der Region war es genauso. Immer nur hieß es: „Reißen Sie sich zusammen, Sie können alles, was Sie wollen, wenn Sie sich nur genug Mühe geben!" Das konnte ich aber nicht, weil ich ja noch nicht mal wusste, dass es hier andere gab. Lass dich mal wegen Bulimie behandeln, wenn du selbst keine Bulimie hast, sondern jemand anderes aus deinem System, für den du selbst amnestisch bist. Doch dann fanden wir Gott sei Dank eine Klinik in der wir sehr gute Erfahrung machen durften. Dort lernte ich die ersten meiner Innenleute kennen und machte erste Schritte zur Stabilisierung. Der innere Garten (der immer mehr zu unserem sicheren Ort wird), das klärende Bad und die Tresorübung helfen uns manchmal sehr. Jedenfalls dann, wenn wir überhaupt in der Panik der Situation auf die Idee kommen, dass es diese Übungen gibt. Oft genug sind die Übungen im Kopf einfach nicht vorhanden.*

**Leah Nadine (44 Jahre):** *Obwohl es in unserer Klinik nur Zweibettzimmer gab, fühlten wir uns gut aufgehoben und manche auch in Sicherheit. Der Umgang mit uns war sehr achtsam, ohne uns in Watte zu packen. Sie machen Vorgespräche, da kann man schon gut für sich schauen. Und sie hatten Traumatherapeutinnen. Sie wussten Bescheid über*

*MPS und machten Stabilisierungsübungen in ganz kleinen Gruppen, was uns auch heute noch sehr gut hilft.*

**Dingsda (34 Jahre):** *Die örtlichen Kliniken waren total überfordert mit uns. Dort gehe ich auch nur im äußersten Notfall hin, wenn unser Leben in Gefahr ist. Meine Erfahrungen mit meiner Traumaklinik waren besser. Ich hatte dort den Eindruck, dass ich verstanden würde und dass man mir helfen könnte. Allerdings hat das Ganze dort auch Grenzen, vor allem da es immer weniger Personal für immer mehr Patienten gibt. Das hat zur Folge, dass manche Krisen nicht mehr gut aufgefangen werden können, wenn man nicht der Typ ist, der es dringlich macht oder sich vordrängelt. Insgesamt kann ich aber sagen, dass ich dort viele wichtige Dinge gelernt habe, die mir später geholfen haben.*

*Eine Klinik, die mir gut tut, sollte die Diagnose akzeptieren. Es sollte ein Mindestmaß an Verständnis dafür da sein, dass ich Privatsphäre brauche. Insofern ist für mich wichtig, dass die Klinik Einzelzimmer auch für normal Versicherte anbietet. Man sollte wählen können, ob man von einem Mann oder einer Frau behandelt werden will. Idealerweise hätte die Klinik Therapeuten, die Erfahrungen mit Traumatherapie haben. Oder Supervision zu diesem Thema. Denn ich habe mehrfach erlebt, dass die gängigen Behandlungsansätze beispielsweise für Depressionen uns nicht weiter brachten. Auch für die Krisenintervention ist es wichtig, dass Therapeuten wissen, dass es Innenpersonen gibt, die den Körper bedrohen und dass es dann nicht hilft, mit der Gastgeberin über Suizid zu reden. Sie dürfen auch nicht darauf hereinfallen, dass alles okay ist, nur weil eine gut gelaunte Innenperson den Klinikalltag übernimmt. In guten Kliniken wird auch nicht ausschließlich mit Gruppentherapien gearbeitet. Denn da das mit dem Vertrauen schwierig ist, bringt Gruppentherapie, zumindest für uns, nicht viel. Wir haben am meisten von Einzeltherapien profitiert. Natürlich sind ergänzende Gruppenangebote sehr okay, wie kreative Angebote. Aber wenn es ans Eingemachte geht, ist es nicht mehr okay in der Gruppe. Eine Regelung, die mir sehr geholfen hat war, dass die nächtlichen Rundgänge der Schwester mit Zustimmung des Arztes sozusagen „abbestellt" werden konnten, da es ein riesen Trigger ist, wenn nachts jemand ins Zimmer kommt. Besonders hilfreiche Therapieelemente waren für mich: Tresorübung, Sicherer Ort, Übungen gegen den Schmerz, Tagebuch schreiben, EMDR.*

**Martha (39 Jahre):** *Meine Klinikerfahrungen sind sehr unterschiedlich. Die erste Psychiatrie war total schlimm und ich denke traumatisierend* *für uns. Die nächste Klinik fand ich an sich sehr gut. Es gibt dort eine spezielle Trauma Station, die sich auch sehr gut mit Multipelsein auskennt (wurde bei uns das erste Mal dort diagnostiziert). Wir waren da insgesamt drei Mal, aber bei dem letzten Aufenthalt hatten wir Täterkontakt und keine Möglichkeit uns zu schützen. Bei dieser Klinik handelt es sich eben um eine Reha Klinik, die keinen sicheren Rahmen hat. Die Klinik ist von mehreren Eingängen frei zugänglich. Sie liegt am Waldrand. Das Personal ist sehr bemüht, eine gewisse Sicherheit zu erreichen, was aber eben nur teilweise möglich ist. Außerdem befinden sich in der Klinik verschiedene Stationen mit unterschiedlichsten Störungsbildern. Eigentlich sind die Türen ab abends 23.00 Uhr geschlossen. Aber es gibt immer wieder Patienten, die die Tür mit Steinen blockieren, so dass diese die ganze Nacht geöffnet sind. Eine entsprechende Kontrolle findet oft aus Personalmangel (nur eine Nachtschwester) nicht statt. Ich finde Imagination und Einzelkörpertherapie auf uns angepasst super. Dabei habe ich wirklich viel gelernt und verstanden und viele Dinge für mich klären können.*

**Linda (37 Jahre):** *Während meines Aufenthaltes in Psychosomatischen Kliniken half mir besonders: Malen als Mittel zur Entlastung, habe liebe gute Freunde gefunden, körperliche Behandlung (Folgen der Essstörung wurden behandelt). Nicht hilfreich für mich war: die analytische Therapie, ein Gewichtsvertrag, unser Schweigen in der Einzel- und Gruppentherapie (da hätten wir uns Hilfestellungen und konkrete Fragen von den Therapeuten gewünscht). Bei meinem zweiten Klinikaufenthalt war ich in einer Psychiatrie. Hilfreich war da für mich: sehr gute Therapeuten und Bezugspfleger, Innenkinder waren willkommen, SVV wurde nicht bestraft, es gibt eine Traumastation, auf Wunsch gab es auch Traumatherapie, respektvolles Behandeln, Rücksicht auf individuelle Probleme (z. B. Angst vor Blutabnahme), gute Therapieangebote, rauchen erlaubt, sehr gutes Klima bei Personal und unter den Patienten. Unser Erfolg war dauerhaft. Denn der Aufenthalt war vor 6 Jahren und wir „mussten" danach nicht wieder in eine Klinik und hatten keine größeren Krisen mehr. Ein Vorgespräch mit der Therapeutin war möglich und wir durften uns vorher die Räume angucken, Entlassung auf eigenen Wunsch (nach Absprache mit Therapeut jederzeit möglich). In der ersten Woche wurden wir in Ruhe gelassen! Das war sehr wichtig für uns, um erst mal anzukommen. Nicht gut/hilfreich für uns waren: 3 und 4-Bett-Zimmer, Personal in weißen Kitteln (Trigger).*

*Gute Kliniken erkenne ich an folgenden Kriterien: Sie ermöglichen auf Wunsch ein Vorgespräch und erteilen freundlich, ausführlich und gerne Auskunft. Sie behandeln jeden Patienten individuell, zeigen die Station vorher, wenn es gewünscht wird. Sie erkennen MPS als Diagnose an. Es wird eine gründliche Anamnese erstellte, mit Bezugspflege gearbeitet und es gibt keine Anwesenheitspflicht bei den Mahlzeiten (schwierig bei Essstörungen), es gibt Therapieangebote, ohne dass die Teilnahme Pflicht ist. Verbieten SVV nicht, sondern sehen es als Möglichkeit der Selbsthilfe. Wichtige Therapieelemente waren für mich: Stabilisierungsübungen als Vorbereitung für die Traumatherapie. Sie sind unbedingt notwendig. Traumatherapie muss sein – auch wenn es schwer und schlimm ist! Denn es bringt danach enorme Entlastung. Ruhe und Rückzug muss möglich sein.*

**Schneckerl (27 Jahre):** *Zitiere mal aus meinem Klinikbericht. Die Methoden haben mir wie gesagt sehr geholfen.*

*Zitat: „Therapeutische Maßnahmen: Aufgrund der Schwere und Komplexität der Störung behandelten wir die Patientin nach einem multidimensionalen Behandlungskonzept, bestehend aus tiefenpsychologisch fundierten Einzel- und Gruppentherapiegesprächen, nonverbaler Spezialtherapie in der Gestaltungstherapie als Möglichkeit, traumatisches Material zu externalisieren (die Verlagerung von Motiven oder Zuschreibungen nach außen), des weiteren Achtsamkeitsübungen/Imaginationstherapie als Entspannungsverfahren und Arbeit mit positiven stärkenden und stützenden inneren Bildern als Gegengewicht zu den traumatischen inneren Bildern. Des weiteren Teilnahme an der themenzentrierten Interaktionsgruppe für Frauen zur weiteren Verarbeitung von frauenspezifischen Lebensthemen und Skill-Training im Einzelkontakt als therapeutische Möglichkeit, um mit inneren Spannungszuständen und inneren Gefühlen anders umgehen zu lernen, als bisher."*

**Kim (43 Jahre):** *In der ersten Klinik, wurde eine Diagnostik durchgeführt. Wir haben einige Traumasitzungen gemacht und haben Selbsthilfetechniken erlernt. Außerdem haben wir gelernt zu verstehen, was mit unserer Persönlichkeit passiert ist. Am Anfang waren wir sehr beschäftig, uns mit allen zu streiten, weil ich es nicht akzeptieren wollten, dass uns was geschehen war. Durch Abwehr haben wir uns selbst das Leben schwer gemacht und oft geglaubt, wir würden tyrannisiert. Das Klinikpersonal hielt uns aus und verstand uns. Die Zeit war schwer, aber sie brachte uns sehr viel weiter. Mit Hilfe der Kliniktherapeuten gelang es* *uns, den Täterkontakt zu beenden und uns entsprechend abzusichern. Besonders hilfreiche Therapieelemente waren für uns: Der innere Tresor und das Üben damit. So konnten wir belastende Dinge auf bestimmte Zeit beiseite schieben. Chi-Gong und Autogenes Training halfen uns, weil es die Atmung reguliert und die Nerven beruhigt. Der innere Garten, eine Vorstellung von einem Ort, wo man sich bestmöglich fühlt. Wendo ist Selbstverteidigung und -behauptung für Frauen und Selbststärkung. Ressourcenorientiertes Arbeiten: nicht nur schauen, was alles nicht klappt, sondern auch an die Dinge denken, die gut klappen und die man gut kann und gerne macht. Musiktherapie, Tanztherapie und Gestaltungstherapie: bietet alternative Ausdrucksmöglichkeiten. Unsere Zukunftspläne sind: Wir nehmen Gesangsunterricht, bieten Workshops an, erlernen ein Instrument und sind in ein Orchester eingetreten. Wir haben unsere Traumata bearbeitet und können gut leben.*

## 3.10 Leben mit den Außenkindern

Während eine allein lebende Person mit DIS den Rückzug in die eigenen vier Wände für Aus- oder Außenzeiten der Innies hat, bedarf es beim Zusammenleben mit anderen Absprachen und Erklärungen. So ist es für Betroffene, die in Beziehungen und mit Außenkindern leben, auch wenn diese Gemeinschaft Wärme und Sicherheit geben kann. Andere Betroffene müssen sich alleine mit ihren Außenkindern auseinandersetzen. Dies ist für jedes allein erziehende Elternteil schwierig. Doch bei dir kommt noch hinzu, dass du auch ganz besonders viel Zeit für dich und deine Innies benötigst. Gleichzeitig möchtest du vermutlich dein Kind ganz besonders beschützen und stärken, damit es vor einem ähnlichen Schicksal wie dem deinen bewahrt bleibt. Du leistest also besonders viel, vermutlich sogar mehr als dir auf Dauer gut tut. Deshalb mache dir bewusst, dass du das Recht hast, dir Hilfe und Unterstützung zu deiner Entlastung zu holen. Denn je weniger Belastungen du hast, umso besser geht es dir und damit auch deinem Außenkind.

Diese Unterstützung kann **Sozialpädagogische Familienhilfe** (SPFH) sein, die du beim Jugendamt beantragen kannst. Des Weiteren gibt es **Betreutes ambulantes Wohnen** (dann würde regelmäßig jemand zu dir nach Hause kommen und dich unterstützen)oder die **Unterstützung vom psychiatrischen Pflegedienst** (in der Regel Psychiatrieschwestern oder –Pfleger, die ambulant zu Hause betreuen) oder ähnliches. Informiere dich bei den Ämtern. Und wenn du das nicht alleine schaffst, dann bitte eine Freundin oder deine Therapeutin dich bei diesen Telefonaten und Wegen zu unterstützen.

Egal in welcher Phase du dich gerade befindest, ist es wichtig, die größt mögliche Klarheit für das Kind zu leben. Das bedeutet nicht, dass du es mit all deinen Sorgen und Nöten überschütten sollst. Details deiner traumatischen Erlebnisse sind Gift für die Ohren, Herzen und Seele deiner Außenkinder. Sondern es geht darum, dass Kinder auch wissen dürfen, dass die Erwachsenen Gefühlsschwankungen und Streit haben, so wie sie dies von sich kennen. Spiele deine Situation nicht herunter und bausche sie nicht auf. Denn Kinder haben feine Antennen. Und wenn du ihnen etwas vorspielst, dann werden sie in ihrer Wahrnehmung erschüttert. Denn das was du sagst stimmt dann nicht mit deiner Körpersprache überein. Das Kind hat eine Wahrnehmung, die von der Mutter **nicht** bestätigt wird. Und die Mutter „muss es ja wissen!" Diese Verunsicherung hat dann Auswirkungen auf die unterschiedlichsten Lebensbereiche. Ein Kind, das seiner Wahrnehmung nicht trauen kann bekommt beispielsweise Rechtschreibprobleme. Es denkt: Das habe ich richtig geschrieben. Dann erinnert es sich unbewusst an die Fehlwahrnehmung zu Hause und wird auch beim Schreiben unsicher. Gibt es immer wieder diese Verunsicherungen, dann verstärkt sich dieses Gefühl auch beim Kind. Deshalb solltest du aus Liebe zu deinen Außenkindern möglichst ehrlich sein. Erkläre ihnen, dass dir gerade viel durch den Kopf geht und du deshalb manchmal etwas durcheinander und abwesend bist. Wichtig dabei ist für das Außenkind der Hinweis: Diese „Gefühlsschwankungen" haben nichts mit ihm zu tun. Wenn du zusätzlich die Kinder-Fragen ernst nimmst und altersgemäß ehrlich beantwortest, gibst du ihnen Sicherheit und Geborgenheit. Du nimmst sie mit ihren Sorgen und Nöten wahr und fängst sie mit deinen Möglichkeiten auf. Doch auch wenn du deine Situation erklärst, kann es sein, dass deine ständigen Schwankungen bei deinem Kind psychische Schäden anrichten. In der Situation gefangen, kann man das als Elternteil nicht unbedingt erkennen. Deshalb kann es auch sinnvoll sein dir für diesen Bereich von außen Hilfe und Unterstützung zu holen, z. B. von deiner Therapeutin oder einer Beratungsstelle. Sie können dein Außenkind stützen und auch mit dir zusammen kindgerecht aufklären. Gleichzeitig kann dabei festgestellt werden, ob deinem Außenkind auch eine Therapie gut tun würde. Hierfür eignet sich unter

anderem die spielerische Arbeit in einer Ergotherapie. Manche Betroffene haben die Erfahrung gemacht, dass es für ihre Kinder (als sie etwas älter waren) auch sehr hilfreich war, dass sie ihre Therapeutin kennen lernen und ihr Fragen stellen durften. Vielleicht wäre es gut, wenn sie dafür mit der Therapeutin allein sind. So lernt die Therapeutin das Kind auch kennen und kann dir spezifische Anregungen zum Miteinander geben.
Sicher findest du in den Beschreibungen anderer Betroffener Anregungen und Tipps für dich. Beginne aus Liebe zu deinem Kind deine DIS behutsam und immer liebevoller anzunehmen. Denn deine Gefühle übertragen sich auf dein Kind. Denke daran, dass die Abspaltungen hilfreiche Geschenke deiner Seele waren, in einer Zeit, die du sonst nicht überlebt hättest. Je besser du mit deiner Überlebensstrategie zu Recht kommst, umso gezielter kannst du deine Außenkinder und dein nahes Umfeld über unterstützende Maßnahmen informieren. Dann gibt es Wege aus der Hilflosigkeit mit neuen Möglichkeiten, auch wenn dies manchmal im Austausch mit den Außenkindern ein Balanceakt ist. Sie sollen ja nur kindgemäß als Unterstützer eingeplant sein. Doch aus Berichten über Kinder von Diabetikern weiß ich, dass es gut ist, wenn sie konkrete Hilfetipps haben. Eine zuckerkranke Mutter wird ihrem Außenkind schon recht früh sagen, was es zu tun hat, wenn sie in eine Notsituation kommt und nicht mehr ansprechbar ist. Es weiß, bei wem es in der Nachbarschaft klingeln kann, wo der Notfallausweis der Mutter liegt und das Insulin zu finden ist. Für den Fall, dass kein Erwachsener schnell zur Verfügung steht, hat die Mutter die Nummer des Rettungsdienstes – 112 – auf das Telefon geklebt und einen Zettel mit der Adresse daneben angebracht. Genau so könntest du in deiner aktuellen Situation damit umgehen. Je genauer du dich und deine Situation kennst, umso klarer kannst du deinem Außenkind dann auch sagen: „Wenn ich …, dann bringe mir mein Riechfläschchen (meine Brause …), damit ich wieder zurückkommen kann.“

**Bienenstock (53 Jahre):** *Ich lebe seit 10 Monaten alleine, weil alle Kinder volljährig sind. Die Kinder wissen, dass wir Viele sind, kennen aber keine Einzelheiten. Sie stehen alle zu mir und erkennen, wenn wir wechseln. Sie haben ihre Lieblingspersonen oder fragen nach bestimmten Personen, wenn sie meinen, dass diese am besten ihre Fragen beantworten können. Wichtig finde ich, dass sie verstehen, was Multi ist, mich* *nicht für verrückt halten und dass ihre eigentliche Mama trotzdem alles über sie weiß, auch wenn sie nicht immer da ist. Als unsere Kinder noch zur Schule gingen, waren wir noch oft in Kliniken und haben über unsere Störung nicht gesprochen. Als ich den Größeren mit 16 und 14 Jahren meine Situation erklärte, besorgten sie sich Bücher zum Thema und haben viel gefragt. Heute ist ein Kind im betreuten Wohnen. Ein anderes geht auch zur ambulanten Therapie wegen Panikattacken, inzwischen stationär. Eine andere war 2x stationär in einer psychosomatischen Klinik.*

**Nina (34 Jahre):** *Ich habe 3 Außenkinder. Sie wissen, dass ich einmal ganz schlimm verletzt wurde, jetzt eine Therapie mache, in der ich lerne, mit dieser Verletzung klarzukommen und zu leben. Ich lebe mit einem Partner zusammen, was gut für die Kids ist, denn ich kann schon manchmal in seinen Augen ganz komische Dinge von den Kids verlangen. Aus lauter Angst, dass ihnen auch etwas zustößt, will ich ihnen manchmal ihren Kleidungsstil verbieten oder sie nicht weglassen. Er gleicht dann aus. Es ist wichtig für mich, dass ich lerne, dass ich die Kids, so schlimm es für mich auch ist, nicht 100% vor Brutalität schützen kann. Ich kann sie lediglich zu Achtsamkeit anhalten. Ich möchte noch lernen, mehr Vertrauen in die Kinder zu haben. Auch meine Kinder bekommen Unterstützung. Eine Tochter (11 Jahre, hörbehindert, Hilflosenentschädigung) hat Ergo-Therapie und meine anderen Kids (Sohn 7 und Tochter 12 Jahre) haben auch die Möglichkeit, sich mit meinem Therapeuten auszutauschen. Ich liebe meine Kinder sehr und doch macht es mir oft Angst, weil sie nun alle im für mich damals schrecklichen Alter sind, ich somit dauernd in einen Spiegel schaue. Deshalb neige ich manchmal zu Überreaktionen, was meine Vorsicht betrifft. Beginne aber zu begreifen, was gesunde Grenzen bedeuten.*

**Martha (39 Jahre):** *Ich lebe mit den drei Kindern allein. Sie wissen von den anderen bei mir. Es war notwendig geworden, es ihnen altersentsprechend zu sagen. Ich habe versucht und denke es war auch richtig so, es alters- und kindgerecht zu sagen. Individuell für die drei verschieden, da sie ja auch verschieden sind. Unsere älteste Tochter hat dann „Hannah und die Anderen gelesen“. Sie war damals in diesem Alter. Meine mittlere Tochter wollte es jetzt lesen und hat es auch gemacht. Beide haben dann verschiedene Dinge gefragt und wenn ich es kann, beantworte ich die Fragen. Die Kleine hat versucht, uns bzw. mich auszutricksen, indem sie sagte: Das hast du mir aber versprochen, weißt du das* *nicht mehr. Natürlich habe ich dann erst mal ein schlechtes Gewissen bekommen und war ja auch unsicher. Heute habe ich bzgl. der Kinder ganz klare Regeln (wann ins Bett und so) und daran halten sich alle. Es gibt der Jüngsten Sicherheit und Klarheit, aber auch mir und uns. Ich denke schon, dass unser multipel sein schwierig für die Kinder ist. Gleichzeitig haben sie auch die Erfahrung gemacht, dass wir immer für sie da sind, egal, was passiert. All die Jahre haben doch gezeigt: Wir alle sind relativ stabil wie eine Mauer, achten auf sie, sorgen für sie und wenn nötig verteidigen wir sie auch. Nachdem ich gehört hatte, dass es bei manchen Multiplen so ist, dass Innenpersonen nicht gut zu den Außenkindern sind, wollte ich das unbedingt geklärt haben, um sie zu schützen. Ich finde, das ist echt das wichtigste, wenn Außenkinder da sind. Natürlich weiß ich auch, dass ich oft unbewusst meine Angst übertrage, obwohl ich das immer wieder zu verhindern versuche. Aus diesem Grund bekommt meine jüngste Tochter, 10 Jahre alt, eine Spieltherapie.*

**Alexa (37 Jahre)**: *Mein Sohn ist mittlerweile 15 Jahre alt und kann vieles schon verstehen. Er weiß keine Details, jedoch schon, dass ich Missbrauch erlebt habe. Erklärt habe ich es ihm eigentlich ziemlich simpel, also was die Vielfalt betrifft. „Jeder Mensch besitze verschiedene Anteile, manche lachen, andere sind ängstlich, spielen gerne. usw. Nur eben dass bei mir sich diese einzelnen Anteile selbstständig gemacht haben, um mich damals zu schützen und auf mich aufzupassen." So in der Art habe ich es ihm (da war er 12 Jahre) gesagt. Er weiß von meiner Selbsthilfegruppe und warum es diese gibt. Er hat mich damals nach NRW begleitet, als ich da zusammen mit meiner Partnerin den Büchertisch für den Lumen-Verlag „Bittere Tränen" gemacht hatte. Er ging rum und verteilte Handzettel. Und alles eigentlich nach dem Gespräch und nachdem ich ihm mit beim Chattertreffen von einer heute nicht mehr existierenden Selbsthilfegruppe damals dabei hatte. Wo er eben auch gesehen hat, dass es mehrere Kids mit Viele-Müttern gibt.*

## **Leah Nadine** (44 Jahre):
## ***KLIMMZÜGE - Sequenzen eines ver-rückten Lebens***

*Und ich renne den Hügel hinab. Meine Zöpfe, geflochtene Affenschaukeln, wippen dabei auf und ab. Ich spüre das Gras unter meinen nackten Füßen, rieche den würzigen Duft, der in der Luft liegt. Ein Geruch nach frisch gemähtem Gras. Ein Vogel erhebt sich in die Lüfte. Eine Lerche aus einer Lärche. Steigt jubilierend empor... Doch – plötzlich, ein Dröhnen, ein Donnern, Getöse.*

*„Mama!", brüllt es von außen an der Tür. Mühsam ringe ich um Gegenwart, um Hier- Sein, schäle mich aus meinem Nest aus Decken und erhebe mich, schleppe mich zur Tür. „Ja, mein Schatz, komm rein!", rufe ich und glätte die Hose, den Pullover, die Haare, ringe um Aufmerksamkeit dem Kind gegenüber und diesem karierten Papier, das er mir hinhält.*

*„Pütagoroß", lese ich und verbessere ihn, ganz automatisch, während ich bemüht bin, ihm zu lauschen und sein Problem zu begreifen. Rechtwinkelige und gleichschenkelige Dreiecke verzerren sich in meinem Kopf zu unförmigen Gebilden, und nur mühsam gelingt es mir, mich zu konzentrieren auf seine Frage, ihm zu antworten, bis er nickend begreift und wieder von dannen zieht. Erleichtert atme ich auf und will mich wieder verkriechen, in meinen Schutz, in meine Höhle, doch da drängt sich der Kleinere herein.*

*„Mama, schnell, die Hausaufgaben nachgucken! Gleich kommt Armin!" Panik befällt mich. Armin mit seiner pingeligen Mutter, die ihr Kind immer bringt und dann einen prüfenden Blick in die Räume wirft, um abzuwägen, welcher Umgang für ihr Kind der beste ist. Ich registriere den Fleck auf Kalles Pullover vom Mittagessen. „Schnell, hol dir einen sauberen Pullover!" Dann haste ich durch Flur und Küche, hebe Sachen auf, die auf dem Boden liegen, klaube Müll zusammen, puste Staub von den Büchern im Regal, sammle das Geschirr ein und packe es schnell in eine Schüssel unter der Spüle, wische Tisch und Schrankfläche ab, rufe nach oben zu Kalle: „Was ist mit deinem Schreibtisch? Hast du ihn aufgeräumt?"*

*Nur Minuten später schellt es an der Tür. „Komm doch rein. Möchtest du einen Tee?" In der stillen Hoffnung, ihren Standardsatz zu hören: „Tut mir leid, du weißt ja, ich hab immer so viel zu tun, bin immer in Eile." Er kommt, während sie im Flur steht, und dabei streift ihr Blick durch den Raum und bleibt stirnrunzelnd am Fenster hängen. Plötzlich sehe ich mein Fenster mit ihren Augen: die Schmierstreifen, der Staub auf den Blumen, der Dreck von außen, sehe ihr Zweifeln, ob dies die richtige Umgebung ist für ihr Kind. Geistesgegenwärtig wende ich mich an die Kinder: „Ihr könnt gleich ein paar Kekse essen, und dann geht ihr schön spielen, während ich Fenster putze. Die haben es dringend nötig!"*

*Dabei nehme ich die Erleichterung in ihrem Blick wahr. Ja, hier ist alles geordnet, hier darf ihr Kind sein. „Bis nachher, ich hole Arnim gegen 17 Uhr wieder ab!“ flötet sie und huscht von dannen. 17 Uhr, noch nicht zu spät, um die Fenster zu begutachten. So tische ich den Kindern Kekse auf und mache mich dann ans Werk, für mein Kind, das seinen Spielkameraden behalten soll. Schleppe Blumen ins Bad zum Abduschen, schrubbe alle Fenster, die man von der Straße aus im Blick hat, während auf meinen Schultern der Wahnsinn hockt und geckert und mich verhöhnt.*

*„Sorg gut für dich heute!“, hatte die Therapeutin heute zum Schluss gesagt. „Das war eine anstrengende Stunde!“*

*Aber wie soll ich sorgen, für mich, wie mich und die Kleine in mir nicht wieder verlieren? Für die Kleine, die da nun steht, mit ausgebreiteten Armen, Schmerz und Trauer im Blick, die verloren und verlassen ist wie schon seit Jahren, wie schon immer, die es eigentlich nie gegeben hat in mir. Die Kleine am Hang. Ein Produkt meiner Phantasie, um den Wahn abzuwenden, um ihn in Schach zu halten. Der Wahn, der jetzt wieder in mir summt und dröhnt, der mich zerreißt und von innen zerfleischt. Schreien möchte ich und aufbrüllen.*

*Stattdessen nicke ich meiner Nachbarin freundlich zu, plaudere mit ihr von Gartenzaun zu Gartenzaun. Eisern darauf bedacht, mich nicht zu verraten, nichts zu zeigen von mir und meinem wahren Gesicht. Ich bin nicht wie Johanna, die man einsperrte in einem Turm für immer und immer. Ich bin Mutter - und so sperre ich den Wahnsinn ein in einen Turm, den ich mit mir herum schleppe, den ich verschließe, damit niemand weiß, von dem Wahn in mir. Ich putze und schrubbe, und nebenbei bemühe ich mich, den Kindern Antwort zu geben auf Fragen, die nicht mich erreichen. Fragen, die an mein Ohr dringen und auf die geantwortet werden muss, weil es alle von mir erwarten. Niemand fragt mich, nach meinen Fragen, nach meinen Antworten, niemand hört den inneren Schrei, den ich mir verbeiße mit einem Biss auf die Lippen. Blut auf der Lippe, Blut in den Wangen, und ich lächle und rede mit Armins Mutter und sehe ihren Blick hängen bleiben auf den ungeharkten Beeten und weiß: Das nächste Mal müssen auch die Beete ordentlich sein, sie wird darauf achten, ob ich funktioniere, ob mein Kind wirklich der richtige Umgang für ihren Sohn ist. Und ich krieche mit gebeugtem Rücken durch die Beete und möchte schreien und lasse es doch bleiben. Fange ich erst an zu schreien, wer weiß: Hör ich jemals wieder auf? Und wenn*

*sie mich hören, kommen sie mich dann holen? Oder reißen mit riesigen Klauen die Kinder mir weg, reißen mich ihnen heraus aus ihrem liebenden Herz? So schlucke ich wieder und wieder und summe für meine Kinder ganz entzückende Lieder, die vor aller Welt bestehen. So verliere ich mich mehr und mehr im Funktionalen, ohne zu sein, nur fast erdrückt von dem Wahn, der mich fürchten und erbeben lässt.*
*„Mama, dürfen wir die Simpsons sehen?" - „Ja, meine Lieben, meine Schätze, aber erst, geschwinde, unter die Dusche." Ich weiß, so gehen sie duschen, ohne Riesendiskussion, für die fehlt mir heute nämlich gänzlichst die Kraft. Und sie hüpfen und planschen und kreischen und ich lass sie gewähren, schmiere Brotteller für sie, die sie dann genüsslich verzehren, während ich im Bad putze und wische und schrubbe mit Tränen in den Augen. „Gute Nacht, ihr Lieben. Ich hab euch lieb!"*
*Dann, endlich, liegen sie im Bett und ich kann aufatmen, muss mich nicht mehr wehren gegen den Dämon auf meiner Schulter. Ich krieche in mein Bett, lasse mich fallen. Den Teddy halte ich fest in meinem Arm. Er riecht so, nach etwas, was Trost gibt, in all dieser Leere. Und plötzlich rinnen Tränen über meine Wangen, ich weiß nicht einmal warum. Todessehnsucht durchflutet mich, und in diesem Augenblick ein schriller Schrei von oben: „Mama!" Eiligst Tränen trocknen, nach oben laufen, das grässliche Insekt hinaus jagen, das den Kleinen so in Panik versetzt. „Schlaf schön, mein Lieber, gute Nacht!"*
*Und dann erschöpft nach unten wanken, mich wieder verkriechen, in meinem Bett, während es in mir dröhnt und hämmert, während ein Schluchzer sich seinen Weg nach oben bahnt und Kälte durch meinen Körper kriecht.*
*Das war wieder einer von diesen Tagen.*
*Einer von diesen verlorenen Tagen, aus denen mein Leben momentan besteht, Tage, die sich endlos aneinander reihen, wie das Glied einer Kette. Endlos für immer? Wie lange noch? Wie viel kann ich noch ertragen? Wie lange kann ich den Dämon in mir noch verstecken, ohne, dass ihn jemand sieht?*
*In mir – Sehnsucht nach Frieden und LICHT!*

**Anmerkungen**

1 Sabine Marya & Didi Lindewald: „Lichtreiter, ein Buch für Innenjugendliche" Engelsdorfer Verlag, S. 72-73, mit frdl. Genehmigung der Autorinnen

2 Michaela Huber: Der innere Garten. Ein achtsamer Weg zur persönlichen Veränderung (Taschenbuch); Junfermann

3 EMDR ist die Abkürzung für Eye Movement Desensitization and Reprocessing. Mit Hilfe von Augenbewegungen können Informationen verarbeitet werden, die im Körper und Geist des Patientenverkapselt sind. So wird eine relativ schnelle Traumaverarbeitung möglich. Nur speziell dafür ausgebildete Therapeuten dürfen diese Technik anwenden.

4 Luise Reddemann (Autor), Veronika Engl und Susanne Lücke (Mitarbeiter): „Imagination als heilsame Kraft. Zur Behandlung von Traumafolgen mit ressourcenorientierten Verfahren (Leben Lernen 141)" (Broschiert) Klett-Cotta /J. G. Cotta'sche Buchhandlung

Imagination als heilsame Kraft. Hör-CD mit Booklet. Übungen zur Aktivierung von Selbstheilungskräften [Audiobook] (Audio CD)

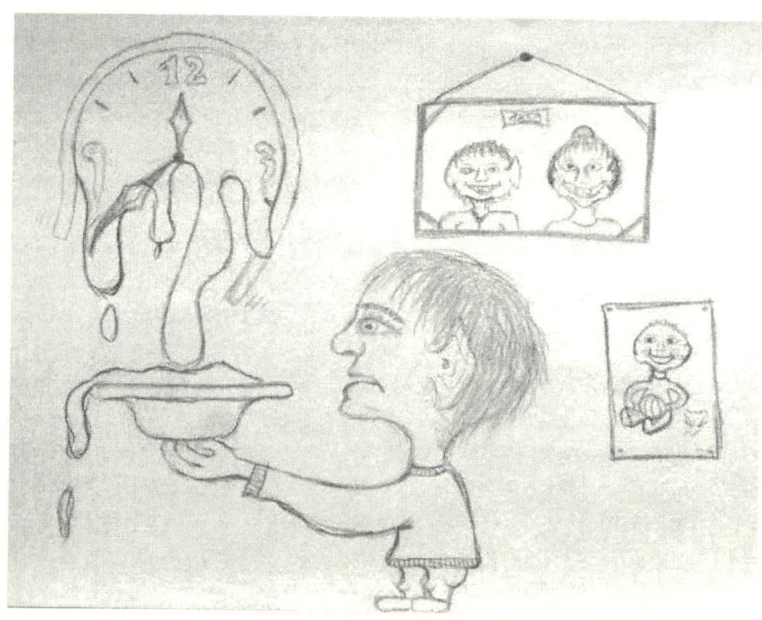


Verlorene Zeit Sunni

# Kapitel 4 – Hilfen für den Alltag

In diesem Kapitel findest du die unterschiedlichsten Anregungen, die dir dabei helfen können, dein Leben angenehmer zu gestalten. Mein Anliegen ist es, dir möglichst viele Ideen zur Verfügung zu stellen, die du auch alleine umsetzen kannst. Wichtig ist mir dabei, dass du erkennen und allmählich auch spüren kannst, wie das liebevolle Annehmen deiner Person und deiner Innenanteile, dir das Leben erleichtern wird. Gleichzeitig möchte ich dich ermuntern, dir Hilfen von außen zu holen, denn meine Anregungen können keine Therapie ersetzen. Dein Leben war bisher vermutlich sehr schwierig. Doch heute darfst du alle Hilfsmöglichkeiten ausschöpfen, die dir möglich sind, damit es dir bald besser geht. Einige Tipps und Tricks, die zum Teil auch schon angesprochen wurden, aber auch einige andere, die von Betroffenen als sehr hilfreich empfunden wurden, habe ich hier aufgelistet. Viele haben die Erfahrung gemacht, dass Listen ihnen am meisten geholfen haben. Vielleicht findest du in diesem Kapitel einige Ideen und kannst für dich individuelle Listen ausarbeiten und sie in deinen Alltag, als stabilisierende und auch Struktur gebende Maßnahmen, integrieren.
Ich gehe davon aus, dass du bereits weißt, dass du Innenanteile hast. Du hast erkannt, dass du nicht allein in deinem Körper lebst, sondern ihn mit anderen teilst. Einige Anteile hast du kennen gelernt und konntest feststellen, dass nach dem ersten Auftauchen eines Innenanteils manchmal plötzlich auch noch andere mit dir Kontakt aufnehmen. Dieses geschieht häufig in Form von Stimmen und Kommentaren, die „im Kopf" abgegeben werden (über dein Verhalten oder das deines Gegenübers) oder Zettel mit Nachrichten und fremden Schriften. Die unterschiedlichsten Gefühle haben sich bei dir eingestellt und eine Welt eröffnet, die du bisher nur als verdrehte Wahrnehmung deiner Person beiseite geschoben hattest. Doch es scheint wahr zu sein: Du bist Viele. Bei dieser Überlebensstrategie handelt es sich um eine so genannte psychische Störung, die eine sehr gute Heilungsprognose hat, wenn du dich in die Hände von Fachleuten begibst, die sich hierauf spezialisiert haben oder die bereit sind, dich auf diesem Weg zu begleiten und sich mit der Thematik auseinander zu setzen.

## 4.1 Grenzen ziehen und dich schützen

In deinem Leben wurde durch die Täter und ihre kriminellen Taten über deine persönlichen Grenzen hinweggegangen. Du hast extrem unter diesen Grenzüberschreitungen und Verletzungen gelitten. Irgendwann hast du vielleicht sogar gedacht: „Ich habe dieses Verhalten verdient oder selbst verschuldet.“ Doch das haben die Täter dir nur eingeredet, um selbst gut da zu stehen und dich weiter zu schwächen.

**Du hast ein Recht auf deine eigenen Grenzen!**

Wo deine ganz persönlichen Grenzen sind, kannst nur du herausfinden. Dein Bauchgefühl wird dir dabei helfen. D.h., immer, wenn du ein komisches Gefühl hast oder es zu unkontrollierten Wechseln kommt, frage dich: Was wäre für mich besser gewesen bzw. wie hätte ich mich schützen können? Es geht dabei also um die Achtsamkeit mit dir und deinen Bedürfnissen. Ein Sicherheits- oder Selbstsicherheitstraining könnte für dich hilfreich sein. Entsprechende Angebote kannst du bei Vereinen oder der örtlichen Polizei erfragen. Der erste Schritt in diese Richtung ist das Einüben des Wortes: NEIN. Du darfst nein sagen. Ein ganz fettes NEIN schicke ich dir für die Begegnungen mit Tätern. Du lebst heute in einem erwachsenen Außenkörper und kannst lernen, dich zu schützen. Am besten bringst du an den unterschiedlichsten Stellen innen und außen ein Schild an. Entweder notierst du: „STOPP!“ oder „Ich habe nur mit Menschen Kontakt, die meine Grenzen achten und mir gut tun!“ oder „Es ist heute und ich tue alles für ein gutes Leben!“ oder „Unsere Sicherheit hat Vorrang!“ oder „Wir vertrauen den blöden Bauchgefühlen, die uns warnen.“ Sicher findest du deinen passenden Satz, der dich und euch schützen kann. Denn das wichtigste in deinem heutigen Leben ist deine Sicherheit im Innen und Außen. Jede Begegnung mit Tätern kann für dich eine Retraumatisierung bedeuten. Dieses besonders wichtige Thema solltest du mit allen Anteilen klären. Eure Aufgabe heute ist es, euch zu schützen und aus dem Überleben heraus ins Leben zu kommen. Bitte, wundere dich nicht, wenn du mit dem „Nein-sagen“ beginnst, kann es sein, dass du nur noch „nein“ sagen möchtest. Akzeptiere das für dich. Dann beginne in dich hineinzuhören und zu prüfen, ob du „ja“ oder „nein“ sagen möchtest. Und antworte erst dann. So wirst du allmählich nach deinen Wünschen antworten können.

## 4. 2 Checkliste äußere Sicherheit

Vielleicht fühlst du dich in deinem Umfeld und deiner Wohnung unsicher. Schlimme Traumata fanden ja oft gerade in diesen vermeintlich sicheren Räumen statt. Wenn du noch in den Räumen wohnst, in denen du traumatisiert wurdest, dann suche nach Wegen, dort auszuziehen oder diese Räume zu verändern und sicher zu machen. Sorge immer für innere und äußere Sicherheit. Hier ist eine kleine Checkliste für die äußere Sicherheit:

→ Sind alle Fenster verschlossen? (Tipp: vielleicht kann dir jemand abschließbare Fenstergriffe montieren?)

→ Ist die Wohnungs-, Balkon- oder Terrassentür verschlossen? Bei ganz schlimmen Ängsten: Sind alle Zimmertüren verschlossen? (Tipp: Schlüssel quer stecken lassen) Aber Vorsicht! Im Notfall, der nur selten passiert, dauert eine Rettung länger.

→ Ist das Türalarmgerät eingeschaltet? (Tipp: gibt es im Baumarkt zum Teil schon ab 1 €) Diese machen einen höllischen Lärm. Ein möglicher Einbrecher/Täter wird die Tür sofort wieder zuknallen, da der Piepton wirklich im Ohr weh tut und garantiert alle Mitbewohner wecken wird.

→ Kleine Haarsprayflaschen (oder Pfefferspray zur Hunde-Abwehr gibt es freiverkäuflich) neben dein Bett stellen (diese Utensilien kannst du im Notfall zur Selbstverteidigung einsetzen)

→ Telefon oder Handy neben dein Bett legen (Tipp: Nummer der Polizei - 110 – schon eintippen, so dass im Notfall nur noch die Verbindung hergestellt werden muss. Geht aber leider nicht bei jedem Telefon. Wenn du kein Handy hast, dann frage bei der Polizei nach einem Notfallhandy. Die gibt es dort kostenlos, sofern sie welche vorrätig haben. Wichtig: Lasse bitte die Rufnummerübertragung eingeschaltet, die Rufnummerübertragung kann auch kostenlos beantragt werden. So kann die Polizei im Notfall den Anruf zurückverfolgen.

→ Ist es notwendig, die Polizei zu rufen, ist man oft (auch wenn man nicht Viele ist) sehr aufgeregt. Lege dir auch einen Zettel mit den wichtigsten Informationen, welche die Polizei unbedingt braucht, zurecht. Beachte dabei die Reihenfolge der Angaben, für den Fall, dass das Gespräch unterbrochen werden könnte. Als Beispiel: dein Wohnort – deine Straße und Hausnummer – Überfall – dein Name

→ Wenn für dich die Gefahr real ist, dann wende dich bitte an eine Opferschutzbeauftragte. Die gibt es in jeder Stadt (bzw. Kreis) und kann über die Polizei erfragt werden. Auch Beratungsstellen können dir da weiter helfen.

### 4.3 Ein Netz aus Helfern stricken

Für viele Betroffene ist der Therapeut der erste und leider auch oft der einzige Ansprechpartner. Es ist mit Sicherheit richtig und wichtig, diesen Ansprechpartner zu haben. Allerdings steht dieser Helfer nicht immer zur Verfügung. Er hat auch einmal Urlaub, hat Freizeit, kann krank werden oder es entstehen Lücken, weil die Krankenkasse nicht unbegrenzt deine Therapie bezahlt. Eine Vernetzung ist hilfreich, um in Krisensituationen besser aufgefangen zu werden. Gleichzeitig ermöglichen die unterschiedlichen Kontakte auch die Umsetzung der in der Therapie erarbeiteten Schritte. So gibt Vernetzung mehr Lebensqualität und soll auch dabei unterstützen, Krisen vorzubeugen und sich rechtzeitig Unterstützung holen zu können. Dabei ist wichtig, dass du lernst, erkennst und Wege für dich findest, wie du Hilfe annehmen kannst. Manche Therapeuten unterstützen ihre Patienten gerne darin, ein Netz von Helfern aufzubauen. Sie haben oft auch Ideen und Ansprechpartner, weil sie vielleicht mit Beratungsstellen oder anderen Organisationen zusammenarbeiten. Sie kennen vielleicht auch Helfer, zu denen sie raten können, weil sie Erfahrung im Umgang mit „Vielen“ haben. Wichtig ist auch abzuklären, wie weit das Anrufen und Vereinbaren von Notfallterminen mit deiner Therapeutin möglich und/oder sinnvoll ist. Vielleicht ist das Thema Vernetzung für dich dann erst zu einem späteren Therapiezeitpunkt an der Reihe.

Viele Beratungsstellen bieten Gruppen an. Diese Selbsthilfegruppen bieten eine gute Austauschmöglichkeit. Dabei solltest du allerdings darauf achten, dass diese von einer Therapeutin angeleitet wird. Das ist besonders dann wichtig, wenn man Viele ist. Die Therapeutin unterstützt und fängt auf. Auch Ärzte, die mit deiner Überlebensstrategie umgehen können gehören in deine Vernetzung. Viele Beratungsstellen haben eine Kartei mit Ärzten und Therapeuten, die Infos enthalten, ob die betreffenden Ansprechpartner mit DIS umgehen können. Es sind dann meist Empfehlungen von anderen Betroffenen. Zusätzlich kannst du dich in der Beratungsstelle über Vernetzungsmöglichkeiten in deiner Region infor-

mieren, da bei ihr viele Fäden zusammenlaufen. Während des Heilungsprozesses wird es zunehmend wichtiger, dir ein eigenes Netz aus Helfern aufzubauen, was dich auch im Alltag auffangen kann.
Dieses Netz kann aus folgenden Personen bestehen:

→ Freunden
→ ambulantem Therapeuten
→ psychologischem Berater mit guten unterstützenden Konzepten wie Entspannungskursen oder alternativen Möglichkeiten
→ Heilpraktiker
→ Physiotherapeut
→ Selbsthilfegruppe/n
→ Beratungsstellen (offene Beratungszeit?)
→ Krisentelefon
→ Kliniken (Bezugspflege?)
→ Ärzte
→ Internet-Forum und Chat (Wenn du gut für dich und deine Grenzen sorgen kannst, kann dieses Medium auch unterstützend sein.)
→ Menschen aus Interessengruppen (Sportverein, Kegelclub, Spieltreff, Interessenstammtisch, Hobbytreff, Chor, Theatergruppe u. ä.). Die Mitgliedschaft in einem Verein kann gut sein, weil du dort einfach nur das Vereinsmitglied mit deinen Stärken bist. So bekommst du auch mal Abstand und kannst dich regenerieren, was dir zusteht. Es gibt Lebensqualität und ermöglicht zu leben.

**Laura (25 Jahre):** *Ich habe mich einer Therapiegruppe von Wildwasser e. V. angeschlossen. Sie wird von 2 Therapeutinnen begleitet und arbeitet mit 3 Schwerpunkten. An einem Abend tauschen wir uns untereinander aus oder bekommen Stabilisierungsmöglichkeiten vermittelt. In der nächsten Woche wird gestaltet in Form von Malen, Arbeiten mit Ton o. ä.. Beim nächsten Treffen, in der darauf folgenden Woche, steht Bewegung und Körperwahrnehmung an. So eine vielseitige Gruppe in Verbindung mit der ambulanten Psychotherapie empfinde ich als optimal. Positiv ist auch, dass ich in dieser Gruppe neue Freundschaften schließen konnte. Gleichzeitig lernte ich, für mich zu sorgen und zu erkennen, dass ich nicht mehr nur aushalten muss, wie in manchen Klinikgruppen. Ich musste nichts mitmachen, ich konnte den Raum jederzeit verlassen, ich konnte in der Eingangs- und Abschlussrunde sagen „Ich mag jetzt*

*nichts sagen". Ich konnte wirklich lernen, für mich zu sorgen und bei mir anzukommen. „Ich bin wichtig!" So wurde diese Gruppe, die fest zusammen blieb, dass nicht ständig neue Teilnehmer hinzukamen, ein wichtiger Bestandteil meines Netzes für 8 Monate (solange ging die Gruppe).*
*Zusätzlich gibt es hier vor Ort noch eine Psychologische Frauenberatungsstelle mit offener Sprechzeit 3 x wöchentlich, die ich auch immer mal wieder in Anspruch nehme, in Phasen, wo es mir nicht so gut geht. Auch die Therapeutinnen vom Frauennotruf habe ich unterstützend an meiner Seite. Sie haben mich durch mein OEG-Verfahren begleitet und dabei unterstützt, für mich Rückfragen erledigt und ich kann in Zeiten zu ihnen gehen, in denen mein Therapeut in Urlaub ist. Das hat mein Therapeut mit der Therapeutin dort abgesprochen.*
*Nebenberuflich bin ich noch ehrenamtlich bei einer Hilfsorganisation als Rettungssanitäterin tätig, was mir auch sehr viel Kraft gibt. Es ist einfach wichtig, diese starke Seite auch noch in meinen Alltag einzubauen.*
*Da das OEG-Verfahren sehr aufwühlend war und ich mir keinen Rechtsanwalt leisten konnte, hab ich mir die Unterstützung eines Sozialverbandes geholt (mit einem minimalen Monatsbeitrag), der mir jede Menge Stress abgenommen hat und somit auch ein wichtiger Teil meines Netzes geworden ist. Ich habe mir einen neuen Freundeskreis aufgebaut mit Freunden, die mich auch unterstützen können. Freundschaften, die Einbahnstraßen sind (also für die ich wichtig bin, die mir aber nie etwas zurückgeben), habe ich langsam einschlafen lassen oder beendet. Auf diese neuen Freundschaften kann ich zählen. Diese habe ich in Selbsthilfegruppen, aber auch zum Teil übers Internet in Foren und Chatrooms für Betroffene kennen gelernt.*

Das Beispiel von Laura zeigt: Es ist hilfreich und wichtig, ein Netz um sich zu haben, was dich in Krisen auffangen und aufrechterhalten kann. Einmal die Woche zur Psychotherapeutin zu gehen, reicht oft nicht aus. Viele Therapeutinnen bauen von ihrem Ansatz her automatisch so ein Netz um ihre Klienten auf und unterstützen dieses auch. Eine Last auf mehrere Schultern verteilt erleichtert das Tragen und du kannst gleichzeitig üben, Hilfe anzunehmen.

**Alexa (37 Jahre):** *Nach einer Lesung beim „Bittere Tränen-Projekt" wurde ich auch interviewt. Damals hatte ich allerdings nicht beachtet, dass meine unmittelbare Nachbarschaft ja auch Zeitung liest. Meine Vermieter klingelten nach Erscheinen des Artikels an meiner Haustür und stellten unsicher die eine oder andere für mich recht unsensible Frage. Es war nicht boshaft, sondern einfach naiv und unwissend. Wobei es wirklich nette Menschen sind. Seitdem sie ein bisschen Einblick haben unterstützen sie mich auch sehr. Das tut mir gut.*

*Ein bitterer Beigeschmack bei allem, was es bedeutet, real an die Öffentlichkeit zu gehen, ist, dass man dadurch für die Täter zu einer Bedrohung wird. Es gab Versuche, uns einzuschüchtern, da unser neuer Wohnort jetzt nicht mehr anonym ist (wir sind damals rund 600 km weggezogen), die Webseite von uns schon mal angehackt wurde. Uns half es da, nähere Details, Namen usw. an einem sicheren Ort aufzubewahren und alles ggf. an die Staatsanwaltschaft weiter zu leiten. Das ist unser sicherster Schutz. Das ist auch ein Grund, weshalb ich keine näheren Details beschreibe, quasi eine Art Vereinbarung auf Zeit. Bis eben der Tag kommt, bis man sich hier im Team wirklich einig ist und alle das Wissen haben, dass es nicht unsere Schuld war. Auch die abgeschirmten, täterloyalen Innenpersonen müssen das wissen.*

*Ich habe mir nach der Reha in einer psychosomatischen Klinik ein recht gutes Helfernetz aufgebaut und dieses Netz ist immer verfügbar. Ich denke, es hilft mir sehr dabei, heute so offen mit dem Erlebten umzugehen. Es ist gut, neben meiner Therapeutin auch zwei Betreuerinnen an meiner Seite zu haben, die mir Hilfe zur Selbsthilfe anbieten, ohne mich in meinen Fähigkeiten einzuschränken. Meine soziale Betreuerin wird über die Kreisverwaltung (Stadt) finanziert. In einem Hilfeplan-Gespräch wurde das Stundenkontingent festgelegt und kann bei Bedarf jederzeit auch verändert werden. Derzeit habe ich 4 Stunden die Woche, wo sie für mich da ist. Meine andere Betreuerin stammt von der Organisation Betreuungsverein der Lebenshilfe e.V. und wird ebenfalls von der Stadt finanziert. Diese ist für rechtliche Sachen, Gesundheit und Vermögen zuständig. Jedoch trotz gerichtlicher Anordnung (meine Ärztin leierte es an) geht es bei dieser Betreuung auch darum, Hilfe zur Selbsthilfe zu leisten und nicht darum, mich in meinen handlungsfähigen Zeiten einzuschränken. Also Hilfe nach Maß, wie es im günstigen Falle auch sein sollte!*

**Kim (43 Jahre):** *Dank der vielseitigen Unterstützung habe ich schon viel erreicht. Wir sind im ambulant betreuten Wohnen. Im Frauennotruf haben wir die Möglichkeit, zur Krisenintervention zu gehen. In den Jahren von 1995 - 2000 haben wir eine Intervalltherapie in einer Klinik gemacht. Wir waren auch zur Krisenintervention in der Psychiatrie. Sie war für uns lebenserhaltend.*
*Eine Seelsorgerin begleitet uns auf unserm selbst gewählten moralischen und ethischen Wege. Zurzeit arbeiten wir an den Themen Schuld und Sühne. Sie hilft uns, dass wir uns in einigen Dingen verzeihen können.*
*Vor zwei Jahren habe ich eine weitere Intervalltherapie begonnen. In dieser begonnenen stationären Therapie bereiten wir Traumaarbeit vor. In der ambulanten Therapie machen wir allerdings bereits seit einiger Zeit Traumatherapie, die uns hilft, die Dinge los zu lassen. Wir lernen immer mehr über uns und können immer mehr verstehen, was eigentlich passiert ist. Die ambulante Betreuung hilft uns, mit unserem Alltag klar zu kommen. Dinge, bei denen wir immer Panik kriegen, unternimmt sie mit uns zusammen. Das nimmt eine Menge Druck. Einige Dinge üben wir, damit wir sie irgendwann gelassener machen können.*

## 4.4 Die Notfalltasche

Krisen treten oft unerwartet auf. Gut, wenn du dafür gerüstet bist. Der schnelle Zugriff auf Dinge die dir dann helfen, hat sich bewährt. Es empfiehlt sich, hierfür eine Tasche, Koffer, Kiste oder ähnliches anzulegen und wirklich alles hinein zu packen, was dir hilft oder helfen könnte.
Möglichst jeder von euch sollte wissen, dass es diese Tasche gibt, die immer greifbar ist und wie man sie nutzen kann. So sollten alle Kleinen wissen, dass die Großen wieder kommen können, wenn sie beispielsweise an der Pfefferminzflasche schnuppern. Eventuell brauchen manche auch ein extra Kästchen für sich in der Tasche. Passe die Anregungen einfach deinen Ansprüchen an, denn in einer Krise kann niemand erst lange überlegen, was helfen könnte. Doch hast du dir angewöhnt in einer Krise die Notfalltasche zu öffnen, stößt du automatisch auf deine hilfreichen Ideen. So ist es auch sinnvoll, für besondere Vorhaben gezielt eine Notfalltasche oder kleines Notfalltäschchen in der Handtasche zu packen, damit du z. B. bei einem Behördengang alles für dich Wichtige dabei hast.

**Ideen für die Notfalltasche:**
Baldrian, Notfalltropfen (Bachblüten), beruhigende Teesorten, Kinderkassetten, eine Kassette/CD mit Imaginationsübungen, eine CD mit Liedern, die Kraft geben (wie „Wenn Du jetzt aufgibst" von Rosenstolz o. ä., aber keine Lieder, die aufwühlen), Mut-mach-Sätze von Freunden oder vielleicht auch vom Therapeuten. Ich habe auch davon gehört, dass Therapeuten manchmal einfach ihre Hand auf Papier ummalen. Vielleicht hilft das ja auch, als eine Form von „Handhalten". Es könnte natürlich auch die abgemalte Hand von einer anderen für dich wichtigen Person sein. Eine Bedarfsmedikation sollte auch mit in die Tasche, aber wirklich nur wie vom Arzt verordnet und auch nur eine Dosis.
Eine Liste mit deinen Ressourcen und Skills gehören ebenfalls mit in deine Notfalltasche.

**4.4.1 Tipps für den Tag:** Nimm dir einen Zettel oder eine Karte und beschrifte sie mit „tagsüber". Stell dir vor, du hättest tagsüber eine Krise. Was oder vielleicht auch wer könnte dir helfen? Notiere die Ideen auf deiner Liste:

→ Freundin anrufen, die helfen oder gut ablenken kann.

______________________________________________

→ Ablenkung (Bummeln gehen, allein oder auch mit einer Freundin. Vielleicht kannst du dir eine kleine Freude gönnen? Evtl. ein Budget festlegen? Spazieren gehen, Walken, Joggen, Steppen mit Musik)
→ Ein warmes Bad nehmen, vielleicht mit einem schönen Duft und Kerzen. Evtl. Duftbad dazulegen.
→ Bewegung (Schwimmen gehen, Radfahren, Inlinerfahren, spazieren gehen, Gartenarbeit)
→ Mandalas malen bzw. ausmalen, evtl. einen Block und Buntstifte mit in die Notfalltasche legen.
→ Beratungsstelle aufsuchen (offene Sprechstunde oder abgesprochener möglicher Termin) oder anrufen.
→ Bedarfsmedikation einnehmen (wenn es nicht mehr anders geht, nur eine Dosis)
→ Therapeuten anrufen. Telefonnummer: ______________________
→ Ich bin gut zu mir! Den Satz als Erinnerung aufschreiben.
→ Persönlichen „gut-tu-Gegenstand in die Tasche geben.
→ Mit Haustier ablenken.

→ Notfalltropfen oder Notfallbonbons (Bachblüten®, ohne Alkohol) in den Koffer legen.

**4.4.2 Tipps für die Nacht:** Nimm dir nun eine weitere Karte und beschrifte sie mit „nachts“. Stell dir nun vor, du hast nachts eine Krise. Was brauchst du da? Packe deine Liste und die Gegenstände in den Notfallkoffer.

→ Ich kümmere mich um mein Haustier.
→ Bedarfsmedikation einnehmen (wenn es nicht mehr anders geht), nur eine Dosis in die Notfalltasche legen!
→ Passende Videofilm (Kinderfilm, Komödie, aber bitte keine Horror- oder Kriminalfilme oder anderes Aufwühlendes) einlegen.
→ Infos aus einer Fernsehzeitung ausschneiden und aufkleben (oder einfach aufschreiben) über Sendungen, die regelmäßig nachts laufen und gut ablenken.
→ Mandalas ausmalen.
→ Notfalltropfen oder Notfallbonbons (z. B. Bachblüten®)
→ Telefonieren (Gibt es Menschen, die angeboten haben, dass du sie nachts anrufen kannst? Dieses sollte jedoch eher die Ausnahme sein.) Mögliche Ansprechpartner: __________
________________________________________
→ Telefonseelsorge 0800-111 0 111 oder 0800-111 0 222 bundesweit, 24h am Tag, gebührenfrei, auf Wunsch anonym
→ Gedanken aufschreiben, Schreibübung bei Schlafproblemen. Im Koffer reicht das Stichwort auf deiner Karte.

**Schreibübung bei Schlafproblemen**

Wenn du nachts nicht schlafen kannst, weil viele Gedanken im Kopf kreisen oder eine Krise dir arg zusetzt, kann es dir helfen, diese Gedanken aufzuschreiben. Wenn dir das Aufgeschriebene besonders wichtig ist, stecke den Text in einen Umschlag. Eventuell kannst du mit deiner Therapeutin absprechen, ob du ihr diesen zuschicken darfst, wenn du möchtest? Oder magst du etwas anderes damit machen wie verbrennen (Vorsichtig vorgehen, damit kein Brand entsteht! Bitte einen achtsamen Innie um Hilfe.), jemand anderem schicken oder in den Tresor schließen? Diese Briefe, die nachts geschrieben werden, sind oft sehr emotional. Darum solltest du sie **nie** an den direkten Empfänger schicken.

Denn, wenn du beispielsweise gerade einen Ablehnungsbescheid für Opferentschädigung bekommen hast, kann dich das extrem aufwühlen und wütend machen. Das ist gut nachvollziehbar. Dir ist nach einer starken Abreaktion zumute. Trotzdem solltest du keine Bombendrohung ans Versorgungsamt abschicken, weil die Folge eine Anzeige oder zumindest ein unangenehmes Verhör wäre. In der Therapie dagegen kann dein Thema Wut betrachtet und bearbeitet werden. Manchmal sind auch noch der Weg zum Briefkasten und das Einwerfen des Briefes notwendig, um endlich zur Ruhe kommen zu können.

### 4.4.3 Notrufnummern

Auf deiner Telefonliste sollten deine Freunde stehen, die in der Lage sind, dir in Krisen zu helfen oder die dich zumindest gut ablenken können. Auch die Nummer deiner Therapeutin, die deiner Ärzte, Beratungsstellen, die Nummer vom Krisendienst (für Tag und Nacht), Polizei und Rettungsdienst solltest du notieren. Es ist ganz wichtig, dass es den Freunden selbst gut geht und ihr euch nicht gegenseitig runter zieht. Wenn du suizidgefährdet bist, dann besprich vielleicht im Vorfeld mit einer Freundin, ob sie dich in einem solchen Krisenfall in eine Klinik oder zum Krisendienst begleiten kann/soll. Vielleicht findet ihr auch eine andere gemeinsame Lösung.

**Meine Telefonliste:**

→ Rettungsdienst/Feuerwehr: 112
→ Polizei: 110
→ hausärztlicher Notdienst (in viele Städten): 19292
→ Weißer Ring: 01803-343434
→ Telefonseelsorge: 0800-1110111 oder 0800-1110222
→ Krisendienst (ist lokal unterschiedlich): ________________
________________________________
→ Telefonnummer deines Hausarztes: ________________
________________________________
→ Telefonnummer deiner Therapeutin: ________________
→ Telefonnummern von Freundinnen, die helfen und zuhören können: ________________
________________________________
→ Telefonnummer von Freundinnen, die gut ablenken können:
________________________________
→ Telefonnummer von Beratungsstellen:________________

→ Telefonnummer einer Klinik, die du schon kennst:

______________________________

### 4.4.4 Inhalte für die Kleinen

Für die Notfälle der Innenkinder sollte es ebenfalls einen Platz in der Notfalltasche geben. Vielleicht ein kleines buntes Kästchen? Eine Schatztruhe? Einen bunten Umschlag? Achte bei dem Inhalt darauf, dass er kindgerecht ist und Kinder im Notfall damit alleine umgehen können. Du kennst deine Kleinen am besten. Was für Notfälle könnten sie haben? Könnten sie sich allein fühlen oder überwältigt sie Altes? Haben sie Angst? Da die Kleinen die vorgeschlagenen Inhalte aus der Tasche oft auch im Alltag benötigen, reicht es vielleicht auch, in Form von gemalten Bildern darauf hinzuweisen, was sie alles bei Bedarf machen könnten.

Hier sind ein paar Beispiele für den Inhalt der Notfalltasche für die Kleinen:

- → Kindgerechte Telefonliste mit Ansprechpartnern, die mit den Kleinen umgehen können. Da die Kleinen oft noch nicht lesen können, empfiehlt es sich, das Telefon und die Tasten aufzumalen und farblich zu markieren
- → Eine kleine Sammlung von Lieblingskassetten
- → Malbücher und Buntstifte
- → Ein schöner Stein
- → Ein Lieblingsduft (Aromafläschchen)
- → Ein gemaltes Bild oder Foto eines lieben Menschen
- → Kleine Auswahl von Büchern
- → Kuscheltiere
- → Spielzeug
- → Kinderfilm (DVD oder Video)
- → Kinderkassetten/Kinder-CD's
- → Schnuffeltuch
- → Süßigkeiten

## 4.5 Imaginationsübungen

Imaginationsübungen können eine gute Unterstützung sein, um dir in Krisen zu helfen und um dich zu stabilisieren. Sie werden deshalb auch Stabilisierungsübungen genannt.

### 4.5.1 Ein sicherer Ort in dir

Mit dieser Übung schaffst du dir einen sicheren inneren Ort. Ein paar grundlegende Infos zum sicheren Ort, der dich vor negativen und stressigen Außeneinflüssen, aber auch vor Einflüssen innerhalb des Systems schützen soll. Es wird ein ganz individueller Ort werden, da jeder Anteil seine ganz besonderen Dinge und Vorstellungen hat, was er zu seiner Sicherheit benötigt. Es bedarf eines Schutzes, damit niemand eindringen kann, der hier nicht erwünscht ist: eine Mauer, eine Glaswand mit Atemlöchern oder etwas völlig anderes. Der Ort als solches kann eine beliebig gestaltete Landschaft sein und Häuser haben, die am Boden fest sind oder sicher in der Luft schweben. Vielleicht ist es aber auch ein Schloss, eine Höhle, eine Burg mit schützendem Burggraben in dem Krokodile oder Piranhas schwimmen. Du siehst, eurer Phantasie sind hier keine Grenzen gesetzt. Was zählt ist einzig und alleine das, was euch gut tut und euch sicher fühlen lässt.
Wenn es dir gelungen ist, mit einigen deiner Innenanteile Kontakt aufzunehmen, was oft sehr lange dauert, dann könntet ihr euch einen gemeinsamen sicheren Ort schaffen. Egal wer von euch den ersten Schritt in diese Richtung macht: Es wird euch gut tun, einen Ort zu haben, an dem sich alle sicher und geborgen fühlen können. Egal, ob du über ein Therapietagebuch oder ob du dich mit deinen Anteilen anders schriftlich austauscht, notiere deine Gedanken und Ideen zu diesem sicheren Ort und bittet am Ende dieses Textes um die Mithilfe und Ideen der anderen, denn es sollten sich so viele wie möglich an diesem Ort wohl fühlen können. Vielleicht wird es ein Höhlensystem oder ein innerer Garten, mit Zäunen, kleinen Gartenhäusern (in denen einzelne Anteile oder Gruppierungen auch wohnen können), einer großen Terrasse, vielleicht für Teamsitzungen, einem kleinen Kräutergarten, wo Kraftkräuter wachsen? Auch hier kannst du alles ganz individuell deinem Innersten anpassen. Es kann zu etwas längeren Verhandlungen kommen, die von euch allen Achtsamkeit, Respekt und Toleranz fordern. Manche Systeme gestalten an ihrem sicheren Ort auch noch einen Kinosaal oder Fernsehraum, in dem alle Anteile innen sehen und hören können, was außen geschieht.

Die folgende Übung darf ich mit Erlaubnis von Sunni an dich weiter geben. Es ist ihre Übung. Wenn du dir deine innere Welt auch so aufbauen möchtest, notiere dir in Stichpunkten den Ablauf:

## Eine innere Welt aufbauen

*Nimm dir für diese Übung mindestens eine Stunde Zeit und setze dich in der Natur an ein ruhiges Plätzchen. Niemand sollte dich da stören können. Du hast den Übungsablauf bei dir. Dann konzentrierst du dich auf die Stimmen bzw. deine anderen Innenanteile. Bemühe dich darum, die Anderen zu dir zu holen. Ihr müsst versuchen, alle zusammen zu sein. Vertraut ganz stark und fest auf euch und auf das, was ihr tut. Es kann ein bisschen schwierig sein. Deshalb erlaubt euch die Übung so durchzuführen, wie sie euch möglich ist. Und wenn du das Gefühl hast, du kommst nicht weiter, lies auf deinem Zettel nach, wie es weiter geht. Uns hat es geholfen und ich glaube daran: Es kann euch auch helfen.*

*Wenn ihr nun alle beisammen seid, versucht euch gegenseitig zu spüren. Atmet Fünfmal tief durch. Spürt euren Atem werdet ruhiger. Schließt die Augen, wenn euch das möglich ist. Ihr seid nun zusammen und könnt froh darüber sein. Genießt diesen Moment. Wenn Ihr alle bereit seid, kann es losgehen. Stellt euch gemeinsam einen Regenbogen vor. Er soll bunt sein und klar leuchten. Ihr steht auf einer Wolke. Der Anfang des Regenbogens ist gleich vor euren Füssen. Beginnt nun gemeinsam diesen Regenbogen zu betreten. Das Ziel wisst ihr noch nicht, das ist jetzt auch völlig unwichtig. Lasst euch Zeit und genießt die Gemeinsamkeit, die euch vereint und genießt den schönen Anblick des Regenbogens. Nehmt einen tiefen Atemzug jeder Farbe des Regenbogens. Die Farben füllen euren Körper mit Farbe, Freude, Liebe und Licht. Der Regenbogen ist breit und trotz seiner Durchsichtigkeit stabil und sicher. Langsam geht Ihr den Regenbogen aufwärts. Dabei atmet langsam und tief in den Bauch hinein. Oben auf dem Regenbogen angelangt, setzt ihr euch erst einmal hin und macht eine Verschnaufpause. Ihr seid sicher und geschützt. Wenn ihr hierfür irgendwelche Schutzvorrichtungen braucht, dann schenkt sie euch. Erst wenn ihr euch ganz sicher fühlt, genießt die Ruhe, die euch umgibt. Lasst euch von nichts stören. Schaut nach unten. Da werdet ihr alles sehen können, was ihr wollt. Aber ihr werdet es aus einem sicheren Abstand sehen können. Es wird euch nichts geschehen. Schaut euch die Bilder genau an. Ihr seid nun schon in Sicherheit, indem Ihr den Weg auf den Regenbogen gemacht habt. Nun möchte ich euch von der Sunnibande ein kleines Geschenk machen: Es ist ein Geschenk, das von unserem Herzen kommt und das euer Herzen beglücken wird, wenn ihr es annehmt. Lasst die Augen zu oder blinzelt etwas, wenn euch das Sicherheit gibt. Ich lege euch das Geschenk in eure Hände. Es ist eingepackt in buntes, fröhliches Papier. Packt es nun aus. Es ist ganz alleine für euch bestimmt. Ihr werdet eine Holzschachtel finden. Seid euch nochmals bewusst, dass ihr in Sicherheit seid und auf dem Regenbogen sitzt. Dann öffnet langsam die Schachtel. Ihr werdet nun eure sichere innere Welt entdecken, die in dieser Schatulle verborgen liegt. Stellt euch die Landschaft in der Schatulle so vor, wie Ihr sie gern hättet. Vielleicht ist es ein Talkessel, wo rundherum Berge sind? Vielleicht ist es eine Insel inmitten des Meeres? Vielleicht ist es ein Haus, in dem ihr euch wohl fühlt? Ihr könnt die Landschaft in der Schachtel noch immer so gestalten, wie ihr es gern hättet. Sprecht miteinander und fragt, wer was gerne haben will. Vielleicht will die eine einen See, die andere einen Wald, eine andere will einfach nur ihr kleines Häuschen haben. Nehmt alle Wünsche an und fügt alles zusammen. Es muss allen wohl sein in dieser Landschaft. Gestaltet auch einen Platz, wo Ihr euch alle immer treffen könnt. Vielleicht einen Hügel mit einem großen alten Baum drauf. Arbeitet solange daran, bis Ihr alle glücklich und zufrieden seid. Bis alle sagen können: Ja, da fühle ich mich wohl und in Sicherheit. Auch die Kleinen sollen sich dort wohl fühlen und da spielen können. Genießt wieder diesen glücklichen Moment. Wenn Ihr bereit seid, dann schließt die Schachtel wieder. Zeigt den Inhalt niemals irgendjemandem. Dann steht ihr langsam auf und verabschiedet euch von den Bildern, die ihr von da oben gesehen habt. Ihr lasst jetzt all das zurück. Mit der Gewissheit, dass ihr zurückkommen könnt, wenn ihr wollt und euch das dann noch mal anschaut und verarbeiten könnt. – Ihr geht jetzt auf dem Regenbogen weiter. Nicht zurück. Ihr geht vorwärts, auf der anderen Seite hinunter. Die Schachtel habt Ihr natürlich bei euch. Weit vorn siehst du etwas. Es ist die Landschaft, die ihr vorhin gemeinsam gestaltet habt. Ihr freut Euch. Ihr lauft auf dem Regenbogen in diese, eure Landschaft hinein. Freut euch und fühlt euch sicher. Sobald ihr am Ende des Regenbogens angelangt seid, bedankt euch beim Regenbogen für den Weg, den er euch gezeigt hat. Dann steigt vom Regenbogen hinunter und geht in euer Land. Ihr schaut noch mal zurück und ihr werdet sehen, der Regenbogen verschwindet wieder. Ganz langsam verblasst er, bis er nicht mehr da ist. Nun seid ihr da an eurem sicheren Ort. Freut euch und genießt es. Geht gemeinsam zu eurem Treffpunkt, den ihr euch vorher gebaut habt. Vereinbart miteinander, dass ihr euch jeden Abend dort trefft, damit ihr wisst, dass Ihr alle noch zusammen seid. Geniest nun eure Sicherheit. Wir freuen uns mit euch. – Öffne nun die Augen und sei dir sicher, dass*

*die Landschaft noch da ist. Mache 2 oder 3 Hüpfer und jauchze dabei. Spüre die Erde, auf der du stehst.*
*Nun, wenn ihr das geschafft habt, dann habt ihr einen großen Schritt geschafft. He, es wird schon klappen. Ich glaube an euch. Das, was ihr in der Schachtel habt, tragt ihr jetzt immer in euch. Die Landschaft wird eure innere Welt sein. Wenn neue Persönlichkeiten auftauchen, werden die auch in dieser Landschaft sein. Ihr könnt sie zu euch einladen und gute Freunde werden. Genießt einfach die innere Welt. Es gibt nichts Schöneres und nichts, was sicherer ist als das. Ihr werdet das schaffen. Auch, wenn es euch noch so unmöglich scheint.*

### 4.5.2 Innere Helfer

So, wie du dir deinen inneren sicheren Ort imaginär erschaffen kannst, so ist es auch möglich, dass du innere Helfer entstehen lässt. Bitte, wähle keine realen Personen als innere Unterstützer, sondern nur Wesen, die dir deine Fantasie und dein Herz schenken. Denn wenn du reale Begleiter nehmen würdest, die dir im Augenblick perfekt geeignet scheinen, können sie irgendwann auch weniger hilfreiche Eigenschaften zeigen, denn es sind Menschen. Also kreiere beispielsweise Zwerge, Elfen, Drachen, Engel, Tiere und Feen, die dir hilfreich innen zur Seite stehen. Natürlich kannst du dir auch deine individuellen Fantasiegestalten zaubern, die dir optimale Hilfe schenken können. Denn es sind deine Helfer.

### 4.5.3 Der innere Tresor

Alles, was dich stark belastet, kannst du mit Hilfe der Tresorübung in einem inneren Tresor verstauen, um es dann zu einem passenden Moment, wie der nächsten Therapiestunde, wieder heraus zu holen. Der Vorteil dabei ist, du musst nicht mehr verdrängen, um deinen Tagesanforderungen nachkommen zu können. Sondern du bewahrst das Unangenehme im Tresor auf, bis du dir Zeit zur Bearbeitung des Themas nehmen kannst und möchtest. Diese Übung eignet sich besonders gut, um dich von negativen Bildern, Gefühlen, Gedanken, Erinnerungsschmerzen, Flashbacks oder ähnlichem distanzieren zu können. Sinnvoll wäre es, wenn du diese Übung bei deinem Therapeuten oder mit einer Vertrauensperson einüben könntest. Doch wenn Du niemanden hast, kannst du das mit Hilfe der CD's von Michaela Huber[1] oder Luise Reddemann[2] alleine versuchen. Es kann auch sehr hilfreich sein, das Problem konkret wegzupacken. Hierfür schreibst du das Problem auf einen Zettel. Diesen verpackst du in einen Karton und schließt ihn dann weg. Natürlich kannst du diesen Zettel auch an deinen Therapeuten schicken.

**Tresorübung:** Atme tief ein und aus. Konzentriere dich auf dich, deinen Atem und deinen Körper. Spüre nach, ob du dabei lieber die Augen schließen magst oder ob es für dich sicherer ist, einen Punkt im Raum zu fixieren. Komme so immer mehr zur Ruhe. Lasse dir dann von deiner Fantasie einen sicheren Tresor schenken. Dieser soll künftig der Platz sein, an dem du Belastendes wie Flashs wegpacken und einschließen kannst. Wie groß muss der Tresor für dich sein? Wie dick ist das Material? Hat er abschließbare Schubladen, in die du die einzelnen Flashs packen kannst, damit dir beim Öffnen nichts entgegen springen kann? Muss er in einem noch mal abgesicherten Tresorraum stehen? Wie sollte der Verschluss aussehen (viele Schlösser, Zahlencode, eine Alarmanlage oder ähnliches?). Wenn du in deinem System innere Helfer, innere Wächter oder Beschützer hast, kannst du dir überlegen, ob du einen dieser Helfer bitten möchtest, diesen Tresor oder den Tresorraum zu bewachen. Wenn du mit deiner Kreation zufrieden bist, bedanke dich bei deiner Fantasie für diesen Tresor.
Dieser Tresor muss dir ganz sicher erscheinen. Mache diese Übung täglich, bis du den Tresor auch im Notfall leicht nutzen kannst. Eine andere wichtige Grundregel ist, dass alles, was in den Tresor weggepackt wird, auch wieder zurückgeholt werden kann, denn nur so können die Bilder in der Therapie durch die Trauma-Bearbeitungstechniken wie Bildschirmtechnik und EMDR[3] (Anmerkungen Kapitel 3) nochmals aufgegriffen und bearbeitet werden.

### 4.5.4. Erinnerungen auf Videokassette oder Tonträger bannen

Wenn du selbst aus einem Flash nicht herauskommen kannst, so könntest du im Vorfeld mit deinem Partner, deiner Freundin oder deiner Therapeutin besprechen, was dir in dieser Situation helfen könnte. Hier darfst du experimentieren, welcher meiner Vorschläge dir hilft, denn wir alle sind Individuen. Vielleicht ergeben sich durch diese Anregungen auch neue Möglichkeiten für dich. Die 1. Übung eignet sich besonders gut bei visuellen Flashbacks (= Bilder). Auch hier empfiehlt es sich, die Übung mit deinem Therapeuten einzuüben, damit du sie bei Bedarf leichter anwenden kannst.

**Theater:** Stelle dir vor, du sitzt im Theater, ganz bequem und geschützt. Du kannst aus sicherem Abstand heraus verfolgen, was vorne auf der Bühne gespielt wird: Deine Erinnerungssituation. Du bittest einen Bildtechniker, diese Situation auf der Bühne mit einer Camera aufzunehmen. Nach der Flash-Szene lässt du den Vorhang zugehen. Dann lässt du dir vom Bildtechniker deine Videokassette übergeben, damit du sie in den Tresor verpacken kannst. Bei Bedarf kann die Kassette dann jeder Zeit wieder zur Bearbeitung hervor geholt werden.
**Videorekorder:** Wenn du Bilder oder Ereignisses (Flashbacks) vor Augen hast, dann stell dir einen Fernseher vor, in dem diese Situation gerade als Filmausschnitt läuft. Vielleicht kannst du dir auch vorstellen, dass dieser Fernseher einen integrierten Videorekorder hat. Du darfst nicht in die Mitte des Bildschirmes schauen. Schau auf den Rand und mach dir bewusst, dass es ein Fernseher ist, in dem dieser Film läuft. Male dir nun eine Fernbedienung mit folgenden Knöpfen: je 1 Knopf zum Vor- und Zurückspulen, 1 Regler für hell/dunkel und laut/leise, ein paar Programmknöpfe, einen Play-, Pause-, Stopp- und Aufnahmeknopf, sowie eine Auswurftaste für den Videorekorder und einen dicken roten Knopf zum Abstellen. Nimm nun die Fernbedienung und drücke die Aufnahmetaste auf deiner Fernbedienung. So kannst du dir vielleicht später zusammen mit deiner Therapeutin diese Szene noch mal anschauen und bearbeiten. Nach der Aufnahme spiele das Band ab. Bediene den Regler für hell und dunkel. Schau, was für dich besser ist. Ist es angenehmer, wenn das Bild langsam dunkler wird, bis es nicht mehr sichtbar ist? Oder machen dir dunkle Bilder Angst und du magst es lieber heller drehen, bis es nicht mehr sichtbar ist. Wenn diese Filmszene einen Ton hat, kannst du hier ähnlich verfahren. Drehe den Regler für den Ton langsam weiter runter, bis er nicht mehr hörbar ist. Drücke nun die Auswurftaste für die Videokassette und betätige den dicken roten Knopf um den Fernseher auszuschalten. Nimm nun die Videokassette und verstaue sie in deinem inneren Tresor oder an einem anderen sicheren Ort.
**Konzertraum:** Stelle dir vor, du sitzt im Konzert, bequem und sicher. Der Tontechniker ist bereit, deine Worte, Geräusche und Melodien auf einen MP3 Player aufzunehmen. Du hörst auf der Bühne die Erinnerungstöne. Danach lässt du den Vorhang zugehen. Der Tontechniker übergibt dir deinen MP3 Player mit der Aufnahme, damit du ihn in den Tresor verpacken kannst.

**Kassettenrekorder:** Stelle dir einen Kassettenrekorder mit Radio und Kopfhörer vor. Dieser Rekorder hat folgende Funktionen: je eine Taste zum Vor- und Zurückspulen, 1 Regler für laut/leise und Sendersuche, eine Play-, Pause-, Stopp- und Aufnahmetaste, sowie eine Auswurftaste für die Kassette und einen große schwarze Drucktaste zum Abstellen. Setze nun die Kopfhörer auf und betätige als erstes die Aufnahmetaste, die deine aktuellen Flash-Worte, Geräusche und Melodien aufnimmt. Reguliere danach beim Abhören langsam den Ton nach unten, bis er nicht mehr zu hören ist. Sollte dir dieses nicht gelingen, versuche einen anderen Sender zu finden mit deiner Lieblingsband oder deinem Lieblingslied. Du wirst spüren, wie sich das eigene Band entschärft! Betätige nun die Auswurftaste deines Kassettenrekorders und die große schwarze Abstelltaste. Nimm die Kassette und verstaue sie in deinem inneren Tresor oder an einem anderen sicheren Ort.

### 4.5.5 Körperflashs umwandeln

Diese Übungen eignen sich besonders gut bei Körper-Flashbacks, aber auch bei körperlichen Symptomen wie Schmerzen, Missempfindungen, Taubheitsgefühle oder andere unangenehme Körperempfindungen. Diese Übungen kannst du allein durchführen oder jemanden bitten, dich führend zu unterstützen.

**Körperempfindung:** Versuche, deiner unangenehmen Körperempfindung eine räumliche Form zu geben wie: eine Kugel, einen Kegel, einen Zylinder, Würfel oder ähnliches. Suche dir eine für diese Körperempfindung angemessene Größe des Objektes. Wähle eine Farbe aus, die zu dieser Empfindung passt. Wie kräftig sollte die Farbe sein? Beobachte nun diese farbige Form und stell dir vor, wie sie langsam schrumpft. Sie wird immer kleiner. Dabei nimmt auch die Intensität deiner Körperempfindung ab. Nebenbei kannst du auch beobachten, wie die Farbe immer blasser wird. Hat dein Objekt eine Größe erreicht, die sich nicht mehr verändert, so kannst du sie nun nehmen und in deinen Tresor einschließen oder an einen anderen, für dich sicheren Ort bringen.

**Schmerz:** Versuche, in die Art des Schmerzes hinein zu spüren: Ist es ein stechender Schmerz wie ein Messer? Ein bohrender Schmerz wie ein Nagel? Ein dumpfer Schmerz wie eine Faust oder...? Entwickle eine Skulptur in der Form deines Schmerzes. Ist sie stimmig? Wenn du diese Frage mit ja beantworten kannst, dann lege diese Form in einen extra

dafür neu geschaffenen inneren Tresor. Deine inneren Helfer dürfen dir dabei zur Seite stehen. Taucht danach noch ein anderer Schmerz auf, der von dem ersten überdeckt wurde, dann wandle auch diesen um. Fahre so fort, bis du Besserung spürst. Das kann manchmal eine ganze Weile dauern. Bringe diesen Tresor mit allen Skulpturen gemeinsam mit deinem Helfer an einen sicheren Ort, wie ein tiefes Meer, einen fernen Planeten, eine Höhle oder anderes und stelle Bewacher an seine Seite wie einen Drachen. Ruhe dich danach gut aus, denn du hast Schwerstarbeit geleistet. Dann tue dir etwas Gutes!
Wähle einen Zeitpunkt an dem du diese Schmerzgebilde wieder hervorholen und mit deinem Arzt oder Therapeuten bearbeiten willst.

### 4.5.6. Geruchflashs umwandeln

Versuche, dem störenden Geruch eine Form zu geben. Vielleicht eine klein Wolke? Stell dir bitte zusätzlich vor, dass ein Staubsauger neben dir steht. Wenn du dieses Bild gefunden hast, kannst du der Wolke eine Farbe geben, damit sie besser sichtbar ist. Greif nun nach dem Staubsauger. Es kann ein Handstaubsauger oder ein großer Staubsauger sein, wie es für dich passend ist. Auf dem Staubsauger ist ein roter An- und Ausschaltknopf. Schalte den Staubsauger ein. Der Staubsauger hat eine ganz starke Saugkraft, so dass die farbige Wolke schnell eingesaugt ist. Nun kannst du den Staubsauger öffnen und den Staubsaugerbeutel entfernen. Schließe den Staubsaugerbeutel in deinem Tresor ein oder verstaue diesen an einem anderen sicheren Ort. Vielleicht magst du den Beutel auch nicht entfernen, sondern den Staubsauger im Tresorraum verstauen. Auch das ist möglich.

### 4.5.7 Deine Schutzkapsel

Diese Übung eignet sich besonders gut, wenn schwierige Situationen auf dich zukommen und du dich schützen musst. Das können Situationen sein wie: am Arbeitsplatz, in einer Menschenmenge oder der Gang zu einem Amt. Diese Übung hat sich Laura selbst kreiert und zu Nutzen gemacht auf ihrem Weg zu einer selbstbewussten Frau. Auch andere traumatisierte Menschen, denen sie diese Übung weiter empfohlen hatte, haben diese Übung für sich als sehr unterstützend erlebt. Diese Übung solltest du für dich ausarbeiten und regelmäßig in kleineren, weniger belastenden Situationen einüben.

Stell dir vor, dass in Situationen, in denen du dich innerlich schützen musst, eine Schutzkapsel um dich herum ist. Schaue für dich, wie groß diese Schutzkapsel ist und welche Form sie hat. Sieht sie wie ein Ei aus? Ist es für dich wichtig, dass deine Schutzhülle eine Klappe hat, die sich öffnen lässt? Gestalte nach deinen Bedürfnissen. Möchtest du die Kapsel aus Spiegelglas bauen? Dann kannst du die anderen sehen, diese dich aber nicht, wenn du möchtest. Niemand kann dahinter blicken, niemand, der es nicht sehen soll, sieht, wenn du Angst hast. Niemand sieht dir an, was dir Schlimmes in deinem Leben widerfahren ist. Du darfst nach außen stark wirken, alles andere bleibt hinter dem Spiegelglas!

## 4.6 Hilfsmöglichkeiten bei Flashbacks oder Wechselankündigungen

Wenn du das Gefühl hast, „neben dir zu stehen", so, als wäre alles unwirklich, weit weg und du fühlst deinen eigenen Körper nicht mehr oder spürst, dass sich ein Wechsel ankündigt oder dich ein Flash überrollt, dann gibt es ein paar Tipps und Tricks, die in so einer Situation gut helfen.

**4.6.1 Realitätsprüfung:** Nach längeren dissoziativen Phase oder einem Flashback empfiehlt sich die Realitätsprüfung. Sie ist unerlässlich, wenn du den Kontakt nach Außen verloren hast, damit du wieder hier ankommen kannst. Schaue dich um und benenne 5 Gegenstände im Raum die du siehst. Dann nenne 5 Körperteile von dir. Stelle dir folgende Fragen: Wo stehe ich gerade? Was ist um mich herum? Droht mir gerade Gefahr? Welches Schutzverhalten habe ich parat? Bin ich wirklich alleine hier oder ist jemand in der Nähe, der mir helfen kann wie Partner, Freundin oder Nachbarn? Wo ist der Fußboden? Gehe deine Sicherheitscheckliste durch.

**Wenn du nicht allein bist:** Bitte die anwesende, unterstützende Person, sich vorzustellen, da du sie in diesem Zustand vielleicht nicht erkennen kannst. Dann soll sie dich darauf hinweisen, dass du einen Flash hast, wo und wie alt du bist. Wähle für einen solchen Fall im Voraus für deine Unterstützer ein paar Sätze aus, mit denen sie dich beruhigen können. Wähle Sätze wie: „Du denkst gerade an eine alte Geschichte. Doch jetzt bist du erwachsen und in Sicherheit. Ich bin bei dir." Wenn jemand aus einem Trauma gefangen ist im Flash, dann soll sie darum bitten, dass die

Alltagsperson nach vorn kommt. (siehe Kapitel 4.8: Wenn du auf Berührungen positiv reagierst)

**4.6.2 Erden:** Wenn du spürst, wie du den Kontakt nach Außen verlierst, ist erden sehr hilfreich und notwendig. Das einfachste Mittel ist bewusstes Ein- und Ausatmen. Besonders effektiv ist es bei geöffnetem Fenster. Auch ein Positionswechsel kann hilfreich sein. Für einen solchen Notfall kannst du immer Eiswürfel parat haben, die du dann in deine Hände nimmst und reibst. Auch kaltes Wasser über die Hände und Handgelenke laufen lassen kann hilfreich sein oder eine Wechseldusche mit warmem und kaltem Wasser. Allerdings sollte das Wasser weder zu heiß noch zu kalt sein.
Gut erdend ist es auch, wenn man sich die Füße massiert. Fang erst mit dem rechten Fuß an. Vernachlässige hierbei auch nicht die Räume zwischen den Zehen. Wenn du den einen Fuß ausreichend massiert hast, stelle die beiden Füße nebeneinander. Wie fühlt es sich an? Wie fühlt sich der massierte Fuß im Gegensatz zum nicht massierten an? Spüre eine Zeitlang nach und beginne dann mit dem anderen Fuß. Leben kommt auch wieder in die Füße, wenn man fest auf den Boden stampft. Oder stelle dich mit beiden Füßen fest auf den Boden und rolle einen Igelball abwechselnd erst unter deinem einen Fuß und dann unter dem anderen. Wenn du nicht so gut stehen kannst in solchen Momenten, kannst du die Übungen auch im Sitzen ausprobieren. Notiere dir deine beste Erdungsübung für deine Notfalltasche.

**4.6.3 Aromaduftfläschchen:** Düfte können dir unterstützend dabei helfen zu reorientieren. Wähle aus, was du brauchst. Ist dir der intensive Duft wie Angelikawurzel oder Thymian hilfreich oder eher etwas Liebliches wie Bergamotte? Oder brauchst du einen etwas klareren Duft wie Minze oder Fichte. Vielleicht brauchen deine unterschiedlichen Anteile auch unterschiedliche Duftstoffe? Kleine Anteile kann man oft mit süßlichen Düften herauslocken (wie Elfentraum von Primavera ®), wenn das einmal bewusst gewünscht ist. Viele Kliniken bieten Aromatherapie an. Vielleicht hast du ja einmal die Möglichkeit, diese Therapieform unter Anleitung auszuprobieren.
Hast du deinen Hier- und Jetzt-Duft gefunden, trage dieses Fläschchen möglichst immer bei dir, vor allem, wenn du schwierige Termine vor dir hast. Wenn du dich absichern möchtest, dann weise deine Begleitperson

oder dein Gegenüber darauf hin, dass sie dich bei einem Persönlichkeitswechsel oder Flashback an diesem Duftfläschchen/Riechampulle riechen lassen sollen. Viele Betroffene haben berichtet, dass ihnen diese Methode sehr geholfen hat. Sie konnten damit dissoziative Zustände und Flashbacks unterbrechen oder abwenden.

**4.6.4 Inneres Chaos bewältigen:** Manchmal herrscht innen ein absolutes Chaos. Die eine regt sich auf, die andere will sich verletzen, die nächste will mit dem nächstbesten Typen ins Bett, der andere will einen Krimi gucken, die Kleine will Bibi Blockberg hören und jemand anderes versucht zu schlafen. Und das alles gleichzeitig? Keine Seltenheit, wenn man Viele ist. Versuche nicht, dagegen anzukämpfen, sondern einen Weg der Kommunikation zu finden. Es wäre gut, wenn du dieses zusammen mit deiner Therapeutin üben könntest, damit du deine Technik auch allein durchführen kannst. Hierzu empfehle ich die Übung „Der Innere Garten“ von Michaela Huber[1] oder „Das Innere Team“ bzw. „Innere Konferenz“ von Luise Reddemann[2]. Ziel dieser Übungen ist es, miteinander in Kontakt zu treten und gemeinsam Kompromisse zu finden. Z. B. kann der Anteil, der sich so fürchterlich aufregt, aufschreiben, was ihn so sehr aufregt. Ihr einigt euch darauf, Bibi Blocksberg zum Einschlafen zu hören, zeichnet den Krimi auf Video auf und schaut ihn tagsüber an, weil er nachts zu aufwühlend ist. Es wird erklärt, warum nicht mehr mit dem nächstbesten Typen ins Bett gestiegen werden soll (weil das altes, schädigendes Verhalten ist) und ein inneres Verbot verhängt, damit niemand Fremdes in die Wohnung gelassen wird. So kannst du für Sicherheit im Außen und Innen sorgen und für alle lebbare Kompromisse finden.
Eine feste Tagesstruktur nach diesen Absprachen ist oft sehr hilfreich. Denn dann weiß jeder Anteil, dass er wahrgenommen und ernst genommen wird und in den vorhandenen Möglichkeiten seinen Bedürfnissen nachkommen kann.

## 4.7 Ressourcen

Ressourcen sind Kraftquellen. Wir alle, egal wie verletzt wir sind, haben unsere ganz persönlichen inneren und äußeren „Tankstellen“. Dazu gehören u. a. deine Talente, Fähigkeiten, Hobbys, persönlichen Neigungen, möglicher Weise deine Familie oder einzelne Familienmitglieder, eine

Wohnung und Beruf, aber auch Freunde, angenehme Sozialkontakte. Alles, was dir gut tut, kann dich auch stabilisieren. Eine sich wiederholende Tagesstruktur im Alltag kann dir ebenfalls eine wichtige Ressource werden und dir Sicherheit vermitteln. Dabei ist es wichtig, Verpflichtungen und Anstrengungen mit Entspannung und angenehmen Aktivitäten zu verbinden. Hierdurch kann deine Stresstoleranz und Belastbarkeit trainiert und verbessert werden.
Ressourcen sind umso besser verfügbar, je häufiger du sie verwendest. Je mehr Ressourcen du erkannt und eingeübt hast, umso besser sind diese abrufbar und deine wichtige Unterstützung im Alltag. Es kann sein, dass es zunächst einmal viel Kraft kostet, Ressourcen wieder oder erstmals an die Oberfläche und dann in den Mittelpunkt deines Bewusstseins zu rücken. Denn das was für dich eine Kraftquelle ist wurde früher möglicher Weise mit verachtenden Worten belegt. Ich nutze in der Zwischenzeit immer wieder das Singen als Tankstelle, obwohl es früher immer hieß: „Du singst fürchterlich!“ Und so hat dieses Singen eine doppelte Wirkung für mich. Zum einen mache ich, das was mir gut tut. Und zum anderen bin ich stolz darauf, dass ich mich über die Worte meiner Mutter hinwegsetzen kann.
Diese Kraftquellen-Suche lohnt sich, wenn du diese neu entdeckten Schätze auch bewusst anerkennen und wichtig nehmen kannst. Lass dich überraschen, welche Fähigkeiten und Erfahrungen du an die Oberfläche bringen wirst.

**Mögliche Ressourcen:** Geselligkeit, Musik, schöne Erinnerungen, Reisen, lachen, Kreativität (wie malen, basteln etc.), Sport/Bewegung, kochen/backen, bewusste Wahrnehmung der Natur, Freudetagebuch, Glücksmomente aufschreiben, besondere Fähigkeiten, auf die du stolz bist, notieren.
Lass dich überraschen, welche Kraftquellen in dir verborgen sind!

**Freue dich auf deine Schatzsuche!**

**Zusammenfassung:**

→ Fähigkeiten erkennen,
→ annehmen,
→ ausprobieren, testen,
→ wichtig und ernst nehmen
→ regelmäßig anwenden,

→ als Hilfe anwenden, wenn es dir nicht gut geht,
→ in schweren Krisen anwenden können.

## 4.8 Impulse zum Stärken und Stabilisieren

Skills (= Fähigkeiten) sind Aktivitäten, mit denen du unangenehme Ereignisse und Gefühle besser ertragen oder umleiten kannst. Sie sind auch dafür geeignet, wenn du in einen Trancezustand gerätst oder einen Flashback hast, den du bewusst durchbrechen willst, um wieder ins Hier und Jetzt zu kommen. Hierbei geht es um Beschäftigungen wie spielen oder kreatives Betätigen, die Spaß bereiten und ablenken. Vergiss dabei bitte allmählich die Bewertungen aus Kindertagen, die diese Aktivitäten als unwichtig bezeichnet haben.
Meine Skillliste ist eine Ideensammlung mit Anregungen für dich. Hieraus kannst du dir deine eigene Liste zusammenstellen und durch deine Ideen ergänzen. Packe diese Zusammenstellung auch in deine Notfalltasche.

**Hier einige Beispiele:**

→ Werde aktiv und beschäftige dich mit etwas.
→ Ziehe dir etwas Schönes, Kuscheliges an.
→ Schreibe deine Gedanken und Gefühle auf, lege sie weg. Nimm sie erst dann wieder hervor, wenn jemand zum Reden da ist.
→ Lerne etwas Schönes auswendig (Lieblingslied, Gedicht).
→ Bastele Wohnraumdekoration oder Geschenke.
→ Male auf dem Computer ein Bild und halte dabei die Maus verkehrt herum.
→ Schreibe deiner Therapeutin einen Brief, um Abstand zu bekommen oder dich abzulenken.
→ Dekoriere deinen Tisch oder Raum neu.
→ Schau dir deine Lieblingsdias oder Fotos an.
→ Mache Fadenspiele.
→ Schau einen schönen Fernsehfilm an.
→ Sieh in die Flamme einer Kerze.
→ Erstelle Figuren, indem du einfache Punkte (oder Zahlen von 1-x) beliebig auf ein Blatt zeichnest und sie dann verbindest.
→ Besuche eine Freundin oder rufe sie an.

→ Mache Gartenarbeit.
→ Führe bewusst einen Gedankenstop durch.
→ Übe Geduldspiele.
→ Erkenne dein Gefühl. Finde das Gegen-Gefühl heraus und versuchen dieses zu erzeugen.
→ Lies eine schöne oder spannende Geschichte.
→ Tue dir etwas Gutes.
→ Schiebe dein Gefühl beiseite.
→ Mache „Hirn-Flick-Flaks", d.h. beschäftige dich gedanklich mit einer konkreten Aufgabe.
→ Spiele ein Instrument.
→ Lass dich von jemandem festhalten oder umarmen.
→ Koche oder backe mit jemandem.
→ Nimm etwas in den Arm, das dich tröstet.
→ Unterstütze, ermutige oder höre jemandem zu.
→ Bereite für jemanden eine Überraschung vor.
→ Jongliere mit Bällen oder Orangen.
→ Koche dir etwas Leckeres.
→ Ermögliche dir extreme Körperempfindungen. Setze dich da bei Reizen aus, die dich weder verletzen noch gefährden. Beispiele: Gummiband schnippen, Wechselduschen, mit Massagehandschuh die Haut reiben, Zitronensaft oder etwas anderes Saures trinken, etwas Saueres wie Ahoj-Brause® zu dir nehmen, Eiswürfel oder Eiskühlkissen berühren, Riechampulle (Aroma, Parfüm o. ä.) riechen, Knoblauch pur essen, in eine Chili-Schote beißen, scharfe Zahnpasta benutzen, Igelball in die Hand nehmen oder unter dem Fuß rollen.
→ Schreie laut in ein Kissen hinein, im Auto, im Wald.
→ Schlage auf ein Kissen ein.
→ Schreibe einen Text oder male mit der Linken Hand ein Bild.
→ Gestalte ein Mandala farblich.
→ Male oder zeichne auf einem großen Format.
→ Erstelle selbst ein Kreuzworträtsel.
→ Gehe zur Massage oder massiere dir die Hände und Füße selbst.
→ Singe ein Lied.
→ Plane etwas Schönes.
→ Wäge Pro und Kontra in deinem Problem ab.

→ Putze dein Zimmer.
→ Lege ein Puzzle.
→ Knoble an einer Rechenaufgabe.
→ Löse ein Rätsel oder Sudoku.
→ Überprüfe die Realität. Wo bin ich? Wie stehe ich?
→ Gehe in die Sauna.

→ Schenke dir etwas oder kaufe dir Blumen.
→ Schminke dich.
→ Schaue dir etwas bewusst an oder achte auf das, was du in deiner Umgebung siehst.
→ Mache ein Sonnenbad, vielleicht unterm Solarium?
→ Spiele „Stadt-Land-Fluss" oder „Memory".
→ Betätige dich sportlich.
→ Probiere ein neues Styling oder eine neue Frisur aus.
→ Mache eine Imaginationsübungen, z. B. die Tresorübung.
→ Umarme dich selbst.
→ Schreibe Tagebuch.
→ Verlasse die Situation innerlich.
→ Baue in deiner Vorstellung eine Mauer zwischen dich und die Situation, um dich dann zu einem späteren Zeitpunkt damit auseinanderzusetzen.
→ Spiele mit dem Zauberwürfel.
→ Zeichne mit geschlossenen Augen.
→ Sprich laut vor dich hin: „Ich bin sicher. Heute ist der ______________ im Jahr 200X. Ich bin eine erwachsene Person. Ich kann mich selbst schützen."

**Wenn du gerne Dinge ansiehst** können dich beispielsweise die folgenden Dinge stärken und stabilisieren: Betrachte den Himmel, die Wolken, die Sterne, Blumen, Bilder, eine Lavalampe.

**Wenn du eher auf Geräusche reagierst:** Höre bewusst und achtsam auf das, was du in deiner Umgebung wahrnimmst: Vogelgezwitscher, Regentropfen, Wind, Wellenrauschen oder andere Naturlaute, Musik, Lifekonzert, eigene Musik, Meditationsmusik, Musik über Kopfhörer, Musikinstrumente, Kinderkassette (Bibi Blocksberg, Benjamin Blümchen).

**Wenn Gerüche für dich sehr wichtig sind:** Rieche bewusst und achtsam was du in deiner Umgebung wahrnehmen kannst: Blumen, Blätter, ätherische Öle, der Geruch nach einem Regen, Parfum, Seife, Duftkerzen, Duftkissen, Creme, Schaumbad, Duschgel, frisch gemähtes Gras, Bäume, Pflanzen, Essen. **Wenn du nicht alleine bist:** Gib deiner Vertrauensperson den Tipp, dass sie dir etwas zu riechen gibt, wenn du einen Flash hast. Wähle dabei Dinge aus deiner persönlichen Skillliste aus, die in Frage kommen. Da nicht immer alle Gerüche greifbar sind und zum Einsatz kommen können, **warne vor triggernden Düften**. Diese müssen unbedingt gemieden werden.

**Wenn dein Geschmackssinn für dich besonders wichtig ist:** Nimm etwas in den Mund und nehme achtsam den Geschmack wahr: Bonbons, Schokolade, Kräuter pur essen, Kaugummis, Brause, Säfte, Teesorten, Käsesorten, Obst, Gemüse.
**Wenn du nicht alleine bist:** Bitte deine Vertrauensperson, dir Brausepulver, ein Eukalyptusbonbon, Pfefferminzkaugummi oder eine Zitrone zum Lutschen zu geben.

**Wenn für dich das Fühlen und Bewegen wichtig ist**: Berühre etwas bewusst mit den Händen oder Füssen und setze dich körperlichen Reizen aus wie: Stoffen wie z. B. Seide, Samt , Baumwolle, Satin bewusst berühren, Tierfell streicheln, Blumenblüten oder Blätter, dich abklopfen, dich berühren, baden oder duschen, Igelball, Massage, Wärmflasche auflegen, Kleidung bewusst auswählen, barfuss laufen, mit Stofftieren kuscheln, in die Hände klatschen, kaltes Wasser über die Handgelenke laufen lassen, Gesicht waschen (erfrischen), Eiswürfel lutschen oder ein Eis essen.

**Wenn du auf Berührungen positiv reagierst:** Auch diese unterstützende Maßnahme braucht Übung und ein eingespieltes Team. Dein Partner (oder jemand anderes) kann eine Hand auf deine Schulter legen und nimmt deine andere Hand in seine. Mit der Hand an der Schulter soll er ganz sanft deine Schulter etwas zurück schubsen und beispielsweise sagen: „Alles Belastende geht jetzt wieder etwas zurück“ und schubst weiter sanft zurück. „Und du (statt dem DU sollte der Name der Alltagspersönlichkeit genannt werden) kannst jetzt wieder nach vorne kommen“. Dabei zieht dein Übungspartner sanft deine Hand in seiner Hand nach vorn. So, als würde er etwas nach vorne holen. Diese Übung könnt ihr immer wiederholen. Jemanden wegschieben und die Alltagsperson wieder nach vorne ziehen. Diese Übung funktioniert oft gut bei Menschen, die Viele sind und mit Körperkontakt umgehen können.

**Hilfe per Telefon:** Gib deiner Gesprächspartnerin vorab Infos, wie sie sich hilfreich verhalten kann, wenn du bei einem Anruf etwas verwirrt klingen solltest. Bitte sie, mit ruhiger Stimme beruhigende Worte zu sprechen. Es geht darum, dich dann wieder ins Hier und Jetzt zu bringen. Zuerst geht es darum, den Kontakt zu dir herzustellen. Sie könnte also sagen: „Ich bin's, deine Freundin X. Kannst du mich gut hören? Hältst du den Telefonhörer fest in der Hand. In welcher Hand hast du den Telefonhörer? Du bist in Sicherheit!" Dann könnte sie dich auch bitten zu beschreiben, was du real im Zimmer sehen kannst. Auch hier habe ich nur Beispiele zusammengestellt, die du am besten mit deinem Gesprächspartner vereinbaren solltest.

## 4.9 Das Gute-Laune-Buch

Eine gute Idee finde ich das Gute-Laune-Buch, das dich immer wieder daran erinnern kann, dass es Gutes gibt. Organisiere dir ein schönes Buch, Album oder ähnliches und schreibe oder klebe alles ein, was für euch schön ist. Beachte, dass es ganz wichtig ist, dass nichts in dem Buch negativ besetzt oder zweideutig zu werten ist. Alles, was gut tut, schön oder witzig ist oder Mut macht, ist erlaubt. Schöne Karten, Sprüche, Gedichte, Bilder, Fotos von einem schönen Urlaub oder einem anderen schönen Ereignis. Es tut gut, an so einem Buch zu arbeiten und es einfach mal zwischendurch anzuschauen. Dieses Buch ist für die Notfalltasche sehr wertvoll und könnte in Phasen, in denen es dir schlecht geht, öfters durchgeblättert werden.

## 4.10 Wirkungen von Farben und Heilsteinen nutzen

Ein Hilfsmittel aus der Natur sind Heilsteine[3]. Sie wirken sehr individuell und auf unterschiedlichen Ebenen. Im Allgemeinen haben Farben die nachfolgend aufgeführten Wirkungen auf unsere Seele und unseren Körper. So wählen wir auch je nach Stimmung die Farben unserer Kleidung. Da Kinder Steine lieben und sehr intuitiv sind, gib beispielsweise deinen

Innenkindern die Chance, ihren Lieblingsstein auszuwählen. Diesen könnt ihr dann bei euch tragen oder in die Notfalltasche packen.

Unterschiedliche Steine haben unterschiedliche Eigenschwingungen. Ist ein Körperorgan oder die Seele krank, verändern sich die gesunden Schwingungen. Trage ich nun einen Stein, dessen Eigenschwingung die Schwingung des gesunden Organs oder Körpers hat, kann sich diese auf den Körper übertragen. Der Körper gesundet. Dies ersetzt allerdings keinen Arztbesuch und notwendige Medikamente. Steine können eine zusätzliche Unterstützung sein.

Bitte beachte, dass du individuell reagierst, wenn du mit bestimmten Farben auch bestimmte Emotionen verbindest oder sie gar Trigger sind. In diesen Fällen solltest du dir die entsprechende Farbe durch deine passende gute Stimmungsfarbe ersetzen. Wenn du besonders heftig auf Farben reagierst, solltest du dich mit diesem Thema nicht alleine auseinandersetzen.

**Farbloses** Licht ist die Konzentration aus allen Lichtfarben. Diese „weiße“ Farbe symbolisiert Wohlbefinden, Unvergänglichkeit, Reinheit und Vollkommenheit.

Der **Bergkristall** wirkt vorbeugend, heilend und reinigend. Er ist ein Allroundtalent. Er bringt Klarheit, Selbstbewusstsein und verbessert die Wahrnehmung. Er regt körperlich den Energiefluss an, lindert Schmerzen und Schwellungen. Der Bergkristall ist einer unserer wichtigsten Steine. Er wirkt wie ein Katalysator, wenn er mit anderen Steinen gemeinsam verwendet wird. Ist der andere Stein energetisch zu stark, wird dessen Wirkung gemildert, ist er zu schwach, wird sie gestärkt.

**Rot** wirkt aktivierend, belebend und energetisierend. Es ist die Farbe der Liebe, Leidenschaft und Lebenskraft, aber auch die von Feuer, Kampf und Wut.

Der **Feueropal** stabilisiert den Kreislauf, verleiht unserem Körper ausdauernde Kraft, Vitalität und bewahrt vor starken Stimmungsschwankungen.

Als Lichtbringer soll der **Sonnenstein** Lebensfreude schenken, Depressionen und Ängste lindern sowie optimistisch stimmen können. Weiterhin soll er sich der Überlieferung nach positiv auf das Nervensystem auswirken.

**Blau** in dunklem Farbton dringt tief und schwingungsvoll in uns ein. Es ist die Farbe der Beständigkeit, der Intuition, Verbundenheit und des Respekts.
Der **Calcedon** hilft bei Halsbeschwerden und unter dem Kopfkissen lindert er Alpträume und Schlafstörungen.
**Lila/violett** ist eine Mischung aus blau und rot und gilt als Farbe des Geistes und der Spiritualität. Violett kann das seelische Gleichgewicht und die Entschlusskraft fördern und wird auch mit Würde und Weisheit assoziiert.
Der **Sugilith** soll das Immunsystem stärken und mit dieser Eigenschaft auch die Heilung von ernsthaften Erkrankungen unterstützen. Er soll zudem die Selbstkontrolle festigen und ist ein treuer, Kraft gebender Begleiter in Lebenskrisen und bei Krankheit.
**Grün** ist eine Mischung aus blau und gelb. Grün ist Synonym für Ruhe, Kreislauf der Natur, Sicherheit und Geborgenheit, Wachstum, Erneuerung und Hoffnung.
Der **Chrysopras** beugt Bluthochdruck und Arterienverkalkung vor. Er beruhigt den Kreislauf und gibt mehr Ruhe und Gleichgewicht. Es ist der Stein der Hoffnung und Erneuerung.
Der **Amazonit** wirkt sich positiv auf die menschliche Psyche aus, insbesondere bei starken Stimmungsschwankungen und Unruhe. Vitalität und Lebenskraft sollen gestärkt und der Schlaf harmonisiert werden.
**Gelb** vermittelt uns Lässigkeit, Lebensfreude und eine heitere Alltagsstimmung.
Der **Bernstein** hilft beispielsweise Kindern beim Zahnen. So gibt es Bernsteinketten auch in der Apotheke. Sonst lindert er Allergien und Gelenkschmerzen. Bernstein weckt Lebensfreude, kräftigt die Entscheidungsfreude und unterstützt positiv bei Ratlosigkeit, Depressionen und sogar bei Selbstmordgefahr. Ich verwende ihn dann hilfreich, wenn meine Fibromyalgie mir Gelenkschmerzen beschert.

## 4.11 Selbstverletzendes Verhalten

Alle Verhaltensweisen, die dir und deinem Körper schaden, gehören in den Bereich des selbstverletzenden Verhaltens. Landläufig versteht man darunter allerdings lediglich das Schneiden oder Ritzen mit scharfen Gegenständen. Doch auch anderes selbstschädigendes Verhalten gehört für mich dazu, das dem Körper und/oder der Seele schadet wie bewusst

ungesundes Essen, den Körper hungern lassen, zu viel Alkohol trinken und exzessives Rauchen. Es kann sein, dass du in der Vergangenheit das selbstverletzende Verhalten als Überlebensstrategie benötigt hast. Vielleicht scheint es auch jetzt noch die einzige Möglichkeit zu sein, dir dadurch Erleichterung zu verschaffen und zu überleben. Das ist für den Moment völlig in Ordnung.
Doch wenn du dich selbst verletzt, begib dich auf Ursachensuche. Finde heraus, weshalb du dich verletzen musst und wie dir das Verletzen zu helfen scheint. Mache dir eine Liste, weshalb du dich nicht mehr selbst verletzen möchtest. Es kann sein, dass du diesen Mechanismus nicht sofort ganz auflösen kannst. Anerkenne auch deine kleinen Schritte auf dem Weg heraus aus den Selbstverletzungen. Diese sind beispielsweise die verlängerten Abstände zwischen deinen Selbstverletzungen, weniger Schnitte oder weniger tiefe Verletzungen. Lobe dich für jeden kleinen Schritt auf dem Weg zur liebevollen Annahme deiner Gefühle und deines Selbst. Wenn du dir die Erlaubnis geben kannst und den Mut hast, therapeutische Hilfe in Anspruch zu nehmen, dann wäre das wundervoll. Dein verletztes Tier, wie Hund oder Katze, würdest du nicht weiter verletzen, nur weil dein Nachbar es verletzt hat, sondern würdest es hegen und pflegen und bei Bedarf zum Tierarzt bringen, damit es wieder gesund werden kann. Auch du bist so eine verletzte Seele. Du brauchst Gutes, um zu heilen, wie deine individuelle Wellness, Gegengewichte zum Schweren und schöne, positive Ablenkungen. Grundsätzlich geht es neben der Bearbeitung der Gründe für SVV auch immer darum, in Richtung Annehmen zu gehen und dir Gutes zu tun.

### 4.11.1 Ursachenforschung und Hilfen

**Ablenkung:** Ist dein seelischer Schmerz vor der Selbstverletzung so groß, dass du dich mit dem körperlichen Schmerz davon ablenken oder den seelischen Schmerz kleiner erscheinen lassen möchtest? Beginne diesen Schmerz als berechtigt anzunehmen. Sage dir: „Das ist mein alter Schmerz und die Traurigkeit darüber ist berechtigt. Es war furchtbar, was mir damals angetan wurde. Doch der Täter hatte lange genug Macht über mich. Ich raube ihm jetzt die Genugtuung, dass es mir schlecht geht. Ich sorge gut für mich! Endlich hat er sich ausgefreut." Den Schmerz, die Trauer und die Wut kannst du beispielsweise in ein Kissen hinein schreien oder setze dich in dein Auto und schreie.

**Depersonalisation:** Fühlst du dich vor der Selbstverletzung fast wie tot, taub, gefühllos? Ermöglicht dir das Verletzen die Möglichkeit zu spüren, dass du noch da bist und lebst? Hier können dir deine Hilfsmittel aus deinem Notfallkoffer helfen.

**Gedankenspirale**: Ermöglicht dir das Verletzen einer quälenden Gedankenspirale zu entkommen, von der du spürst, sie könnte dich sonst wahnsinnig machen? Du hast eine Gedankenspirale erkannt, die sich so hoch schaukeln kann, dass du dich vielleicht bald schneiden musst. Dann verpacke diese Gedanken in deinen Tresor und wähle eine vorbereitete gedankliche oder körperliche ablenkende Beschäftigung.

**Glücksgefühl:** Löst das Verletzen bei dir ein solches Glücksgefühl aus, dass du nicht mehr darauf verzichten kannst? Diesem Punkt etwas entgegenzusetzen könnte schwierig werden, wenn du gerade nur schlimme Dinge deines Lebens erinnern kannst. Doch die Detektivarbeit auf der Suche nach einem Glücksgefühl lohnt sich. Hast du eine Prüfung super bestanden? Das dankbare Lächeln eines Menschen gesehen, dem du helfen konntest? Wie fühlte es sich an, als dir dein Kind oder das Kind von Freunden die Ärmchen entgegenstreckte, weil es auf den Arm genommen werden wollte? Immer, wenn du Sehnsucht nach einem schönen starken Gefühl hast, erinnere dich an dein Glücksbild.

**Leid aufzeigen:** Möchtest du mit den Selbstverletzungen zeigen, wie schlecht es dir geht, weil du nicht anders um Hilfe zu bitten wagst? Wie wäre es zur Abhilfe mit einem Zettel, auf dem steht, wie schlecht es dir geht und was du brauchst? Dann müsstest du nichts sagen. Vielleicht entdeckst du jetzt: Du hast außer deinem Arzt niemanden, dem du den Zettel zeigen könntest. Dann ist es vermutlich an der Zeit, dir ein Netz aus Menschen zu erschaffen. Menschen, mit denen du behutsam Kontakt aufbauen kannst. Du findest sie in Vereinen, beim Sport oder vielleicht in einer Selbsthilfegruppe. Für den Anfang finden auch viele den Kontakt im Internet sehr hilfreich.

**Reorientierung:** Bietet dir das SVV die Möglichkeit, durch den Schmerz wieder ins Hier und Jetzt zurück zu kommen? Dann nimm dir deinen Notfallkoffer und hole dir heraus, was du für das Zurückholen ins Hier und Jetzt vorbereitet hast.

**Schutz vor Suizid:** Ist deine Selbstverletzung das einzige Ventil, das dir hilft, am Leben zu bleiben, weil du dich sonst töten müsstest? Dann nimm diese Botschaft sehr ernst. Du möchtest SO nicht mehr weiter leben. Der Herzenswunsch nach Veränderung ist da. Überlege, welche

Veränderungen für dich notwendig, sinnvoll und schön wären. Male dieses Bild mit allen Sinnen aus. Nimm den Mut zusammen und sprich mit deinem Arzt, wie er dir da weiter helfen kann. Spätestens jetzt solltest du dir auch psychotherapeutische Hilfe holen.

**Selbstbestrafung:** Möchtest du dich mit deiner Handlung für irgendetwas Aktuelles oder Altes bestrafen? Dann stelle mit etwas Abstand (also nicht in der Akutsituation) die Realität her, dass der Erwachsene Schuld hatte und nicht du. Wenn das auch nicht funktioniert, beginne mit einer Schreibübung. Schreibe alle deine Gefühle dir gegenüber auf. Dann lege den Brief sicher verwahrt weg. Am nächsten Tag nimmst du diesen Brief wieder hervor, liest ihn und formulierst ihn so um, wie er an diesem Tag stimmig ist. Dies mache bitte so lange, bis du erkennen kannst, wer und was dich in diese Situation gebracht haben. Du bist unschuldig, die Täter gehören bestraft!

**Selbsthass:** Kann es sein, du hasst deinen Körper so, dass du ihn durch Narben so hässlich machen möchtest, wie er sich für dich anfühlt? Auch diese Gedanken und Gefühle sind in dir durch den Täter entstanden. Er hat dich verletzt und soll jetzt auch noch durch dein Verhalten Recht bekommen. Sage NEIN! oder STOPP! dazu. Begib dich behutsam auf die Entdeckungsreise zu dir. Fandest du nicht schon immer deinen linken kleinen Finger hübsch? Dann schmücke ihn mit einem Ring oder lackiere dir diesen Nagel. Gefallen dir deine großen, wenn auch zurzeit noch sehr traurigen Augen? Dann betone sie. Oder gibt es einen Körperteil, der besonders schmerzt? Dann wende dich diesem mit Liebe zu und sprich mit ihm. Frage, was er braucht. Dann hege ihn, wie eine fürsorgliche Mutter ihr Kind liebevoll pflegt.

**Sich selber hässlich machen:** Willst du dich mit den Verletzungen hässlich machen, damit dich alle in Ruhe lassen? Dann kannst du dich stattdessen auch durch Kleidung oder Schminken hässlich machen und schützen. Mit Gel kannst du einzelne Haarsträhnen fettig erscheinen lassen. Selbst wenn du als ungepflegte „Stinkbombe“ herumlaufen musst, um dich dafür nicht zu verletzen, ist das für den Anfang in Ordnung.

**Signal:** Ist dein Verletzen ein Signal: Dein Körper ist dein Eigentum? Hast du wenigstens beim Verletzen ein Gefühl von Macht und Kontrolle über dich und deinen Körper? Du hast Recht. Dein Körper ist dein Eigentum. Doch du verletzt dich, weil dir der Täter die Macht über dich geraubt hat. Damit ist jetzt Schluss! Dein Körper gehört dir! Dein Körper ist wichtig für euch alle, die er beherbergt. Du bestimmst über deinen Körper. Selbst wenn der Zahnarzt sagt: Der Zahn muss raus, entscheidest du, ob du diese Behandlung annimmst oder eine andere Möglichkeit wünschst oder Bedenkzeit benötigst. Du darfst entscheiden, musst allerdings auch mit den natürlichen Konsequenzen daraus leben.

**Ventil:** Ist das SSV für dich ein Ventil, um mit großem emotionalen Druck fertig zu werden. Einem Druck, der sich möglicherweise allmählich angestaut hat und nun entladen werden will? Ein Druck, der die kurzzeitige Erleichterung wert ist, um anschließend sogar Schuld- und Schamgefühle in Kauf zu nehmen? Dann beginne das belastende Gefühl zu erkennen und zu bearbeiten. Du wirst immer eher erkennen können, wenn sich eine Krise anbahnt. Dann kannst du nach deinen vorbereiteten Lösungsmöglichkeiten handeln.

**Verdrängung:** Hast du noch Täterkontakt und das SVV hilft dir dabei, die Auswirkungen aus diesem Kontakt nicht spüren zu müssen? Erforsche, warum du dich im oder nach dem Kontakt mit diesem Menschen selber verletzen musst. Täterkontakte sind pures Gift. Überprüfe, was du nicht fühlen willst, wenn du dich nach erneuten Retraumatisierungen selber verletzen musst. Hole dir Hilfe, um alle Täterkontakte abzubrechen. Niemand darf dich und deine Grenzen verletzen!

**Vorbeugung:** Gibt es in dir den Gedankengang: Bevor mich andere verletzen, tue ich es lieber selbst? Auch diesen verzweifelten Gedanken darfst du annehmen und dann immer mehr verabschieden.

Mache dir einmal ein paar Gedanken zum folgenden Beispiel: Dein Nachbar quält deine Katze. Du weißt das und damit es der böse Nachbar nicht tut, quälst du sie lieber selbst! Würdest du so handeln? Oder würdest du alles unternehmen, um deine Katze zu schützen?

Lasse dir diese Fürsorge auch für dich zu teil werden. Denn heute hast du Möglichkeiten, dich zu schützen. Du kannst dich in Selbstverteidigung üben und/oder dich mit einem Pfefferspray in deiner Manteltasche absichern.

**Wut:** Hast du eine solche Wut, dass du sie nur durch SVV ausleben kannst? Versuche, körperlich aktiv zu werden. Werfe ein Kissen mit voller Kraft an die Wand oder auf den Boden und schimpfe dabei. Schlage auf das Kissen ein. Nimm eine Kopie eines Fotos von dir und arbeite an diesem Papier herum, wie du es am liebsten an dir tun würdest. Wenn du magst, verschmiere es dann noch mit Ersatzblut wie Ketchup. Lasse dieses Gefühl heraus, ohne dabei dich und andere zu verletzen.

**Ein paar weitere Anregungen von Betroffenen für dich:**

→ Atmen! Bewusst atmen!

→ Diese Idee ist aus meinem Buch „Nicht allein“[4]: „Überlege dir, ob es schon Situationen gegeben hat, in denen du dich verletzen wolltest, es dann aber doch nicht getan hast. Vielleicht wurdest du unterbrochen, weil gerade das Telefon klingelte oder eine Freundin vor der Tür stand. Notiere dir diese „Bremse“ jeweils auf einem Zettel, z. B. „Ich rufe eine Freundin an“, oder „Ich gehe einkaufen.“
Überlege dir, was du statt des Schneidens tun könntest und notiere dir das ebenfalls jeweils auf einem „Bremszettel“. Wie wäre es mit einem Tagebucheintrag oder dem Schreiben eines Briefes?
Besorge dir nun einige verschieden große Kartons. Der kleinste soll so groß sein, dass dein Verletzungswerkzeug Platz darin findet. Lege dein Werkzeug in die kleinste Schachtel. Klebe oder binde sie zu und stelle sie dann in die nächst größere Schachtel. Lege den „Bremszettel“ auf die innere Schachtel und verschließe die zweite Schachtel. Verfahre ebenso mit den anderen Kartons. Du entscheidest, wie viele Kartons du brauchst. Wenn dann der Drang nach Verletzung auftaucht, hole dir deine Schachteln und packe sie eine nach der anderen aus. Lies die „Bremszettel“ und versuche, danach zu handeln. Freue dich über jedes Mal, wenn es dir gelingt dich zu schützen.“
Vielleicht hilft dir diese Verzögerung, an dein Schneidewerkzeug zu kommen, dieses Mal auf die Verletzung zu verzichten. Lass in Akutphasen keine Messer und Scheren offen herum liegen, sondern erschwere es dir, an diese heran zu kommen und lege eine Notfall-Liste auf diese Utensilien.

→ Sage dir bei Schneidedrang: Ich kann jetzt warten und mich auch noch in 15 Minuten schneiden. Vielleicht schaffst du es dann sogar nochmals, deine Aktion zu verschieben.

→ Trage ein Gummiband am Handgelenk und lasse es schnalzen, wenn der Drang zur Selbstverletzung zu stark wird.

→ Male rote Striche auf deine Haut, da, wo du dich sonst ritzen würdest.

→ Nimm Eiswürfel in die Hand.
→ Lege 5-10 Minuten Eiswürfel auf die Stelle, in die du schneiden möchtest. Aber Vorsicht: auf keinen Fall dann an dieser Stelle doch noch schneiden, denn dort wirst du so gefühllos, dass die Verletzung dann viel schlimmer und tiefer werden kann!
→ Mache etwas kaputt wie Telefonbücher zerreißen, altes Geschirr zerschlagen Holz hacken.
→ Male, schreibe oder knete deine Gefühle heraus.
→ Vereinbare mit einer Vertrauensperson, dass du sie anrufen kannst, bevor du dich selber verletzt.
→ Versorge dich bereits vor dem Verletzen. Verbinde den Arm schon VOR dem Schneiden.
→ Mache dir eine Notfall-Liste und arbeite diese Punkt für Punkt ab. Lege dir zusätzlich eine eigene Horrorliste an, in der steht, welche Möglichkeiten von weniger schädigendem SVV es für dich geben kann, wenn der Druck nicht mehr unter Kontrolle zu bekommen ist: dich kneifen, dich kratzen, nur oberflächlich ritzen. Diese Horrorliste darf aber erst genutzt werden, wenn alles andere aus deinem Notfallkoffer nicht greift.
Belohne dich dafür, wenn du selbstverletzendes Verhalten aufschieben oder verhindern konntest, mit etwas Gutem.

### 4.11.2 Gedankenmuster, die das SVV verändern können

Es gibt auch Gedankenmuster, die SVV unterstützen und verstärken können. Wenn du diese Gedanken in Stärkendes umwandelst und dir eine zielorientierte, persönlichkeitsstärkende Aufmerksamkeit schenkst, wird es dir immer besser gehen. Damit die stärkenden Gedanken gut wirken können, ist es wichtig, sie mit guten Gefühlen und Inhalten zu füllen. Zeichne dir also ein Bild der stärkenden Gedanken. Formuliere hieraus einen positiven Satz, Affirmation genannt. Diese sollte ohne die Worte „kein“ und „nicht“ formuliert werden. Schreibe den Satz so auf, als ob er schon stimmen würde. Beispiele: Ich bin gesund. Ich bin glücklich. Ich habe Freunde. Melden sich Widerstände dagegen, dann setze einen Vorschub ein wie: Ich erlaube mir … oder: Ich beginne ...
Die folgende Übung hilft dir dabei.

**Arbeit mit Affirmationen, aufgeschrieben von Sabine Marya**

**Vorbereitungen:** Wähle eine Affirmation[5] (= A), von der du vom Verstand her weißt, dass sie für deinen weiteren Heilungsprozess wichtig ist, auch wenn du innen Widerstände spürst. Schreibe sie auf.

Lese diese Affirmation laut und spüre dabei genau hin, was dein Bauch dir dazu sagen will. Warum macht dieser Satz (noch) Angst? Wo melden sich (noch) Widerstände und warum? Es kann hilfreich sein, alle Einwände aus dem Bauch heraus aufzuschreiben.

Nun wandele die Affirmation so um, dass sie für dich auch vom Gefühl her „gerade noch tragbar"/erreichbar ist, also dass sie haarscharf an deiner gefühlsmäßigen Grenze liegt. Wenn sie sich richtig anfühlt, dann schreibe sie auf.

Lese nun diese Affirmation laut vor und klopfe dabei ganz sacht auf die Thymusdrüse hinter dem Brustbein. Ist diese Affirmation so wirklich richtig? Nicht zu sehr abgeschwächt? Nicht mehr untragbar? Wenn du so weit bist, beginnt der Übungsteil, den du nun 3 Wochen täglich morgens vor dem Aufstehen und abends vor dem ins Bettgehen machst.

**Übung:** Setze dich hin (auf die Bettkante?) und atme tief ein und aus. Du bist voller Konzentration.

Nun breite Deine Arme aus, atme wieder tief ein und aus und schließe jetzt, wenn möglich, die Augen.

Sprich nun leise die Affirmation, immer und immer wieder - und führe dabei ganz, ganz langsam deine Hände mit ausgestreckten Armen zusammen (so langsam, dass Du die Affirmation auf jeden Fall ca. 3-5x gesagt hast, bevor sich die Hände berühren).

Wenn sich deine Hände berühren, sprich die Affirmation nochmals aus. Dann führe die Hände langsam Handfläche an Handfläche zu deinem Brustbein.

Dort faltest Du die Hände zusammen wie beim Gebet und sprichst wieder die Affirmation.

Atme tief ein und aus.

Öffne die Augen, löse die Hände voneinander, klopfe sanft Deine Thymusdrüse und gehe nun mit deiner Affirmation in den Tag/ in die Nacht.

**Nach 3 Wochen:** Setze Dich wieder hin und schaue dir deine ursprüngliche Affirmation an. Lese sie laut vor und spüre hin, wie weit du nun die Affirmation weiter verändern kannst, dass sie sich für dein Gefühl wie-

der „gerade noch tragbar“ anfühlt. Vielleicht darf sie auch noch nicht verändert werden und du arbeitest erneut 3 Wochen mit dieser ursprünglichen Form.
Diese Arbeit wird fortgesetzt, bis auch das Gefühl die Affirmation so annehmen kann, wie sie für den Heilungsprozess wichtig wäre.
Zum Schluss wird mit der Ziel-Affirmation so lange die Übung gemacht, bis sich keine inneren Widerstände mehr bemerkbar machen und die Affirmation so angenommen werden kann, wie sie ist.

**Beispiel:**
Ziel-Affirmation: Ich liebe mich!

1. Ich mag meine Stimme.
2. Ich liebe meine Stimme.
3. Ich mag meine Stimme und meine Bewegungen.
   Schritt Nr. X: Ich liebe mich!

| **Negatives Gedankenmuster** | **Stärkende Gedanken** |
|---|---|
| Ich kann mich selbst nicht leiden und verneine mich. | Ich beginne mich immer mehr selbst zu lieben. **A: Ich sage JA zu mir!** |
| Ich reagiere sehr empfindlich auf Ablehnung. | **A: Ich bin richtig, so, wie ich bin.** Wenn jemand ein Problem mit mir hat, dann passen wir nicht zusammen, weil wir unterschiedliche Weltbilder haben. Oder ich spiegle ihm etwas, was er an sich nicht sehen kann oder will. |
| Ich bin sehr oft ärgerlich und zwar meist über mich. | Ich überprüfe, was mich genau ärgerlich macht und überlege, ob ich dieses Verhalten annehmen kann oder verändern möchte. **A: Ich erkenne klar, was mich ärgerlich macht und kann an der richtigen Stelle meine Grenzen ziehen.** |
| Ich neige dazu, meine Angst zu unterdrücken. | Ich erlaube mir, Angst zuzulassen und suche nach Lösungen, wie ich |

| | |
|---|---|
| | die Angst ohne Verletzungen ausleben kann. Längerfristig betrachte ich meine Angst und überprüfe, wie realistisch sie ist bzw. wie ich mich schützen kann. **A: Ich nehme meine Angst wahr und schütze mich vor Gefahren.** |
| Ich neige dazu, meine Gefühle, wie Aggressionen, zu unterdrücken. | Ich übe in der Therapie und in kleinen Schritten in meinem Umfeld, meine Gefühle zum Ausdruck zu bringen. Ich fühle nach und frage mich, was mir das Gefühl sagen möchte. **A: Ich nehme meine Gefühle wahr und gehe achtsam mit ihnen um.** |
| Ich weiß nicht, wie ich mit Emotionen umgehen soll. | Ich beobachte in meinem Umfeld oder in Filmen, wie Menschen mit ihren Gefühlen umgehen. Ich übe nach diesen Modellen. **A: Ich kann mit meinen Emotionen umgehen.** |
| Ich bin sehr impulsiv und kann das kaum kontrollieren. | Ich kann auch ruhig reagieren. Bitte notiere dir Beispiele dafür. Ich überlege mir im Vorfeld Aktionen, die ich statt der verletzenden Handlung durchführen kann. Beispiele: bewusstes atmen, einen Tee kochen. **A: Ich handle in Liebe zu mir und anderen.** |
| Es fällt mir schwer, meinen Tag zu planen. | Ich beginne mit der Planung meines Tages, indem ich mir für jeden Tag eine Aufgabe vornehme. Danach belohne ich mich mit einer Beschäftigung, die mir Freude bereitet. **A: Ich gestalte meinen Tag so, dass ich für mich Wichtiges erledige und mir auch Ent-** |

| | |
|---|---|
| | **spannung und Freude gönne.** |
| Ich bin depressiv. | Ich erlaube mir, glücklich zu werden. Wenn ich hierfür Hilfe benötige, nehme ich diese an. Hänge ein Mobile auf, schaue in den Himmel, schaue die oberen Fenster der Häuser an. **A: Ich richte meinen Körper auf und gehe aufrecht. Ich erlaube mir, mein Leben als etwas Gutes anzunehmen und Spaß und Leichtigkeit zu leben.** |
| Ich habe Angstzustände. | Ich hole mir Hilfe. Ich erlaube mir, Angst zu haben, weil sie einen guten Grund für mich hat, da zu sein. Ich betrachte meine Angst und erkunde, wovor mich meine Angst schützen möchte. Ich überlege, wie ich mich schützen kann. **A: Ich erkenne meine Angst an und erlaube mir, mich vor Gefahren zu schützen.** |
| Ich fühle mich hilflos meinen Problemen ausgeliefert. | Ich mache mir bewusst: Ich bin erwachsen und darf auch so handeln. Ich beobachte Menschen und Filmschauspieler in ihren Rollen, wie sie aktiv werden können und probiere dieses Handeln aus. **A: Ich bin erwachsen und kann meine Probleme lösen.** |
| Ich habe keine Ahnung, wie ich mein Leben meistern soll. | Ich erlaube meiner Fantasie, mir Ideen zu schenken, was ich gerne tun würde. Ich notiere alles wertfrei und schaue, was ich schrittweise, wie umsetzen kann. **A: Ich meistere meinen jetzt beginnenden neuen Lebensabschnitt.** |

| | |
|---|---|
| Ich gehe Problemen aus dem Weg oder stecke gerne den Kopf in den Sand. | Ich betrachte mein Problem und frage mich, was schlimmstenfalls passieren könnte, wenn ich das Problem angehe. Ich stelle mir vor, was ich meiner Freundin zu diesem Problem raten würde. **A: Ich betrachte meine Probleme und löse sie.** |
| Ich besitze kein Selbstvertrauen. | Ich habe Selbstvertrauen. Ich erinnere mich an eine Situation, in der ich Selbstvertrauen hatte. Ich notiere alle meine Stärken und „Schwächen". Überlege dann, wo diese Schwächen eine Stärke sind. **A: Ich bin richtig, so, wie ich bin. Ich habe Selbstvertrauen.** |
| Ich fühle mich einsam. | Ich gehe Schritt für Schritt auf einzelne Menschen zu und fühle nach, mit wem ich mich wohl fühle und Kontakt halten möchte. Ich baue ein Helfernetz auf. **A: Ich habe ein Netz aus Freunden und Helfern.** |
| Ich kann mich niemandem anvertrauen. | Ich gehe mit wachen Augen durchs Leben. Ich teste in kleinen Schritten, wem ich mich anvertrauen kann. Ärzte und Therapeuten haben Schweigepflicht. **A: Ich lasse Menschen in mein Leben, denen ich vertrauen kann.** |
| Alle lassen mich im Stich. | **A: Ich verlasse mich auf mich und die Menschen, denen ich zu vertrauen gelernt habe.** |

### 4.11. 3 Auswirkungen von SVV auf deine Mitmenschen

Für nicht von SVV Betroffene ist es oft sehr schwer nachzuvollziehen, wie du dir solche Verletzungen zufügen kannst.

Es kann ihnen große Angst machen. Auch Hilflosigkeit, Ekel und Schuldgefühle können sich einstellen. Manche Menschen beziehen dein Verhalten auch auf sich, weil sie denken, etwas falsch gemacht haben. Manchmal haben sie sogar tatsächlich unbewusst durch ihr Verhalten dein SVV ausgelöst und haben nun Schuldgefühle.
Hier ist offenes gemeinsames Reden angesagt. Erkläre, weshalb du dich verletzen musst und was für dich in einer solchen Situation oder im Vorfeld hilfreich wäre. Ein regelmäßiger, zuverlässiger Austausch und gemeinsame Aktivitäten entlasten. Wenn du dich verletzt hast, bitte darum, dass du gut versorgt wirst. Vielleicht gibt es ja auch eine Möglichkeit, wie du ohne Schnittverletzungen vorher schon versorgt werden kannst.

## 4.12. Genießen erwünscht

Neben den Hilfsmitteln, wie du schwierige Situationen meistern kannst, lassen sich auch Möglichkeiten finden, wieder Kräfte zu sammeln. Das so genannte Genusstraining kann dir dabei helfen. Seine Übungen nutzen unsere Sinne: Riechen, Tasten, Schmecken, Sehen und Hören. Die Grundgedanken und Ideen habe ich bei Eva Koppenhöfer und ihrer „Kleinen Schule des Genießens“[6] gefunden und für deine Situation angepasst.

Viele Genusswahrnehmungen wurden dir in der Kindheit abtrainiert, von Anfang an unterbunden oder sogar als etwas Schlechtes oder Falsches dargestellt. All diese einengenden Sätze, was alles verboten ist, darfst du nun streichen und durch die 7 Genussregeln ersetzen, so lange du dabei von niemandem im Innen oder Außen Grenzen überschreitest oder verletzt.
Durftest du früher beim Essen schmatzen und schlürfen? Oder mit den Füßen durch Herbstlaub schlurfen? Hier kannst du Neues für dich entdecken. Bedenke dabei stets, dass es nur um dein Wohlbefinden geht. Und selbst wenn alle Menschen auf der Welt ein Duftparfum super fänden, dann darfst du dieses ablehnen. Denn es gibt keine allgemein gültigen Dinge, die allen Menschen gleichermaßen gut tun.

Auf dem Weg zur Wiederentdeckung oder zur Neuentdeckung deiner glücklichen und genussvollen Momente gibt es ein paar wichtige Regeln:
1. Genuss braucht Zeit

2. Genuss muss erlaubt sein
3. Genuss geht nicht nebenbei
4. Genuss ist Geschmackssache
5. Weniger ist mehr
6. Ohne Erfahrung kein Genuss
7. Genuss ist alltäglich

Vielleicht löst es erst einmal Abwehr und Ängste aus, wenn du dich auf diese Entdeckungsreise begibst. Das ist jedoch mit einer Geschichte wie der deinen völlig normal. Besonders die täterloyalen Anteile durften nicht wahrnehmen oder genießen oder mussten sogar Genuss vorspielen, wo für sie Leid war. Vielleicht war Genuss auch mit Gefahr oder Bestrafung verbunden und es werden jetzt alte Programme in Gang gesetzt, die es auch heute noch verbieten, zu genießen und gute Erfahrungen zu sammeln, besonders dann, wenn früher gut böse war und böse gut. Es kann ein schwieriger Weg sein, dich auf Genießen einzulassen. Du musst vielleicht gegen Ängste und innere Stimmen voller Abwehr und Blockaden ankämpfen. Aber es lohnt sich! Du ernstest so viel Gutes und bekommst so viele wunderbare Kraftquellen, die dich auf deinem Heilungsweg unterstützen und stärken können. Hole dir Hilfe und Unterstützung von außen, wenn es nötig ist. Denn heute musst du nicht mehr alleine deinen Weg gehen, sondern darfst dich auf Neues einlassen, wozu auch gehört, dir Hilfe zu holen und dich Positivem im Heute zu öffnen und genießen zu lernen.

### 4.12.1 Die Genussregeln

**Genuss braucht Zeit!** Die Entwicklung eines angenehmen, emotionalen Zustandes bedarf Zeit und Geduld. Jeder genutzte Augenblick ist kostbar, in dem du dich bewusst auf das Wahrnehmen von Gutem einlassen kannst. Mit der Zeit kannst du dann immer mehr Nuancen wahrnehmen. So, wie ein Weinkenner mit der Zeit die Lage und den Jahrgang eines Weines erkennen oder ein Parfumeur die feinsten Duftnuancen erschnuppern kann. Schaue dich in deinem Umfeld oder bei einem Spaziergang um und lasse dich überraschen, was du besonders Schönes siehst. Ein Sonnenblumenfeld, eine schöne Hausfassade oder Gardinen und Fensterdekorationen. Höre, welche Geräusche in deinem Umfeld dir gefallen. Ist es das Zwitschern der Vögel, das Geräusch fahrender Autos, weil für dich Leben durch Bewegung symbolisiert wird? Schmecken dir

Fruchtsäfte, Spaghetti, Salat oder Gemüse, Gummibärchen oder Brause? Vielleicht hast du vieles als Kind nie ausprobieren dürfen? Heute hast du die Chance dazu! Es geht um das bewusste Wahrnehmen und die Freude, den Duft einer Blume oder des Morgenkaffees zu riechen. Das Spüren einer angenehm warmen Teetasse, des Stoffes eines feinen Kleidungsstückes auf deiner Haut oder des Fells beim Streicheln eines geliebten Tieres. All dies sind Möglichkeiten, dich und dein Leben neu zu entdecken und zu genießen.

**Genuss muss erlaubt sein!** Menschen können von Geburt an genießen, doch überlebte Gewalt und die Wahrnehmungsfreude beschränkende Erziehung haben diese Fähigkeit eingeschränkt oder sogar zerstört. Wenn Genuss etwas Verbotenes oder Gefährliches war und Ängste auslöst, muss Genießen erst als etwas Erlaubtes begriffen werden. Zusätzlich belastend sind dabei eingetrichterte Sätze wie: „Übermut tut selten gut!" „Wenn's am schönsten ist, soll man aufhören." „Erst die Arbeit, dann das Vergnügen!" Tauchen bei dir solche alten Sätze auf, kannst du sie konkret hinterfragen und durch deine neuen ersetzen.
Ich erinnere mich noch genau an die Zeit, in der ich meinen kindlichen Missbrauch aufarbeitete. Ich war krank geschrieben, weil ich sehr depressiv war und mit dem Gedanken spielte, für immer aus dieser Welt zu gehen. Leider wurde ich immer nur für drei Wochen krankgeschrieben, was mich in eine äußerste Krise stürzte. Denn auch in dieser Zeit hatte ich Momente, in denen es mir richtig gut ging. Doch durfte ich mich schminken und mich draußen lachend in Wohlfühlkleidung sehen lassen, wo ich doch krank war? Ein fürchterliches Dilemma, das mich noch weniger das Haus verlassen ließ und mich vor jedem neuen Arzttermin erneut in die Depression zurück warf. Doch eines Tages wagte ich die Ehrlichkeit bei meinem Arzt und berichtete von diesem inneren Konflikt. Ich bekam die Erlaubnis, nein, sogar die Aufgabe, mich möglichst oft wohl zu fühlen. Gleichzeitig erklärte mir der Arzt, er wisse, dass die Genesung nach einem erkannten Trauma lange dauere und er mich nicht eher wieder arbeiten lasse, bis ich wieder stabil sei. Denn das, was er bei meinem Besuch jeweils sehe, wären ja auch nur Momentaufnahmen, die über den wahren Zustand meiner Seele wenig aussagen würden. Das entlastete mich total, denn schließlich hatte er Recht. Wie viele Jahre war ich mit der Sonnenscheinmaske herumgelaufen und hatte etwas gezeigt, was innen völlig anders war. Nun waren es wahre Wohlfühlmomente,

die ich endlich genießen konnte. Wirklich ein Schritt in Richtung Gesundung.
Also: Weg mit dem schlechten Gewissen, der Scheu und Scham wegen guter Gefühle und ab damit in den Tresor gesperrt! Wenn es dir trotzdem noch schwer fällt zu genießen, dann suche für deinen Verstand und dein Gewissen Erlaubnisgründe, mit denen du es vor dir rechtfertigen kannst, weshalb du beispielsweise einen frisch gepressten Orangensaft dem Packungssaft vorziehst. (Er ist gesünder.) Oder eine Radtour machst, auch wenn du zu Fuß nicht einkaufen gehen kannst. (Frische Luft und Bewegung tun gut.)

**Genuss geht nicht nebenbei!** Unser Gehirn ist es gewohnt, seine Umgebung so wahrzunehmen, wie es im Kindesalter antrainiert wurde. So legt jeder Mensch auf andere Dinge Wert, die er auch bewusst wahrnimmt und andere, die nebenbei laufen. Wird ein Kind immer dann hart angepackt, nachdem die Eltern laut gestritten haben oder der Vater nach Bier stinkt, achtet es im Leben besonders auf Geräusche und Gerüche. Alle anderen Reize werden zwar weiterhin wahrgenommen, bleiben aber unbeachtet. Würden wir alle Reize bewusst wahrnehmen, könnten wir uns auf keine Arbeit konzentrieren und unser Gehirn würde ständig wegen Überlastung heiß laufen. Du musst dich also bewusst entscheiden, welche Wahrnehmung du jeweils trainieren/üben möchtest und die Aufmerksamkeit bewusst darauf ausrichten. Damit du also beispielsweise bewusst riechen lernen kannst, ist es zu Beginn sicher sinnvoll, die Geräuschkulisse im Hintergrund zu reduzieren und wenn möglich die Augen zu schließen. Dann kannst du dir spielerisch ausdenken, wie du das Riechen zunehmend verfeinern könntest. Z. B. ohne Berühren zwei unterschiedliche Blumen am Duft erkennen. Schöne oder intensive Gerüche lassen sich auch als Gegenpol zu einem Trigger durch Geruch oder für die Reorientierung einsetzen, so profitierst du also auch auf dieser Ebene, wenn du bestimmte Düfte in deinen Notfallkoffer legst oder immer bei dir hast.

**Genuss ist Geschmacksache/jedem das Seine!** Genießen ist eine ganz individuelle Wahrnehmung, die von der jeweiligen Person abhängig ist und in einem System auch von dem jeweiligen Innenanteil. Während der eine Innenanteil vielleicht einen kuscheligen, warmen Angorapulli auf dem Körper liebt, empfindet ein anderer dies vielleicht als unangenehm.

Deshalb bedarf es einer ganz sorgfältigen, spielerischen Testung, was Genuss für jeden einzelnen ist und in welcher Form dies dann zu welcher Zeit als Genuss eingesetzt werden kann. Solche Erkenntnisse kannst du in dein Tagebuch eintragen, um Gemeinsamkeiten zu finden und um einander besser kennen zu lernen. Kindermusik ist für die Kleinen oft ein Genuss, aber für die Jugendlichen ein Horror. Die wollen vielleicht Rockmusik und einer von den Großen lieber ein Bach-Konzert hören. Da gilt es dann, untereinander Absprachen zu treffen, damit jeder zu seinem Recht kommt. Auch äußere Umstände und seelische Befindlichkeiten entscheiden, was als Genuss empfunden wird. Während wir an einem kühlen Herbsttag vielleicht eine warme Tasse Tee als Genuss empfinden, bereiten uns an einem heißen Sommertag vielleicht eher eine kühle Zitronenlimonade oder ein frischer Obstsaft das Gefühl von Genuss. Auch ein warmes Wannenbad nach einem Spaziergang durch den Schnee kann ein Genuss sein, während es im Sommer eher eine mögliche Qual wäre.

**Weniger ist mehr!** Ab und zu ist es wirklicher Luxus, den ganzen Tag nur mit Genießen zu verbringen. Das soll dir natürlich auch gegönnt sein. Doch wichtig für das Genießen ist besonders, dass du dein Augenmerk voll darauf ausrichtest und es als etwas Besonderes sehen und wahrnehmen kannst. So wie Kaviar (falls du das gerne magst) seinen Charakter des Besonderen und den Hauch von Luxus verliert, wenn er täglich Schalenweise auf dem Tisch steht und verzehrt wird. Wahrer Genuss kann Kaviar nur dann sein, wenn du ihn bewusst als etwas außergewöhnlich Delikates zu dir nimmst und schmeckst. Sonst versinkt der Geschmack im alltäglichen Geschmacksdurcheinander.

**Ohne Erfahrung kein Genuss!** Genuss setzt voraus, dass du eine Sache ganz bewusst wahrnehmen, in dich hineinspüren kannst und auch mal etwas Neues ausprobierst, um neue schöne Erfahrungen zu sammeln. Bleiben wir mal beim Geschmackssinn. Stelle dir vor, dass du deine Haussorte Äpfel besonders gerne isst. Wenn du nun einmal einen anderen Apfel angeboten bekommst, der dir noch besser schmeckt, dann beginnt eine weitere Stufe von Genuss. Du vergleichst mit dem Bekannten und stufst den neuen Geschmack höher oder niedriger ein. Wenn du dann die Möglichkeit hast, auf einem Markt, die unterschiedlichsten Äpfel auszuprobieren, dann kannst du vergleichen. Dann darfst du die besten Äpfel in einem Korb mit nach Hause nehmen und sie genießen.

Oder stelle dir vor, du bist in einem Bekleidungshaus, das die unterschiedlichste Oberbekleidung in deiner Konfektionsgröße anbietet. Da du einen Einkaufsgutschein in Höhe von 5000 € gewonnen hast, darfst du dir aussuchen, was du magst. Die „normalen" T-Shirts, die du täglich trägst, werden dich in diesem Fall wenig interessieren. Du wirst nach dem Besonderen schauen, das du dir schon lange einmal kaufen wolltest, aber nie leisten konntest. Du schlüpfst hinein, fühlst die Kleidung auf der Haut und betrachtest dich im Spiegel, genießt dein Fühlen und Aussehen. Da du die Vernunft bei diesem Geschenk nicht einsetzen musst, kannst du dir all deine Traumteile mitnehmen und dich auf den Genuss des Tragens freuen, selbst, wenn du diese Kleidung aus irgend welchen Gründen „nur" zu Hause tragen willst. Doch auch ohne einen Einkaufsgutschein kannst du Kleidung testen. Bei einem Stadtbummel kannst du ausprobieren, wie du dich in Kleidungsstücken fühlst, die du normaler Weise nie tragen würdest. Genieße einfach so Kleidung und Schuhe, auch wenn du sie dir im Augenblick nicht leisten kannst. Gönne dir immer wieder Momente des Genusses und von Luxus. Wenn du Träume und Wünsche hast, dann beginne dafür zu sparen und beispielsweise lieber ein paar T-Shirts weniger zu kaufen, um dann das Geld für das Traumtop zu haben. Erinnere dich dann, wenn es dir mal nicht so gut geht, an dein Vorhaben und das Gefühl, das du damit verbindest. Vielleicht entdeckst du dabei, dass es gar nicht auf den Preis des Artikels ankommt, sondern auf das Gefühl, das dieses Kleidungsstück bei dir auslöst.

**Genuss ist alltäglich!** Das Wundervollste an diesem Genusstraining ist: Alle Innenanteile können das Besondere im Alltag entdecken und erspüren. Du wachst z. B. durch den Radiowecker auf und hörst zufällig dein Lieblingslied oder programmierst die Anlage so, dass es gespielt wird. Die Kleinen kuscheln ein bisschen mit den Plüschis und währenddessen bekommen alle Innenanteile Zeit, sich auf den Tag einzustellen und sich in den Körper einzufinden. Dann schlüpfst du in deine flauschigen Pantoffeln und genießt die Wärme, die sie dir geben. Beim Zubereiten des Morgenkaffees riechst du das Aroma, das aus der Kaffeedose strömt. Beim Duschen spürst du das Wasser auf deiner Haut und den Duft des Duschgels. Du siehst, du bist eben erst aufgestanden und hast bereits die Chance gehabt, den einen oder anderen Moment zu genießen. Vielleicht waren es auch bereits unterschiedliche Anteile, die etwas angenehm Positives vom Tag mitbekommen haben.

### 4.12.2 Umgang mit den Genussregeln

Beim Lesen der Genussregeln ist dir vielleicht das eine oder andere in den Kopf gekommen, das du besonders gerne erblickst, riechst, ertastest, erfühlst, schmeckst oder hörst und ausprobieren möchtest. So, wie wir bestimmte Auslöser für unsere unangenehmen Erfahrungen und Empfindungen haben, so gibt es diese auch für positive Gefühle. Es ist dein Recht, dich an solche kleinen Tankstellen zu erinnern oder sie neu zu schaffen, um auch in schwierigen Phasen neue Kraft schöpfen zu können. Auch dabei können Notizen im Tagebuch hilfreich sein.
Fällt dir spontan ein Bereich ein, mit dem du gerne experimentieren möchtest? Liebst du besonders Farben, Klänge, Düfte, Nahrungsmittel oder Dinge, die du berühren kannst? Überlege, wo du nach den Anstrengungen ausruhen, dich wohlfühlen und geborgen fühlen kannst oder konntest. Welcher Sinn spricht dich am meisten positiv an oder erscheint dir am ungefährlichsten für den ersten Kontakt? Welchen Zeitpunkt am Tag würdest du gerne als Trainingszeit oder Spaßzeit für das Genusstraining nutzen? Höre auf dich und deine Bedürfnisse. Denn auch hier gibt es keinen richtigen oder falschen Weg, sondern nur deinen Weg.

**Sehen:** Das Wahrnehmen von Farben und Formen kann Genuss bereiten. So wählen wir unsere Kleidung nach unserem Befinden aus. Auch unser Wohnbereich spiegelt in den Farben und Formen unser Befinden. Wähle dir eine Lieblingsfarbe aus und phantasiere zu ihr. Mit welcher Lieblingsfarbe und Form möchtest du dich entspannen und Kraft tanken? Liebst du deine orange Kugelvase besonders oder das verschnörkelte Gold deines Flurspiegels? Nutze diese Sinneseindrücke für deinen Genuss und spiele damit. Gibt es Farben, die dir helfen, dich im Hier und Jetzt zu verankern? Dann nutze auch dieses Wissen für dich.
Eine Übung dazu: Du schaust in den blauen Himmel. Die Weite gibt dir ein Gefühl von Freiheit ohne Grenzen. Der weiße Streifen eines Düsenjägers am Himmel zeigt dir den Weg, den andere gehen. Sie kommen und gehen und ziehen an dir vorbei. Die weißen Wolken sehen aus wie kuschelige Kissen, die zum Ausruhen einladen. Alles ist so friedlich und ruhig. Vögel ziehen ihre Kreise.

**Hören:** Unser Umfeld ist geprägt von Geräuschen, die wir allerdings oft schon gar nicht mehr wahrnehmen. Wohnen wir an einer Eisenbahnstrecke, gewöhnen wir uns an das Geräusch der vorbeifahrenden Züge. Hilfreich ist dabei die Einstellung, die wir zu dieser Situation haben. Regen wir uns bei jedem Zug auf, können wir natürlich nicht schlafen. Nutzen wir dagegen das Fahrgeräusch zu unseren Gunsten, werden wir die Züge bald nicht mehr als störend wahrnehmen. So stellte ich mir beispielsweise immer vor, im Zug in den Italienurlaub zu sitzen und schlief dabei hervorragend ein. Plötzlich auftretende Geräusche wie das Quietschen von bremsenden Autoreifen nehmen wir bewusst wahr.
Doch hier geht es um „Tankstellengeräusche“, die uns Freude bereiten und Kraft schöpfen lassen. Die bekanntesten angenehmen Geräusche sind in der Regel Musikstücke, die uns gefallen und in positive Stimmung versetzen, weil wir damit etwas Schönes aus der Erinnerung verbinden. Doch auch der Alltag bietet ganz feine Geräusche, die wir bewusst entdecken können. Das Rauschen der Blätter, wenn der Wind hindurchweht, das beruhigende Ticken einer Wanduhr. Auch das Abbeißen von einem Apfel produziert ein Geräusch. Ich vermute, dass diese Übung sehr spannend für dich sein wird.
Begib dich in das Abenteuer Horchen! Geräusche können laut und leise sein, schrill und dumpf, hell und dunkel, klar und verschwommen und vieles mehr sein. Sie lösen die unterschiedlichsten Gefühle und Bilder aus. Lasse dich überraschen, welche Phantasien, Farben, Gerüche und wohligen Gefühle dabei entstehen. Vielleicht gibt es Geräusche, mit denen du besondere Freude verbinden kannst: das schlurfende Gehen durch gefallenes Laub, das Zerknüllen von Papier, das Aufblasen einer Tüte und sie dann zerplatzen lassen, mit einem Strohhalm in Flüssigkeit pusten, das Schlürfen von Suppe, auspusten einer Kerze und viele andere gesellschaftlich vielleicht nicht so erwünschte, aber herrliche Geräusche. Denke daran: Genuss ist ausdrücklich erwünscht und erlaubt!
Lasse dich überraschen, was du alles hören kannst. Wenn du magst, notiere es dir, wobei du beschreibst, wie sich das genau anhört und welche Geräusche besonders lebenswert, wohltuend sind. So können vielleicht durch das Lesen auch Innenanteile davon profitieren, die sich noch nicht auf das Hören einlassen können? Vielleicht hörst du morgens das Gezwitscher der Vögel, die den Tag und dich begrüßen? Ich liebe es! Eine ganz besondere Freude erlebe ich im Frühling, wenn es wärmer wird und ich die Kinder draußen spielen höre. Schon allein der Gedanke daran

zaubert mir ein wohliges Gefühl und ein Lächeln ins Gesicht. Vielleicht ist das auch bei dir so? Genau so kann es sein, dass Kinderlachen in dir Gefühle von Schmerz, Trauer und Wut auslösen, was durch deine Geschichte erklärbar ist. Diese unangenehmen Geräusche kannst du in deinen Tresor schließen, um sie zu passendem Zeitpunkt zur Bearbeitung hervor zu holen und zu bearbeiten. Dann kannst du dich auf den Weg machen und andere Töne entdecken, Töne die dir gute Gefühle bereiten. Manchmal verändert sich auch während des Heilungsprozesses das Gefühl zu einigen Geräuschen. Kinder sind da meist zum Unbehagen der Eltern sehr begeisterungsfähig und kreativ. Sie klopfen mit dem Kochlöffel auf Kochtöpfe, schlagen die Deckel auf die Töpfe oder klopfen mit allem, was sich bewegt, an die Heizkörper, Schränke und Stühle. Sie lieben Tuten und Trommeln. Erobere dir etwas von dieser kindlichen Freude zurück.
Viele Menschen empfinden das Rauschen des Meeres als sehr angenehm. Um dieses Geräusch zu erzeugen, kannst du dir einen australischen Regenmacher basteln.

***Bastelanleitung Regenmacher:***

*Für die Herstellung deines Regenmachers brauchst du folgende Materialien: 1 Pappröhre mit Verschlusskappen, wie sie zum Aufbewahren oder Verschicken von Postern benutzt werden. (Je länger, desto besser.) Durchmesser am besten ca. 5 - 7 cm; mehrere hundert Nägel (kürzer als Röhrenradius). Paketklebeband, Hammer. Füllmaterial: Kleine Kieselsteinchen, Reiskörner; kleine Perlen oder ähnliches Material zum Verzieren des Regenmachers*

***1.** Klopfe mit dem Hammer die Nägele spiralförmig, möglichst eng nebeneinander, in die Pappröhre.*

***2.** Verschließe die Röhre auf einer Seite und schütte dein Füllmaterial ein. Wenn du dann auch das zweite Ende provisorisch verschlossen hast, kannst du das Rohr behutsam hin und her bewegen und es ertönt das Meeresrauschen. Tonhöhen kannst du durch die Menge des Reises oder eines anderen Füllmaterials verändern.*

***3.** Bist du mit dem Rauschen einverstanden, dann umwickle das Papperohr und die Verschlusskappen mit Klebeband.*

***4.** Danach folgt die Verzierung nach deinem Geschmack. Vielleicht eine schöne Arbeit im Zusammenspiel mit den Innenkindern?*

**Riechen:** Du hast dich dafür entschieden, deine Aufmerksamkeit auf das Riechen zu richten. Lasse dich überraschen, wie vielfältig dein Umfeld duftet und was für hilfreiche Düfte es für dich geben kann. Begriffe für Düfte sind z. B.: frisch, abgestanden, zitronig, herb, blumig wie eine Rose oder eine andere Blume, fruchtig wie eine Orange oder eine andere Frucht. Für deine Entdeckungsreise zu deinen Wohlgerüchen bieten sich alle Orte und Wege an, die du besuchst oder gehst. Denn jede Umgebung duftet anders. Nimm bewusst wahr, wenn du an einer Bäckerei vorbei gehst, ob es dort für dich angenehm duftet. Wenn dem so ist, dann erschnuppere, ob es nach frischem Brot oder Kuchen riecht. Oder ob du erkennen kannst, ob heute Laugengebäck gebacken wurde. Riecht es nach Obstkuchen oder eher nach Schwarzwälderkirsch-Torte? Und wie riecht es in deiner Wohnung, der City, im Wald, im Park oder an der Bushaltestelle? Sicher wirst du viele andere Orte finden, die ihren eigenen Geruch haben. Hast du einen Duft gefunden, der von positivem Gefühlen erfüllt ist, so beginne damit zu fantasieren und dir Bilder dazu vorzustellen.

Erlaube dir, wenn du magst, die folgende Imaginationsreise nach deinen Wünschen und Bedürfnissen wundervoll und sicher zu gestalten: *Es duftet nach Meer. Ich schmecke förmlich das Salz auf der Zunge. Ich liege am Strand und spüre die wohlige Sonne auf meinem Körper. Ich höre das Rauschen des Meeres und das Schreien von Möwen. Wenn ich in den Himmel schaue, flirrt das Licht in der Sonne. Schaue ich ins Meer, so sehe ich die Schaumkronen, die von jeder Woge ans Ufer getragen werden. Und ganz weit hinten am Horizont sehe ich Berge emporragen. Es ist ruhig und friedlich um mich herum, denn ich bin an meinem privaten Fantasiestrand, der ganz geschützt ist. Ich lade hilfreiche Phantasiewesen dorthin ein, die ich bei mir haben möchte.*

Wenn dir der Gedanke ans Meer nicht gut tut, dann kannst du dir einen inneren Ort im Wald, in den Bergen oder wo auch immer es dir gut tut erschaffen. Überlege dir, wie du Düfte und Symbole aus dieser Reise verankern und mit ins Hier und Jetzt nehmen kannst. Vielleicht genügt es ein Symbol wie eine Muschel, das geschriebene Wort „Muschel" oder ein Bild davon gut sichtbar irgendwo anzubringen? Dann kannst du, falls es dir einmal schlecht geht, darauf schauen oder es dir als Morgen- oder Abendritual vornehmen, diesen Ort mit seinem Duft und angenehmen Gefühlen aufzusuchen. Manche Imaginationsreisen eignen sich auch als Einschlafhilfen oder um sich mental zu stärken.

**Fühlen:** Auch für das Fühlen und Ertasten gibt es täglich unzählige Möglichkeiten, Angenehmes zu entdecken. Du wirst überrascht sein, was du alles finden wirst, wenn du deine Aufmerksamkeit auf diesen Bereich ausrichtest. Es geht dabei um Wahrnehmungen wie: leicht und schwer; heiß, warm, handwarm, kühl und kalt; rau und glatt; anschmiegsam, zart. Wenn du ein paar Wohlfühlgegenstände gefunden hast, kannst du damit ein Spiel kreieren: Die Gegenstände werden unter ein Tuch gelegt ertastet und hervorgeholt. Vielleicht magst du dir den einen oder anderen Gegenstand in die Hosentasche stecken oder greifbar und sichtbar hinlegen. Damit könntest du dich vielleicht sogar selbst bei Flashs wieder ins Hier und Jetzt bringen.
Wenn du Gegenstände gefunden hast, die für dich o.k. sind oder sogar besonders schöne Gedanken und Gefühle auslösen, dann kannst du dir auch dazu innere Bilder ausmalen wie bei der Meerreise (siehe riechen) und dann das Wohlfühlen genießen. Den Genuss beim Berühren eines Gegenstandes kannst du noch verstärken, wenn du z. B. eine Katze streichelst und dabei ihr Schnurren und ihre Wärme und das Miteinander zwischen euch wahrnimmst. Du berührst ja nicht nur ihr Fell, sondern du streichelst sie und nimmst sie vielleicht sogar in den Arm. Auch andere Gegenstände, die du gerne berührst, können mit Bewegungen gekoppelt das Wohlgefühl erhöhen. Vielleicht magst du mit einer zarten Feder deinen Handrücken oder deine Wange streicheln? Oder die glatte, kalte Glasmurmel anschubsen, um zu sehen, wie weit sie rollt? Das feine Seidentuch im Wind flattern lassen oder unterschiedlich durch die Luft ziehen, daraus ergibt sich vielleicht ein Schleiertanz? Und schon hast du ein Musikstück und einen Bewegungsablauf gefunden, die Freude bereiten können.

**Bewegungsabläufe:** Sowohl beim Fühlen als auch beim Hören spielen oft Bewegungsabläufe mit hinein. Ruhige und gleichmäßige Bewegungsabläufe tun uns wohl. Schon Babys beruhigt das gleichmäßige Hin- und Herbewegen in der Wiege oder auf dem Arm. Wenn wir bei Kerzenschein dasitzen und das Flackern der Flamme beobachten, werden wir ruhiger. Solche gleichmäßigen Bewegungen in deinem Umfeld zu entdecken oder bewusst herzustellen kann dir helfen, dass du dich wohler fühlen kannst. Begib dich also erneut auf Entdeckungsreise und finde die gleichförmigen Bewegungen, die dir in deinem Alltag begegnen und erspüre, welche dir davon gut tun. Vielleicht hast du ja bereits Dinge in deinem Umfeld, die dir diese Ruhe vermitteln. Schneekugeln assoziieren den fallenden Schnee im Winter, den du entweder aus dem warmen Zimmer heraus beobachten kannst oder dich darin im Freien bewegst. Oder hast du eine Lavalampe, ein Windspiel, einen Kreisel oder liebst Seifenblasen? Genießt du das Gefühl im Schaukelstuhl zu sitzen? All dieses Spielen und Beobachten wird sicher nicht nur den Innenkindern viel Spaß bereiten, denn gleichzeitig bieten dir solche Abläufe, wenn du sie entdeckst, eine Ruhepause und Gelegenheit zum Auftanken.

**Schmecken:** Lass dich nun den Bereich des Schmeckens entführen. Hierzu gehört der bereits entdeckte Bereich des Berührens. Unsere Nervenzellen im Mund stellen nicht nur fest, wie etwas schmeckt und ob es heiß oder kalt ist, sondern auch unbewusst (von uns meist wenig beachtet), ob wir etwas Hartes oder Weiches, etwas Festes oder Flüssiges zu uns nehmen. Bei der nachfolgenden „Untersuchung" darfst du mit dem Essen spielen. Es ist ausdrücklich erwünscht. Je genauer du dein Essen kennst, umso genauer und mehr kannst du auswählen und es bewusst einsetzen und genießen.

Spüre nach, ob es sich für dich besser anfühlt, ein weiches Nahrungsmittel oder ein hartes zu untersuchen. Hierfür eignen sich Banane, Rosinen, Weichkäse oder Nüsse, Sonnenblumenkerne, knackiges Obst. Ich erlaube dir nun ausdrücklich, ausgiebig mit den Lippen und der Zunge an dem Lebensmittel herum zu spielen. Wie fühlt es sich an den Lippen, an den Zähnen, am Gaumen und an der Zunge an? Versuche, so lange, wie es dir angenehm ist, mit dem Essen herum zu spielen, bevor du zu kauen beginnst. Spüre die Vorfreude auf das Kauen und Essen. Registriere bewusst, was du spürst und was sich wie angenehm anfühlt. Ertaste und erfühle die Oberfläche und freue dich auf das Kauerlebnis. Diese Übungen hättest du als Kind vermutlich sehr gerne gemacht, doch auch heute ist es noch möglich, neue Erfahrungen zu sammeln. Vielleicht magst du Himbeerbonbons lutschen und sie genüsslich mit der Zunge untersuchen oder Kaugummi kauen und damit Blasen machten? Beginne damit, auch beim täglichen Essen den einen oder anderen Genuss zu erleben.

Es wird dir möglicher Weise auch auffallen, dass dir eine bestimmte Konsistenz von Nahrungsmitteln besonderen Genuss bereitet, wie feste Nudeln, Reis oder lieber cremige Soßen oder weiche Nachspeisen. Diese Erfahrung wird auch mit dem Brausepulver genutzt, das du in deinem Notfallkoffer haben kannst. Nahrungsmittel können auch saftig sein.

Überlege, welche saftige Frucht du gerne essen magst. Wenn es eine Orange ist, dann lege dir einzelne Orangenschnitzchen zurecht. Und dann schmatze, lutsche und ziehe den Saft aus dem Schnitzen heraus. Stelle dir dabei vor, du möchtest jemandem damit zeigen, dass es der pure Genuss ist, so herum zu spielen und dein Gegenüber den Wunsch verspürt, auch so kindlich genussvoll eine Orange zu essen. So, wie ein Weinkenner das edle Tröpfchen schlürfend einzieht. Süße Nahrungsmittel wie Schokolade bieten ebenso die Gelegenheit, genussvoll zu experimentieren. Vielleicht magst du auch mit Bitterem wie Mandeln, Saurem wie Essiggurken und Salzigem wie Salzstangen experimentieren? Viel Spaß auf deiner Reise in die Genusswelt des Essens.

**Fühlen des Körpers:** Durch das traumatische Erleben, das aufgesplittert Sein in Viele und die vielleicht noch fehlende Wahrnehmung oder sogar die noch vorhandene Ablehnung des Körpers ist die schwierigste Genuss-Übung bestimmt das Spüren und Fühlen deines Körpers.
Wahrscheinlich werden sich hier am meisten Gegenstimmen und Ängste melden. Vielleicht gibt es noch Innenanteile, die den Körper hassen oder ihm Schaden zufügen? Vielleicht spüren manche den Körper gar nicht oder nur als Ort des Leides? Doch dieser Körper ist das Zuhause von allen Innenanteilen, ohne ihn kann keiner von euch existieren. Der Körper braucht Fürsorge und liebevolle Hinwendung, um heute zu einem Ort der Heilung und des Genusses zu werden.

Da diese Übung am Ende steht, möchte ich hier nochmals an die 7 Genussregeln erinnern:
1. Genuss braucht Zeit
2. Genuss muss erlaubt sein
3. Genuss geht nicht nebenbei
4. Genuss ist Geschmackssache
5. Weniger ist mehr
6. Ohne Erfahrung kein Genuss
7. Genuss ist alltäglich

Erste Versuche, mit dem Körper in Wahrnehmungskontakt zu treten, können sein: Spüre nach, wie es ist, wenn beim Duschen die Wassertropfen deinen Körper berühren. Was ist angenehm, was unangenehm? Magst du das Wasser lieber wärmer oder kühler? Soll der Wasserstrahl

eher härter oder weicher sein? Wie fühlt es sich an, wenn du das Duschgel verteilst?
Ist dir diese Übung noch unangenehm, so kannst du erst einmal mit dem Beobachten und Hinspüren beim Händewaschen beginnen. Vielleicht genießt du es, an einem heißen Tag oder bei Kopfschmerzen kühles Wasser über deine Handgelenke laufen zu lassen? Auch zur Reorientierung kann es hilfreich sein, sich kühles Wasser über die Handgelenke laufen zu lassen oder sich mit Eiswürfeln über die Hände zu reiben. Oder freust du dich auf ein angenehm warmes Fußbad? Lasse dich in deinem Tempo ein auf dieses Abenteuer. Beginne damit deinen Körper mehr und mehr heilen zu lassen.

## 4.13 Innere Kommunikation

Da sich jeder Innenanteil meist nur an bestimmte Teile der Vergangenheit und des Tagesablaufes erinnert, könntest du eine Art **„Buch eures Lebens“** anlegen, in das Bilder und Texte eingefügt werden. Am günstigsten hierfür ist wohl ein Ringbuch, weil da jeder Anteil Blätter beliebig ergänzen und einfügen kann. Um Triggergefahr zu vermeiden, kann es sinnvoll sein, einen Teil des Buches abzutrennen für „Schatteneinträge“, in denen es um das Dunkle und Schwere geht in eurem Leben und eurer Vergangenheit. Ihr könnt auch hierfür einen extra Ordner anlegen, den ihr nur in der Therapie gemeinsam anschaut. Bilder, auf denen Traumatisches oder Flashs dargestellt werden, können zusätzlich noch mit einem wieder leicht ablösbaren Klebestreifen zugeklebt werden, um sie wie bei einem Tresor zu verschließen.
Jeder darf in diesem Ordner seine Hobbys, Fähigkeiten, Lieblingsbücher und seine Freunde verewigen. Allmählich wirst du dann mehr Klarheit bekommen über die gemeinsame Gegenwart und die Vergangenheit. Da die Kleinen vielleicht noch nicht schreiben können, dürfen auch Bilder gemalt oder eingeklebt werden. Auch Dinge, die dich traurig machen und belasten, dürfen hier festgehalten werden. Vielleicht besteht die Gefahr, dass jemand Seiten, die ihm nicht gefallen, entfernen möchte oder sogar entfernt. Eine Möglichkeit wäre diese unerwünschten Seiten in den Schattenbereich zu heften. Ansonsten dürfen nur die eigenen Seiten entfernt werden. Das solltet ihr in einer Konferenz besprechen und einüben. Kommentare dagegen dürfen auf jeder Seite eingefügt werden. Sieh es als eine Möglichkeit dafür, dass du dir und deinem System selbst

Hilfestellung und Unterstützung damit gibst und ihr euch so untereinander besser verstehen und helfen könnt. Vielleicht habt ihr euch bereits einen individuellen Konferenzplatz geschaffen? Dieser kann regelmäßig oder bei Bedarf aufgesucht werden. Akzeptiere auch, wenn der eine oder andere Innenanteil erst einmal nur zuhören möchte.

## 4.14 Deine innere Landkarte

Hilfreich für das Kennenlernen eures Systems kann die Arbeit mit deiner inneren Landkarte sein. Wie du sie gestalten möchtest, liegt bei dir, denn sie muss für dich stimmig sein. Das Spannende dabei wird sein, dass sich diese Landkarte immer wieder verändern kann. Deshalb ist es sinnvoll, diese Darstellungen und Grafiken mit Datum zu versehen und aufzuheben. Da ich mich nicht zu sehr in dein Innenleben einmischen möchte, gebe ich dir hier nur zwei unterschiedliche Beispiele. Bild 1 ist von Sunni. Bild 2 von Laura (26 Jahre). Sie zeigen, wie unterschiedlich die Systemdarstellungen sein können.

Das bedeutet auch, dass es bei deinem Bild kein richtig oder falsch gibt. Wichtig ist einzig und allein, dass es dir dabei hilft, deine Innenwelt besser zu verstehen und Klarheiten zu bekommen. Alles ist in Entwicklung. Und selbst, wenn ihr ein stabiles System geworden seid, das Freude am Leben hat, wird es noch Veränderungen geben können, denn das Leben bringt Veränderungen.

**Bild 1:**

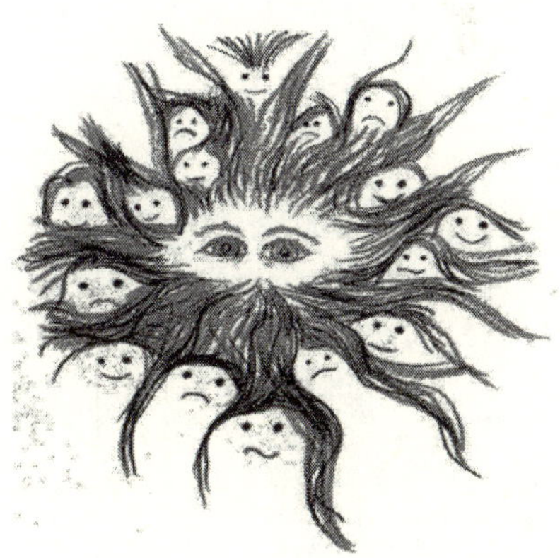

*Sunnis Wahrnehmung von sich zu Beginn ihrer Therapie vor 5 Jahren*

**Bild 2:**

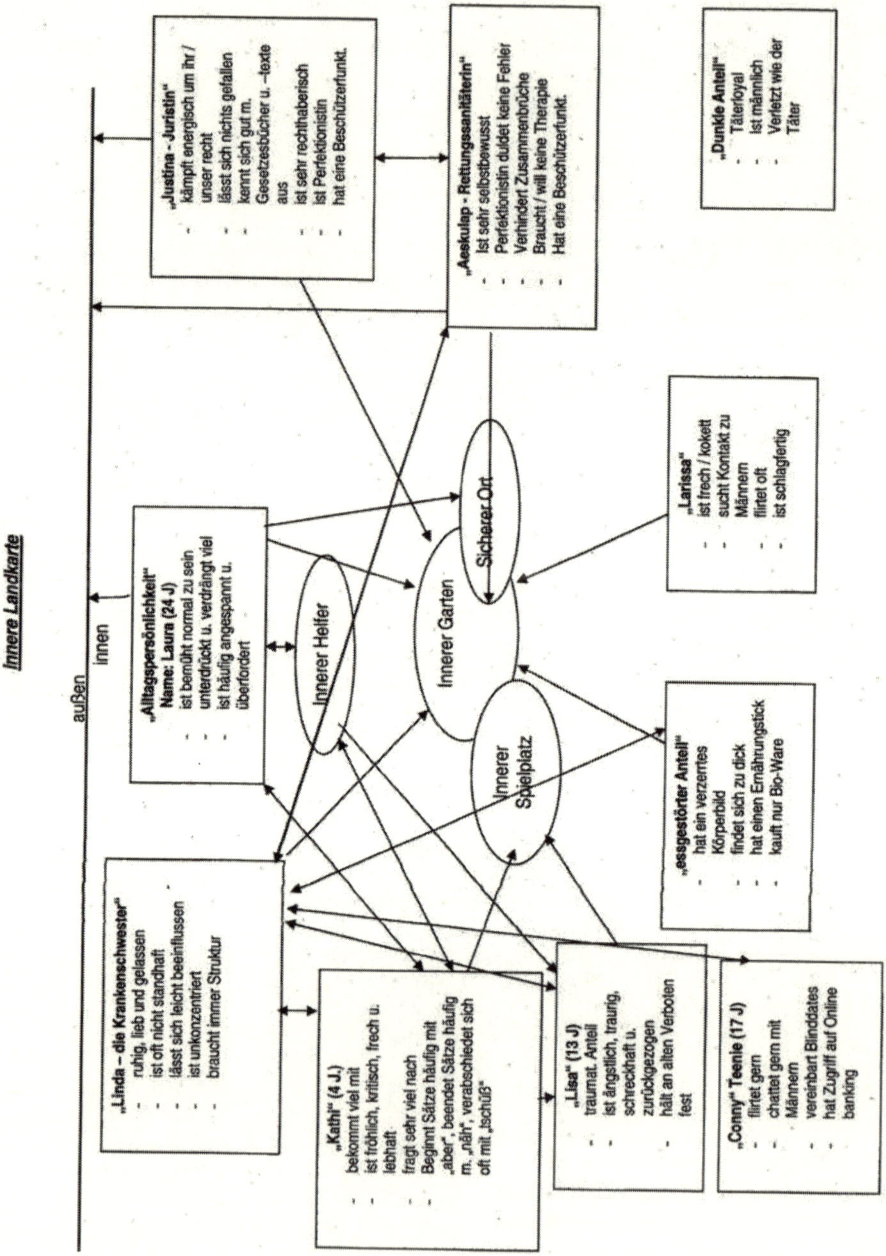

***Innere Landkarte***

außen

innen

**„Linda – die Krankenschwester“**
- ruhig, lieb und gelassen
- ist oft nicht standhaft
- lässt sich leicht beeinflussen
- ist unkonzentriert
- braucht immer Struktur

**„Alltagspersönlichkeit“**
**Name: Laura (24 J)**
- ist bemüht normal zu sein
- unterdrückt u. verdrängt viel
- ist häufig angespannt u. überfordert

**„Justina - Juristin“**
- kämpft energisch um ihr / unser recht
- lässt sich nichts gefallen
- kennt sich gut m. Gesetzesbücher u. –texte aus
- ist sehr rechthaberisch
- ist Perfektionistin
- hat eine Beschützerfunkt.

**„Kathi“ (4 J.)**
- bekommt viel mit
- ist fröhlich, kritisch, frech u. lebhaft
- fragt sehr viel nach
- Beginnt Sätze häufig mit „aber“, beendet Sätze häufig m. „näh“, verabschiedet sich oft mit „tschüß“

Innerer Helfer

Innerer Garten

Sicherer Ort

Innerer Spielplatz

**„Aeskulap - Rettungssanitäterin“**
- Ist sehr selbstbewusst
- Perfektionistin duldet keine Fehler
- Verhindert Zusammenbrüche
- Braucht / will keine Therapie
- Hat eine Beschützerfunkt.

**„Lisa“ (13 J)**
- traumat. Anteil
- ist ängstlich, traurig, schreckhaft u. zurückgezogen
- hält an alten Verboten fest

**„Conny“ Teenie (17 J)**
- flirtet gern
- chattet gern mit Männern
- vereinbart Blinddates
- hat Zugriff auf Online banking

**„essgestörter Anteil“**
- hat ein verzerrtes Körperbild
- findet sich zu dick
- hat einen Ernährungstick
- kauft nur Bio-Ware

**„Larissa“**
- ist frech / kokett
- sucht Kontakt zu Männern
- flirtet oft
- ist schlagfertig

**„Dunkle Anteil“**
- Täterloyal
- Ist männlich
- Verletzt wie der Täter

## 4.15 Feiertage und Wochenenden gut überstehen

Auch Jahreszeiten, bestimmte Tage und besonders Feiertage sind häufig Auslöser für Panik, Flashs und Wechsel. Die damit verbundenen Ereignisse, Gerüche und Dekorationen lösen persönliche Empfindungen aus, auf die reagiert wird.

Wenn du deine besonderen Krisentage bereits kennst, kannst du dich schützend darauf vorbereiten. Du kannst dir deine Lieblingskassetten zurechtlegen oder deine Lieblingsserien zu der üblichen Sendezeit einspielen. So verläuft dieser Tag wie ein völlig normaler Tag. Oder du stellst dir eine Strategie für einen Verwöhntag zusammen. Die dritte Wahlmöglichkeit wäre, dir deine eigene Feiertagssitte zu gestalten, denn schließlich sind alle Sitten und Bräuche, die wir zu den unterschiedlichsten Festen durchführen, irgendwann einmal entstanden und keine fest gemauerten Naturgesetze.

Zum Jahreswechsel könntest du, wenn du Spaß an Wahrsagerei hast, beispielsweise das Zwiebelorakel als neues Ritual für dich einführen: Hierfür schneidet man eine Zwiebel in zwei Hälften und legt so viele Zwiebelhälften nebeneinander, wie man Monate vorhersehen möchte. Jede Schale steht für einen Monat. Dann wird etwas Salz auf die Hälften gestreut. Am nächsten Morgen werden die Hälften betrachtet. So, wie die Schalen dann Wasser gezogen haben, werden die Monate saftig oder dürr. Wenn man Lust dazu hat, könnte man auch noch die Formen deuten, die auf den Schalen entstanden sind.

Überlege dir im Vorfeld, wie du diesen Tag, der dir als Ruhetag aus dem möglichen Arbeitsalltag geschenkt wird, verbringen magst. Wie wäre ein Kurztrip zu einer Freundin, ein Eislauf- oder Kinonachmittag? Höre auf deine Intuition und entscheide, wie der freie Tag für dich möglichst angenehm wird. Allein das ist entscheidend. Egal, was und wie die anderen außen Forderungen und Wünsche an dich heran tragen: Ein klares „NEIN, ich werde dieses Jahr nicht kommen!" wäre eine gute Lösung. Doch je nachdem, wie stabil du gerade bist und wie weit du dich diesen Forderungen entgegenstellen kannst, sind auch Notlügen erlaubt. So entgehst du einem möglichen Schutzmechanismus mancher Betroffener, die dann wirklich krank werden. Einige werden vor den Feiertagen sogar beispielsweise mit einer schweren Lungenentzündung ins Krankenhaus eingeliefert. Nach den Feiertagen ist diese Krankheit dann so plötzlich verschwunden, wie sie begonnen hat. Deshalb darfst du vor deiner Familie auch krank „spielen", um diesem Teufelskreis zu entkommen. So darf deine Seele gesunden, ohne, dass dein Körper wirklich zu deinem Schutz krank werden muss. Vielleicht erzählst du, du hast ganz schlimme Migräne oder einen so heftigen Magen- und Darminfekt, dass du nicht von der Toilette kannst. Dieser Schutz des Lügens ist in der Phase, in der du lernst, dich abzugrenzen, erlaubt. Vielleicht arbeitest du auch in einem Bereich, in dem du auch an Feiertagen arbeiten könntest und kannst es bewusst so einrichten, dass kritische Feiertage zu Arbeitstagen werden? Dann hättest du dafür normale Tage zum Entspannen frei. Oder kannst du ehrenamtlich irgendwo tätig sein an so einem Tag? Du kannst dich nach der Absage auch von einer Freundin abholen lassen und ihr könnt z. B. Anti-Weihnachten feiern. Vielleicht gibt es auch noch ehemalige Mitpatienten aus der Klinik, denen es genauso geht und mit denen du Kontakt aufnehmen kannst?

Denke auch daran, was dir in allen Stresszeiten helfen kann: Iss viel Obst, Gemüse und Vollkornprodukte, trinke ausreichend Wasser und Früchtetees und gönne dir ausreichend Auszeiten und Schlaf (letzteres notfalls auch mit ärztlich verordneter, kontrollierter, chemischer Unterstützung). Stress ist ein extremer Krafträuber. Sorge für dich und tue dir gut! Sollte dir das noch schwer fallen, so sorge für dich so, wie du für eine gute Freundin sorgen würdest. In deinem Leben solltest du der wichtigste Mensch sein. Dies war auch für mich ein Problem, bis ich mich an folgenden Bibelspruch erinnerte: „Liebe deinen Nächsten wie dich selbst.“ Hier wird davon ausgegangen, dass wir uns besonders lieben und auch andere so lieben sollen. Das wäre der Idealzustand eines Menschen. Doch leider fällt es vielen Menschen durch ihre Lebensgeschichte schwer, sich selbst zu lieben. Dieser Satz rüttelte mich wach. Denn er bedeutet ja auch: Wenn ich meine Nächsten schon so hoch ansiedle und für ihn sorge und ihn liebe, dann darf ich mir das auch gönnen.

Versuche, auszubrechen aus all den alten Mustern, die dich festhalten und immer noch über dich bestimmen. Das ist sicherlich schwierig, erst recht, wenn es in dir unterschiedliche Wünsche und Bedürfnisse gibt und es Anteile gibt, für die diese „alten“ Gesetze immer noch gelten. Doch alleine oder zusammen mit deiner Therapeutin kannst du hieran arbeiten und diese alten Gesetze langsam entmachten. Vielleicht klappt es noch nicht nächstes Ostern oder Weihnachten perfekt? Doch du wirst jedes Jahr leichter diese Veränderungen gestalten und leben können. Freue dich über deine Schritte in diese Richtung.

## 4.16 Arzt- und Zahnarztbesuche

Arztbesuche lösen oft Ängste aus, wobei die Besuche beim Frauenarzt und beim Zahnarzt besonders schwierig sind. Das ist mit Blick auf deine Geschichte nachvollziehbar, denn bei der Behandlung können Parallelen zur Tat auftauchen, wie horizontale Lage, Alleinsein vorwiegend mit einem Mann, Angst vor Schmerzen, Unfähigkeit zu schlucken, Panik vor Untersuchungsgeräte, die in Körperöffnungen eingesetzt werden. Sammle die Ängste deines inneren Teams und notiere sie. Du solltest dir erlauben, diese Nöte ernst zu nehmen, dich zu verstehen und mit dir liebevoll umzugehen.

Je besser du weißt, wovor du genau Angst hast und was du brauchst, umso einfacher wird es auch für den untersuchenden Arzt. Ihm ist sicher eine Frau mit Teddy im Arm lieber als eine für ihn hysterisch schreiende Patientin, die aus der Praxis rennt. Anfangs mag es für das Praxispersonal vielleicht sonderbar sein, doch wenn es etwas nachdenkt, ist es sicher begeistert davon, dass du dir trotz deiner schwierigen Situation zu helfen weißt. Wenn wieder eine Angstpatientin in die Praxis kommt, dann hält das Praxisteam vielleicht sogar kleine Bären oder andere Seelentröster für Angstpatienten bereit, weil es von dir lernen durfte. Also mutig die Bären in den Arm genommen oder anderes ausprobiert, was dir helfen kann! Dies ist eine ganz individuelle Angelegenheit, die durch deine Vorgeschichte beeinflusst wird. Wähle also sorgsam aus, was sich für dich richtig anfühlt. Ich nutze beispielsweise einen Serpentin als Zahnarztbesuchsstein und halte ihn bei der Behandlung in der Hand.

**Übungen auf dem Weg zum Arzt und während der Behandlung/Untersuchung**:

→ Langsam und tief durchatmen. Zähle beim Einatmen auf 4, halte dann die Luft beim erneuten auf 4 Zählen an, atme auf 4-zählend aus und warte dann mit dem Einatmen wieder, bis du auf 4 gezählt hast. Wiederholen. Zu Beginn kannst du auch erst einmal nur bis 3 zählen.

→ Stelle dir deinen sicheren Ort vor. Sprich zu dir: „Ich schaffe das. Es ist bald vorbei. Ich bin jetzt sicher. Ich sorge für meine Gesundheit."

→ Summe „mmmmm" vor dich hin und spüre, wie sich dein Körper immer mehr entspannt. Denke dabei auch ans Atmen.

→ Nimm einen Freund oder eine Freundin zum Termin mit.

→ Nimm eine MC/CD mit beruhigender oder für dich kraftvoller Aufnahme mit. Höre die CD über Kopfhörer. Oder wenn du mitbekommen möchtest, was getan wird, frage, ob die CD im Hintergrund gespielt werden kann. Vielleicht hilft ja auch eine Kinderkassette.
→ Packe dein Stofftier zum Trösten ein.
→ Als Frau Hosen tragen anstelle eines Rockes.
→ Sprich mit deinem Arzt über eine mögliche Medikation.
→ Gib deinem Zahnarzt eine Kopie mit deinen Wünschen. Ergänze meine Liste mit deinen ganz individuellen Ideen und schaue, was noch wichtiges in deinem Notfallkoffer steckt.

**Eine Liste für den Frauenarzt könnte so aussehen:**

| **Wovor ich mich fürchte** | **Was ich zu meinem Schutz tun kann** |
|---|---|
| Ich habe Angst vor dem Untersuchungsstuhl. | Ich bitte den Arzt, die Untersuchung erst einmal auf der Liege durchzuführen. |
| Ich bekomme Panik, wenn man mich unten unbekleidet untersuchen will. | Ich ziehe einen Rock oder ein langes T-Shirt an, das diesen Körperbereich bei der Untersuchung für mich bedeckt hält. |
| Ich fühle mich bei der Untersuchung in Gefahr. | Ich bitte eine Arzthelferin meines Vertrauens (oder eine Freundin), bei der Untersuchung dabei zu sein. |
| Ich fürchte mich, mich auf einmal ganz ausziehen zu müssen. | Ich erlaube mir zu sagen: Ich möchte die Untersuchungen nacheinander haben und mich dann jeweils nur halb entkleiden. |
| Ich brauche meinen Schmusebären. | Ich nehme meinen Schmusebären mit und wenn ich ihn brauche, hole ich ihn aus der Tasche. Wenn ich nicht möchte, dass der Bär von jemandem gesehen wird, dann greife ich für solche Termine vielleicht auch auf den kleinen Bruder meines Bären zurück und halte ihn in der |

| | |
|---|---|
| | Rocktasche oder in einer Jackentasche fest. |

**Zahnarztbesuch:**
Sprich mit deinem Zahnarzt so konkret wie möglich über deine Ängste. Wenn du das Gefühl hast, dass er damit nicht umgehen kann, suche z. B. im Internet nach einem Zahnarzt für Angstpatienten (in manchen Regionen gibt es die) in deiner Nähe. Bitte ihn vorab, dass du kurz mit ihm alleine sprechen möchtest, ohne seine Behandlungsassistentin. In diesem Gespräch kannst du ihn vielleicht auch darüber aufklären, dass du psychische Probleme hast durch Traumatisierungen und sehr ängstlich bist. An seiner Reaktion kannst du erkennen ob er sensibel ist, und mit dir umgehen kann. Auch solltest du ihm in diesem Gespräch erzählen, wenn du an einer Bulimie leidest, also Nahrungsmittel erbrichst, weil du hier an Prophylaxe zur Erhaltung deiner Zähne denken solltest. Hier gibt es in der Zahnmedizin einige Möglichkeiten zur Härtung des Zahnschmelzes. Bitte den Zahnarzt, dir alle Behandlungsabläufe zu erklären oder schweigend zu arbeiten, wenn dir das lieber ist. Erinnere deinen Zahnarzt daran, er möge dir rechtzeitig sagt, bevor Schmerzen auf dich zukommen. Bitte ihn, dass du entscheiden darfst, ob dann betäubt oder so weiter behandelt werden soll. Sprich mit deinem Zahnarzt ein Handzeichen ab, mit dem du anzeigen kannst, dass du eine kleine Atempause brauchst. Mein Zahnarzt meinte damals: „Super, denn ich brauche auch ab und zu eine Schnaufpause!" Es ist auch möglich, eine nötige Behandlung zwischendurch komplett abzubrechen und provisorisch zu beenden, wenn die Angst zu groß wird oder die Flashs zu schlimm werden. Sage es deinem Zahnarzt, wenn du während der Behandlung Angst oder Flashs bekommst. Eine Lösung findet sich immer, auch andere Menschen haben Angst und Zahnärzte sind dieses in der Regel gewöhnt.

**Ideen und Wünsche, die du deinem Zahnarzt für dich und andere Angstpatienten geben kannst:**

→ Einen Erstbesuch nur zum Reden anbieten.
→ Den Behandlungsstuhl möglichst aufrecht stehen lassen.
→ Die Tür offen stehen lassen/schließen und einen Stuhl davor stellen.

→ Die Assistentin in der Nähe behalten.
→ Den Körper des Patienten nicht anfassen.
→ Behandlung mit entspannender oder Wunschmusik anbieten.
→ Regelmäßig nachfragen, ob alles in Ordnung ist und sagen, was er gerade macht. Dadurch gibt es mehr Kontrolle.
→ Eine Körperbedeckung anbieten (z. B. Decke).
→ Während des Zahnarztbesuchs einzelne Behandlungsabläufe erklären.

**Veronika (54 Jahre):** *Auf Grund familiärer Ereignisse hatte ich meinen regelmäßigen halbjährlichen Zahnarzt-Check vergessen. Als ich mich daran erinnerte, waren 1 ½ Jahre vergangen. Ich erschrak total und bekam Angst. Denn wenn der Zahnarzt schon nach ½ Jahr immer etwas an meinen Zähnen zum Reparieren fand, würde es bei dieser viel längeren Zeit noch schlimmer werden. Ich verdrängte also die Notwendigkeit, zum Zahnarzt zu gehen. Jedes Mal, wenn ich doch daran dachte, wuchs die Angst vor dem Zahnarztstuhl. Ich besorgte mir eine entsprechende Zahnarzt-Entspannungs-CD, die noch heute verschlossen im Bücherregal steht, weil ich Angst hatte, sie zu öffnen und mich mit dem Thema auseinander zu setzen. Dann kam ich auf die Idee, im Internet nach „Angsthasen-Zahnärzten" zu suchen und fand auch einen in meiner Nähe. Ich mailte ihn an und beschrieb meine Ängste. Er schlug mir vor, den ersten Besuch spontan nach kurzem Anruf zu tätigen. Wir würden dann nur reden. Genau so bin ich vorgegangen. Dadurch gab es keine schlaflosen Nächte und tagelangen Angstaufbau. Mein Mann fuhr mich hin. Es war eine helle ruhige Praxis. Ich wurde freundlich empfangen und durfte gleich in das Behandlungs-Zimmer. In einem langen Interview besprachen wir meine Ängste und Wünsche. Nach Absprache wurden die Zähne geröntgt und der Behandlungsplan besprochen.*
*Ein neuer Termin wurde vereinbart, bei dem eine kleine Gewöhnungsbehandlung schmerzfrei durchgeführt wurde. Weitere Behandlungen folgten, die jeweils abgesprochen waren und wo ich hätte mitbestimmen können. Da ich aber gewohnt war auszuhalten und abzuschalten, ließ ich manches wieder einmal unter Schmerzen machen, da ich dachte: „Wenn der Zahnarzt merkt, dass es weh tut, wird er nachspritzen", was leider nicht passierte. Er erklärte mir später, er sei davon ausgegangen, dass ich, wenn ich keine Spritze fordere, eine schnelle Behandlung, die zum Abschluss kommt, wünsche. Erst im sicheren Zuhause konnte ich dann*

*das Erlebte in Worten ausdrücken und dem Zahnarzt schreiben. Er machte mir erneut Mut, mich gleich in der Situation zu melden und meine Wünsche zu äußern, denn im Nachhinein könne er ja nichts mehr verändern. Da konnte ich ihm nur zustimmen. In der Zwischenzeit kennt er mich so gut (und hat auch alles in der Karte notiert), dass alles so läuft, wie ich es mir wünsche. Und ich kann im Hier und Jetzt sagen, wenn ich etwas brauche.*

## 4.17 Veränderungsarbeit

Im Buch „Alles kann sich ändern" – 3-Schritte-Technik nach von Franz A. Koch[7] habe ich eine weitere Art der Veränderungsarbeit gefunden. Er geht davon aus, dass sich, so wie sich die Filme auf einer Leinwand austauschen lassen, auch Realitäten austauschbar sind. Das bedeutet: Die Realität ist in fortwährendem Wandel begriffen! Unser Bewusstsein, unsere Absicht lenken das schöpferische Geschehen unseres Lebens und die ihm zugrunde liegende Energie. Unsere Energie ist der Lichtstrahl, der auf die Leinwand der Wirklichkeit fällt. Dieses unser Bewusstsein bestimmt die Bilder unseres Lebensfilms.
Manchmal sehen und erleben wir Bilder, die uns belasten und behindern. Hier bietet die 3-Schritte-Technik eine Möglichkeit, das Problem zu lösen. Sie ist eine Alternative oder Ergänzung zur Arbeit mit Affirmationen, dem Bitten und Abgeben an Gott oder Jesus, den Bestellungen ans Universum und dem positiven Denken. Die Veränderungsarbeit mit der 3-Schritte-Technik stammt aus dem Schamanismus.

**1. Schritt:** Zuerst geht es darum, dass du erkennst und wahrnimmst, was jetzt gerade ist. Diesen **Ist-Zustand** beschreibst du, weil du nur aus dem Jetzt heraus handeln kannst. Dabei ist es besonders wichtig, nichts zu beschönigen oder wegzumogeln. Liebe oder nehme zumindest an, was gerade ist. Denn alles ist ein Teil von dir und deinem Leben.
**Ich habe Kopfschmerzen.**
Im **2. Schritt** geht es darum festzustellen, dass sich alles im Leben verändern kann, sich im Fluss befindet. So, wie sich dein Standort verändert, wenn du gehst, Regen und Sonnenschein sich abwechseln und Wunden heilen. Diese Tatsachen lassen die Möglichkeit zu, dass sich auch die Problemsituation ändern kann. Und indem du diese Möglichkeit

einräumst, beginnst du bereits, sie los zu lassen. Das wird im 2. Schritt mit folgender Formel berücksichtigt: **Und das kann sich ändern**.

**3. Schritt:** Wenn du den Gedankengang, dass sich die Dinge ändern können, weiter denkst, dann entstehen neue Situationsmöglichkeiten. Die Kopfschmerzen können bleiben oder gehen. Oder vielleicht gibt es auch eine dritte Möglichkeit, dass sich die Schmerzen verändern. Wie das geschieht, lässt du offen, was dem Universum die Möglichkeit gibt, die ideale Lösung für dich zu finden. Durch den Blick auf die Entwicklungsmöglichkeiten des Problems lösen sich Widerstände und Blockaden wie von selbst auf. Du kannst aus vollem Herzen dem 3. Teil der Formel zustimmen: **Ich will, dass dieses Problem verschwindet.**

Oder möchtest du dein Problem weiter behalten? Auch das ist natürlich deine Entscheidung! – Wenn du dich für deine 3-Schritte-Formel entschieden hast, dann spreche sie mit aller Kraft aus. Und lasse dich überraschen, was dir das Universum schenkt.

Um die Konzentration voll auf diese Übung zu lenken und ankern zu können, empfiehlt der Autor ein Ritual, das du natürlich auch nach deinen Bedürfnissen gestalten kannst. Durch dieses Ritual mit dem Ankern unterscheidet sich diese Anweisung von den vielen kurz gedachten Alltagsgedanken und Alltagswünschen.

Zupfe dich zum Start der Übung am Ohr, so wie ein Lehrer dem Schüler die Ohren lang zieht. (Information an den Körper: Hier kommt eine wichtige Botschaft! Achtung!)

Konzentriere dich auf dein Inneres und lege deine Hände wie zur Meditation oder dem Gebet zusammen.

Sprich dann möglichst nachdrücklich deine Formel. Du kannst die Formel auch nur in Gedanken sprechen, wobei das laute Sprechen den Worten mehr Nachdruck verleiht.

Als Abschluss klopfst du mit 2 Fingern auf dein Brustbein, danach auf deine Stirn und dann auf den Scheitelpunkt deines Kopfes. Dieses Klopfen soll die Verbindung zum Ich stärken, das bewusste Denken aktivieren und die Verbindung zum schöpferischen Geist symbolisieren.

Zum Abschluss atme mit einem tiefen Atemzug aus dem Raum über deinem Kopf ein. Atme durch deine Füße in die Erde aus. Du bist bereit, das Alte abzugeben und Neues zu empfangen.

**Beispiel:**

1. Schritt (Ist-Zustand): Ich habe Angst das Haus zu verlassen,
2. Schritt: und das kann sich ändern.
3. Schritt: Ich will, dass das Problem verschwindet.

Notiere dir hier was du mit der 3-Schritte-Technik gerne verändern möchtest. Denke bitte daran:

**Veränderung benötigt Entwicklung und Zeit!**

Ich mache diese Übung besonders gerne unter der Dusche. Dabei kann ich das Problem wundervoll wegspülen.

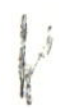

**Anmerkungen**

1. Michaela Huber: Der innere Garten. Ein achtsamer Weg zur persönlichen Veränderung (Taschenbuch); Junfermann
2. Luise Reddemann (Autor), Veronika Engl und Susanne Lücke (Mitarbeiter): „Imagnation als heilsame Kraft. Zur Behandlung von Traumafolgen mit ressourcenorientierten Verfahren (Leben Lernen 141)“ (Broschiert) Klett-Cotta /J. G. Cotta'-sche Buchhandlung
   Luise Reddemann: Imagination als heilsame Kraft. Hör-CD mit Booklet. Übungen zur Aktivierung von Selbstheilungskräften [Audiobook] (Audio CD)
3. Das große Lexikon der Heilsteine, Düfte und Kräuter, Neu-Ulm: Methulsalem, 5. Auflage 1997
4. Christine Striebel: „Nicht allein Unterstützung von Betroffenen sexueller Gewalt, Orlanda Frauenverlag GmbH, Berlin 2004
5. Affirmationen sind kurzer, positive Wunsch- bzw. Zielsätze. Sie werden so formuliert, als ob das Ziel schon erreicht wäre. Z. B. Ich bin glücklich. Ich wiege X kg.
6. Eva Koppenhöfer: „Kleinen Schule des Genießens“; Pabst Science Publishers, Lengerich; 2004
7. Franz A. Koch: „Alles kann sich ändern. Mit der 3-Schritte-Technik die eigene Realität gestalten“ (Gebundene Ausgabe), Omega-Verlag, Aachen; Auflage: 1 (Sept. 2005)

# Kapitel 5 – Das Leben mit deinen Mitmenschen

Der Umgang mit dir nahe stehenden Menschen kann sich manchmal recht schwierig gestalten. Besonders in der Phase, in der du noch wenig zu dir stehen kannst. Dein Gegenüber spürt deine Veränderungen durch Wechsel und in der Natur des Menschen scheint es zu liegen, dass der andere dein Verhalten auf sich bezieht. D.h., wenn du „komisch“ bist oder ein anderer Innenanteil außen ist, dann denkt er z. B.: „Die mag mich nicht mehr.“ Gleichzeitig sind nahe Beziehungen, in denen du zu lange so tust, als ob alles in Ordnung wäre, mit großer Wahrscheinlichkeit zum Scheitern verurteilt. Wenn du deiner Partnerin oder deinem Partner mit Offenheit begegnest, habt ihr eine reale Chance, weil du so besser verstanden werden kannst. Es gibt Klarheit.

Das, was deinem Erleben am nahesten kommt, ist das Rollenverhalten nicht DIS-Betroffener. Eine Frau kann Mutter, Hausfrau, Ehefrau, Geliebte, Tochter, Schwester, Freundin, Staatsanwältin und vieles mehr sein. In jeder Rolle lebt sie Teile ihrer Fähigkeiten aus. Während sie im Beruf klar und nüchtern ist, kann sie als Mutter auch lustig, verspielt und albern sein. Als Freundin stützt sie vielleicht ihre Freundin bei Liebeskummer. Bei ihrem Mann liebt sie es, die Geliebte zu sein. Und all das wird in unserer Gesellschaft als normal angesehen. Es sind verschiedene Anteile, die je nach Bedürfnis gelebt werden. Der Unterschied zu deiner Überlebensstrategie ist lediglich der, dass diese Frau bewusst bei ihrer Arbeit in ihre Robe schlüpft und die Staatsanwältin ist. Sie hat Wahlmöglichkeiten.

Das große und belastende Problem bei DIS-Betroffenen besteht darin, dass vor der Systemstabilisierung unkontrolliert hin und her wechselt wird. Dieser Kontrollverlust durch die verlorene Zeit ist das, was zusätzlich zu den anderen Problemen große Angst macht. Und so ginge es auch der Staatsanwältin, wenn sie abends beim Spielen mit ihrem Kind einen Wechsel hätte und statt der sonst üblichen Jeans eine Robe an hätte.

Deine Beziehungen werden immer besser werden, je genauer dein Gegenüber verstehen kann, wie du bist und dass diese Wechsel die Chance für dich waren, am Leben zu bleiben. Manche Menschen werden sich dann vielleicht auch von dir trennen oder Abstand von dir nehmen. Sie haben ja auch ihre eigene Lebensgeschichte. Vielleicht macht ihnen dein Leben oder deine Geschichte Angst oder sie können die Unsicherheit im

Umgang mit dir nicht aushalten. Suche dir Menschen, die dir liebevoll gesonnen sind. Es gibt sie!
Bitte deine Freunde zu fragen, wenn sie etwas nicht verstehen. Das Erklären hilft auch dir, Klarheit über dich zu bekommen. Sage, dass alle Anteile wahrgenommen werden wollen. Kinderanteile und die jugendlichen Anteile wollen auch über ihre Gedanken und Probleme sprechen und ihre Bedürfnisse soweit wie möglich ausleben können. Vielleicht erleichtert es das Verständnis für deine Vertrauenspersonen, wenn du dich mit einem weiteren Bild erklärst. Bei einem Gespräch sollte sich dein Gegenüber klar sein, dass er praktisch eine Telefonkonferenz mit dir macht. Einige Anteile werden im Inneren zuhören. Andere werden mitsprechen wollen und dem außen verweilenden Anteil Anweisungen geben, sich also indirekt oder sogar durch Wechsel direkt einklinken. Deshalb können Gespräche manchmal etwas chaotisch sein. Doch je stabiler du wirst, umso besser kann auch dein Gegenüber bitten, dass er speziell mit dem Host sprechen möchte. Durch deine Erklärungen ermöglichst du, dass du besser verstanden wirst und auch dein Gegenüber aus der Hilflosigkeit heraus kommt. Mache dir davor allerdings auch nochmals klar, dass dein Verhalten für das, was du durchgemacht hast, völlig normal ist. Überlege, welche Wünsche aus der folgenden Liste für dich stimmig sind und ergänze sie durch deine Gedanken.

## 5.1 Wünsche an Außenpersonen:

→ Respektiere und achte alle Anteile von mir.
→ Nimm mich und meine Anteile ernst.
→ Achte gut auf dich, denn ich kann nicht auf dich achten.
→ Sei ehrlich zu mir und halte dich an Absprachen.
→ Beziehe Angriffe von Anteilen nicht auf dich (außer du hast mich verletzt oder versehentlich einen Übergriff gemacht).
→ Freue dich mit mir über Fortschritte und tue sie nicht als Bagatelle ab. Bereits das Annehmen von Hilfe kann schwierig für mich sein, weil ich denke, ich muss eine schlimme Gegenleistung dafür bringen.
→ Sprich genau so wie ich über deine Sorgen und Nöte. Ein gegenseitiges „Nein, jetzt gerade nicht" sollte von beiden Seiten akzeptiert werden. Es ist Achtsamkeit für sich selbst. Die gegenseitige Offenheit zeigt, dass jeder Mensch Probleme hat.
→ Treffe klare Absprachen und zeige Zuverlässigkeit. Kann ein

Termin nicht eingehalten werden, dann ist es wichtig, klar und ehrlich Bescheid zu geben.

→ Gegenseitige Wünsche und Bedürfnisse dürfen angesprochen werden. Die Liebe und der Respekt erlauben beiden Seiten ein ehrliches „Nein“. Darüber zu sprechen kann hilfreich sein.

→ Kannst du es als Liebespartner aushalten, wenn ich keine sexuelle Nähe und nur wenig körperliche Nähe zulassen kann?

→ Rufe den hilfreichen Anteil mit den vorher besprochenen Mitteln, wenn ich „abwesend“ oder in Panik bin. (siehe Kapitel 4.8, Wenn du auf Berührung positiv reagierst)

Im Austausch mit meinen Interviewpartnerinnen durfte ich unendlich viel lernen. Die Begegnung mit Sunni und ihrem Mann, die ich bereits seit meinem ersten Buch kenne, war eine ganz besondere Bereicherung für mein Leben. Obwohl ich Sunni durch viele Mails kannte, war es sehr aufregend, als sie sich mit ihrem Mann zu einem Besuch anmeldete. Die üblichen Fragen standen im Raum. Würden wir uns auch im persönlichen Kontakt sympathisch sein und uns verstehen? Wie reagiert meine Familie auf die unbekannten Gäste? In was für einer Verfassung wird Sunni bei ihrem Besuch sein? Wie würde meine Familie auf ihre Wechsel reagieren? In mir waren Unsicherheit und gleichzeitig Vorfreude. Und dann standen sie vor der Tür, Sunni und Manny. Sofort sprang ein Funke der Sympathie über und alle Ängstlichkeit fiel von meinen Schultern. Beim Mittagessen entwickelte sich ein entspanntes Gespräch, bei dem wir auch viel lachten. Manny, der Ehemann von Sunni, ging mit einer solchen Selbstverständlichkeit mit Wechseln bei Sunni um, dass auch wir völlig unbefangen mit diesen Situationen umgehen konnten. Der jeweils im Außen befindliche Anteil beteiligte sich so im Gespräch, wie es seinem Alter und seinem Wesen entsprach und wir übernahmen es auch so. Diese Begegnung öffnete mir die Augen, was wahre Liebe und Partnerschaft sind. Mir wurde die Schlüsselerkenntnis für Partnerschaftsglück geschenkt – und zwar für alle Partnerschaften! Annehmen und lieben, was ist, ohne sich dabei aufzugeben. Bei einem von Liebe getragenen respektvollen Umgang mit seinem Partner ist es völlig egal, ob jemand Innenanteile hat oder nicht. Voraussetzung, dies so leben zu können, ist, dass wir uns selbst so lieben und annehmen wie wir sind. Für viele Menschen eine Lebensaufgabe. Doch sind wir stabil und seelisch gesund, können wir die Ablehnung einiger Anteile problemlos so stehen lassen und uns behutsam annähern. Dann können wir erkennen, dass nicht der Mensch, sondern lediglich eine Handlung, ein Wort angegriffen wird. Ein Verhalten, das den anderen an etwas anderes erinnert, was gar nichts mit uns selbst als Person zu tun hat.

Schaffen wir es als Partner, Freund oder unterstützende Angehörige eines Multiplen gut für uns selbst zu sorgen, dann können wir den anderen auch eher so sein lassen, wie er ist. Trotzdem ist und bleibt es für uns alle schwierig, dauerhafte Paarbeziehungen zu schaffen. Wenn ich die Scheidungsraten ansehe, dann ist es nicht einmal in „normalen" Beziehungen einfach, diese Liebe und diesen Respekt zu leben.

## 5.2 Angehörige berichten

Die folgenden Beispiele von Partnern, Familienangehörigen, Freunden und Kollegen sollen dir Mut machen, dich den dir wichtigen Menschen zu öffnen.

**Freundin (42 Jahre) von Michi (32 Jahre):** *Ich habe Michi in einer Therapie kennen gelernt. Damals war sie noch als Borderline diagnostiziert. Ich habe immer gemerkt, dass sie manchmal ganz anders ist. Habe mir darüber aber keine Gedanken gemacht. Ich habe auch Dissoziation, aber bei mir ist es anders. Ich tue dann gar nichts und erstarre. Michi hat immer gehandelt, auch wenn sie mal eine andere war. Als sie bei ihrem jetzigen Therapeuten die Diagnose DIS bekam, hat sie es mir erzählt, ich kannte diese Diagnose nicht. Zuerst hat mir diese Diagnose große Angst gemacht, weil mir beim Mailen plötzlich auch die anderen schrieben. Sie waren, glaube ich, froh, sich nicht mehr verstecken zu müssen. Am Anfang wollte ich da nicht so richtig mit ihr drüber sprechen, weil es mir eben Angst machte. Aber dann hat sie mir gesagt, dass es ja nicht anders ist als vorher, denn die Anderen waren ja auch vorher schon da, nur wussten wir das halt beide nicht. Da habe ich dann drüber nachgedacht und festgestellt, dass es stimmt. Seitdem habe ich keine Angst mehr. Ich verstehe jetzt vieles besser, zum Beispiel, warum wir manchmal völlig anderer Meinung sind und sogar streiten. Dann nämlich, wenn es gar nicht Michi ist, mit der ich spreche. Es gibt Persönlichkeiten, die mag ich mehr und welche, die ich weniger mag. Aber ich akzeptiere sie alle. Das finde ich wichtig. Und ich sage nicht: Mit dir will ich aber gerade nicht reden. Ich nehme es halt, wie es kommt, weil Michi es auch nicht steuern kann. Aber wenn mir jemand außen sagt,* *dass Michi drin ist und sehr traurig ist oder so, dann kann ich sie manchmal von außen erreichen. Ich spreche dann zu ihr und der Anteil, der außen ist, sagt manchmal, dass sie spürt, wie Michi ruhiger wird, aufhört zu weinen, zuhört oder einschläft. Michi zeigt sich dann zwar meistens nicht, aber ich kann sie erreichen, das ist ein unbeschreiblich schönes Gefühl für mich.*

*Komisch war das mit dem Namen. Michi ist ja nicht die Ursprungsperson, diese trägt einen anderen Namen. Aber natürlich ließ sich Michi mit dem Personalausweis-Namen ansprechen, sonst hätte sich ja jeder gewundert. Sie hat mir erklärt, dass sie irgendwie zwar immer wusste, dass sie eigentlich Michi heißt, aber sie wusste nicht, woher dieses Gefühl kam und hielt sich für verrückt. Jetzt wissen wir, warum und ich spreche sie auch mit ihrem Namen Michi an. Das war für mich sehr ungewohnt, weil auf einmal jeder einen Namen trug. Von manchen weiß ich die Namen nicht, sie haben Angst, sie zu verraten. Das ist dann für mich schwierig mit dem Ansprechen. Aber diese Persönlichkeitsanteile sind auch selten draußen. Ich finde es heftig, dass es so große Gewalt gibt, die Menschen so werden lässt. Aber es hat meiner Freundin ja geholfen zu überleben, also finde ich es sinnvoll. Es tut mir nur leid, dass so viele Leute immer noch denken, meine Freundin habe eine Krankheit. Für mich ist es eine andere Lebensform und sicher keine einfache, aber es kann nicht krank sein, wenn es geholfen hat. Das sollte man allen Menschen mal klarmachen. So ist der Umgang mit Michi auch völlig normal. Ich vermeide nur Sachen, von denen ich weiß, dass sie sie triggern. Das habe ich aber vorher auch gemacht. Ich nehme Rücksicht auf sie, weil ich will, dass es ihr gut geht. Doch das ist für uns normal, weil sie ja auch so respektvoll und behutsam mit mir umgeht.*

*Schwierig und unheimlich ist es für mich immer noch manchmal, wenn Wechsel plötzlich und unerwartet kommen. Aber ich lerne, damit umzugehen und versuche, die gerade aufgetauchte Person auch ganz selbstverständlich anzunehmen. Bei manchen frage ich schon mal: „Wer bist du?" Und meist sind die Reaktionen darauf auch positiv. Schwierig ist es, wenn eine bestimmte Beschützerperson auftaucht, weil sie manchmal sehr aggressiv reagieren kann. Sie würde mir nie etwas tun, doch wenn sie kommt, gibt es immer Streit. Ich warte dann etwas ab und kann nach einer Weile auch gut mit ihr sprechen. Unser Geben und Nehmen ist ausgeglichener als bei den meisten anderen Freundinnen, weil wir uns auch immer ehrlich sagen, wenn etwas zuviel ist oder gerade nicht geht.*

*Wenn ich in einer Krise bin, dann wechseln sich Michi und die anderen sogar manchmal ab und teilen das untereinander auf, damit es keinem zu viel wird, das ist sehr faszinierend. Aber jede darf sich auch bei mir anlehnen, sofern es möglich ist. Es ist wirklich sehr ausgeglichen. Und wenn es eine schwierige Zeit ist, dann tanke ich bei meinem Mann und meinen wundervollen Kindern auf.*
*Mit körperlicher Nähe ist es so, dass wir uns schon mal freundschaftlich in den Arm nehmen. Michi kann das zulassen, andere weniger, manche gar nicht. Ich frage einfach vorher, ob es geht oder nicht. Michi fragt mich auch oder jemand anders, wenn sie mich umarmen wollen. Und sollte es doch einmal Unklarheiten mit Michi geben, die wir nicht alleine klären können, dann spreche ich mit meiner Therapeutin darüber. Auf jeden Fall sollte man sich mit dem Thema auseinandersetzen und die Betroffene ernst nehmen. Hilfreich war für mich das Buch „Hand in Hand"*[1] *von Sabine Marya. Es richtet sich speziell an Partner, Freunde und andere Begleiter von multiplen Systemen.*
**Ehemann (46 Jahre) von Mondtränen (47 Jahre):** *Als wir schon einige Jahre verheiratet waren, erfuhr ich von der behandelnden Kliniktherapeutin, dass Mondtränen eine DIS hat. Bis zu diesem Zeitpunkt taten wir ihre Symptome als Stimmungsschwankungen ab. Doch nun weiß ich, dass es die verschiedenen Anteile sein können, die gerade da sind. Wenn ich ehrlich bin, kann ich nicht sagen, was ich über diese Überlebensstrategie denke. Ich verstehe diese Erkrankung nicht. Sie ist mir suspekt. Und da ich oft recht unsicher bin, frage ich Mondtränen viel, wenn ich was tue, ob das auch so für sie in Ordnung ist, auch viele Male. Ich möchte sicher gehen, dass alle es mitbekommen. Ich erledige Einkäufe, weil es für Mondtränen zu anstrengend ist.*
*Es ist nicht einfach zu beschreiben, was schwierig ist oder nicht. Es gibt vieles, was extrem schwierig ist und vieles, was einfach mit ihr ist. Am schwierigsten ist es, darauf achten zu müssen, dass möglichst alle Anteile in die Beziehung eingeschlossen werden. Auf das Wahren ihrer Grenzen, dass sie keine körperliche Nähe erträgt, was für mich schwer zu akzeptieren ist. Einfach ist ihre Unkompliziertheit. Ich kann ihr mit vielen Dingen eine Freude bereiten. Unsere Beziehung ist ausgeglichen, wenn wir es hinbekommen, über das zu sprechen, was gerade los ist. Das ist allerdings oft sehr schwer, weil ich meine Gefühle nicht einordnen kann, sie überhaupt nicht spüren kann und schon gar nicht benennen kann. Unser Geben und Nehmen ist trotzdem ausgeglichen. Leider habe*

*ich keinen Platz oder Ort, an dem ich regenerieren kann. Ich kompensiere viel über meinen Beruf und Hobbys. Körperliche Nähe ist gar nicht möglich. Nur ab und zu eine Umarmung. Es ist ein ganz schweres Thema zwischen uns, mit dem wir überfordert sind, es zu lösen, bzw. hinzubekommen, damit umgehen zu können. Deshalb gehen wir nun auch immer wieder zu gemeinsamen Therapiesitzungen bei ihrer Therapeutin.*

**Chefin von Bienenstock (52 Jahre):** *Durch Gespräche mit Bienenstock habe ich von ihrer DIS erfahren. Wir haben uns kennen gelernt, als die Diagnose schon gestellt war. Dabei darf ich erleben, wie Bienenstock immer aufgeschlossener und freier wird. Ich achte auf Zurückhaltung, zeige aber Interesse und Verständnis. Ich habe keine Schwierigkeiten, weil ich Bienenstock respektiere und sehr gerne hab. Geben und Nehmen sind nicht unbedingt ausgewogen. Ich glaube, Bienenstock gibt mir mehr durch ihr großes Verständnis für Schwierigkeiten und menschliche Schwächen als ich ihr zurückgeben kann. Weil wir eine freundschaftliche und auch kollegiale Beziehung haben, gab es bis jetzt keine schwierigen Phasen. Körperliche Nähe ist schwierig, da unsere Beziehung auch durch die Arbeit geprägt ist. Ich weiß, dass Nähe wie Umarmungen Zeit brauchen, aber sicher nicht unmöglich sind. Ich tausche mich mit einer weiteren Kollegin aus, die auch über DIS informiert ist, aber mit Wissen von Bienenstock. Das finde ich sehr wichtig. Ich wünsche mir, dass Menschen sich mehr interessieren, mehr Verständnis zeigen und sich Mühe geben zu begreifen und lernen, sich zurückzuhalten und im richtigen Moment auch zuhören.*

**Arbeitskollegin von Bienenstock:** *Ich spürte, dass irgendwas mit Bienenstock nicht stimmte. Ihr Verhalten war auffallend für mich. Sie kam mir vor, als ob sie in einer anderen Welt lebt. Ich habe sie daraufhin angesprochen und in mehreren Gespräche von ihrer DIS erfahren und lernte auch andere Persönlichkeiten kennen. Ich habe Bienenstock mit dieser Diagnose kennen gelernt. Als sie mir davon erzählte, behandelte ich sie ganz normal weiter. Ich akzeptiere sie so, wie sie ist. Ich finde, sie ist ein besonderer Mensch und versuche aufzupassen, dass ihr keiner weh tut. Sage ihr auch, dass ich für sie da bin. Ich sehe, wie Bienenstock an sich selber arbeitet und sehe, wie sie Fortschritte macht. Ich spüre, wenn sie in Ruhe gelassen werden will und lasse sie dann auch in Ruhe. In den 3 Jahren, seitdem ich sie kenne, hat sie positive Fortschritte gemacht. Besonders merkt man bei einer Person, dass sie mehr Gefühle zeigt. Früher war da immer eine Mauer. Bienenstock weiß, sie kann je-*

*derzeit bei mir anrufen. Auch ich kann mit meinen Problemen zu ihr kommen, so ist unser Geben und Nehmen ausgeglichen. Wir geben uns gegenseitig Kraft und Halt. Ich tausche mich mit einer Kollegin aus, was Bienenstock weiß. Wichtig finde ich, dass Menschen wie Bienenstock sehr aufpassen müssen, mit wem sie Kontakt haben, damit ihnen nicht wehgetan wird. Das ist meine größte Sorge. Ansonsten denke ich, dass man jede Persönlichkeit in Bienenstock normal behandeln soll. Wenn ich mit einem Innenkind zu tun habe, behandle ich es wie ein Kind. Man muss jeden ernst nehmen und jeden akzeptieren.*

**Freundin von Bienenstock:** *Ich weiß seit 12 Jahren über Bienenstocks Situation Bescheid. Zu Beginn unserer Freundschaft erlebte ich eine Persönlichkeit von ihr, die damals präsent war. Diese war extrem schüchtern und ruhig. Trotzdem war mir aufgefallen, dass wir uns in vielen Dingen sehr ähnlich waren (Charaktereigenschaften) und uns so sehr gut verstehen konnten. Da wir ziemlich weit voneinander entfernt wohnen, telefonierten wir viel und schrieben uns Briefe. So erfuhr ich nach und nach von ihrer DIS. Durch viele Fragen konnte ich einen Einblick bekommen, was DIS für ihr Leben bedeutet. Ich weiß, dass eine DIS nur entstehen kann, wenn es in der frühesten Kindheit zu extremer Gewalt kam. Das erschüttert mich bis heute und ich muss sagen, dass es eine Strategie des Körpers ist, um diesen Horror überhaupt zu überleben. Von daher finde ich es gut, dass der Körper zur DIS überhaupt fähig ist, auch wenn Bienenstock ihr ganzes Leben damit leben muss. Was aber sicher nicht nur schlecht ist, da die vielen Persönlichkeiten so viele Begabungen haben, die sie gut nutzen können. Das Einzige worauf ich in unserer Freundschaft besonders achte, ist, dass ich nicht zu tiefgehende Fragen zu den Gewaltsituationen stelle, damit bei ihr nicht zuviel hochkommt und es ihr dann schlecht geht. Möchte ich etwas wissen, frage ich sie vorher, ob sie mir das beantworten will. Ich höre gerne zu und habe großes Interesse an dem, was mir Bienenstock erzählen will. Oft unterhalten wir uns, wie die Therapiestunde gewesen ist. Schwierigkeiten im Umgang mit Bienenstock habe ich keine. Im Laufe der 12-jährigen Freundschaft haben wir uns noch nie gestritten oder hatten irgendwelche Unstimmigkeiten. Eine so tiefe und harmonische Freundschaft wie mit Bienenstock habe ich noch nie in meinem Leben erlebt. Denn auch, wenn es bei mir Krisen gibt oder Situationen, mit denen ich Schwierigkeiten habe, werde ich von ihr getröstet und sie hört mir zu und gibt mir*

*Ideen, wie ich sie lösen könnte. Einfach alles erzählen zu können, ist ein großer Schatz für mich.*
*Habe ich noch Anregungen für andere Freundinnen? Ich finde es sehr wichtig, ganz doll auf die Grenzen und Schwierigkeiten zu achten und sie zu respektieren, denn Grenzüberschreitungen haben sie viel zu viel erleben müssen. Habe ich eine Frage, würde ich sie stellen, auch wenn man nicht genau weiß, mit welcher Persönlichkeit man es gerade zu tun hat. Und zuhören finde ich auch sehr wichtig. Multis müssen erst wieder lernen, vertrauen zu können und wenn sie reden möchten, dann sollte man auch gerne zuhören. Als Abschluss kann ich aus tiefstem Herzen sagen, dass ich Bienenstock nie mehr missen möchte! Sie ist meine beste Freundin und ich staune, wie sie ihren Weg bisher gegangen ist und was für riesige Fortschritte sie durch die Therapie schon machen konnte und ich wünsche ihr auch einen Blick für die kleinen Fortschritte und dass sie nie aufhört zu kämpfen!*
**Anna (23 Jahre) Tochter von Bienenstock:** *Meine Mutter erklärte mir in einem längeren Gespräch, als ich 13 Jahre alt war, ihre Überlebensstrategie. Danach hat sich kaum etwas geändert. Ich kann weiterhin ohne Probleme mit ihr über alles sprechen. Wenn mal eine Persönlichkeit, die noch ein Kind ist, draußen ist, dann spreche ich natürlich nicht über meine Probleme, sondern unterhalte mich mit ihr wie mit einer jüngeren Schwester. Ich finde es faszinierend, welche Fähigkeit der Mensch in Not entwickeln kann. Ich gehe ganz normal mit ihr um, denn sie ist und bleibt meine MAMA!!! Ich akzeptiere das, was sie nicht kann, was sie nicht möchte (z. B. sie auf den Mund zu küssen). Damit habe ich absolut keine Probleme. Unterstützende Anregungen für andere Kinder Betroffener habe ich nicht. Denn es wäre dieselbe Frage, wie ich mit Freunden besser umgehe. Wenn man weiß, wie jemand tickt, dann kann man auch mit ihm umgehen.*
**Sarah (19 Jahre) Tochter von Bienenstock:** *Ich weiß noch genau, wie ich davon erfahren habe. Ich war 9 Jahre alt. Wir saßen (ohne Vater) am Küchentisch, als meine Mom anfing zu erzählen, dass sie die Fähigkeit habe, ihren Körper verlassen zu könne. Ich hatte das so verstanden, dass sie dann ihren eigenen Körper von oben (Vogelperspektive aus) betrachten könne. Ihr Körper sei dann leer, wie eine Puppe. – Für mich gab es kein Vorher oder Nachher. Ich bin so damit aufgewachsen. Ich kenne sie nicht anders. Ich möchte nicht weiter antworten, es wird mir zu viel!*

**Daniela (27 Jahre) Tochter von Bienenstock:** *Nachdem meine Mutter ihre Diagnose von ihrer Therapeutin gestellt bekam, hat sie mir dies dann mitgeteilt. Danach fiel es mir viel leichter, bestimmte Reaktionen meiner Mutter nachzuvollziehen. Ich achte darauf, wer gerade Außenkontrolle hat, wie ihr derzeitiges Empfinden ist usw., doch das mache ich auch bei „normalen" Menschen. Ich empfinde die Beziehung zu meiner Mutter als sehr innig. Gleichzeitig lernte ich in den letzen Jahren, mich mehr abzugrenzen. Denn ich spürte, dass mir einige Details, die sie mir erzählte, nicht gut taten. Mittlerweile erkennt meine Mutter, wann ich aufnahmefähig für Einzelheiten bzgl. DIS bin und wann nicht. Manchmal haben wir auch schwierige Phasen. Entweder ist dann erst mal Funkstille und wir ziehen uns beide zurück oder ich entschärfe die Situation mit einem „dummen Spruch", welcher meine Mutter zum Lachen bringt! Je älter ich wurde, desto weniger körperliche Nähe war möglich, sowohl von meiner Seite aus als auch von Seiten meiner Mutter. Das liegt aber nicht an DIS, sondern einfach daran, dass ich 27 Jahre alt bin! Als Kind bekam ich sehr viel Nähe!*

**Swaantje (21 Jahre) Tochter von Bienenstock:** *Als ich ca. 11 Jahre alt war, erklärte mir meine Mutter, dass sie eine DIS hat. Erst hat sich nichts verändert. Aber später, so mit 13-14 Jahren, hatte ich teilweise Schwierigkeiten, meine Mutter noch ernst zu nehmen. Die verschiedenen Persönlichkeiten habe ich nicht als meine „richtige" Mutter angesehen. Doch das hat sich nun geändert. Heute finde ich diese Überlebensstrategie faszinierend. Es ist unglaublich, wozu unsere Psyche fähig ist. Eigentlich ist unser Umgang „normal". Es ist wie bei jedem anderen auch. Wenn sich meine Mutter nicht gut fühlt, nehme ich mich zurück. Das Gleiche würde ich aber auch von ihr mir gegenüber erwarten.*

*Bienenstock ist ja meine Mutter, also gibt sie mir mehr als ich ihr. Sie ist eine sehr liebvolle Mutter und schafft es auch immer, uns Kinder zu stärken, wenn es uns schlecht geht. Wenn es mir möglich ist, versuche ich, Bienenstock auch zu stärken, indem wir uns unterhalten und ich ihr andere Sichtweisen bzw. meine Sichtweise nahe bringe. Schwierige Phasen gibt es heute praktisch gar nicht mehr. Aber wenn es doch mal einen Streit gibt, dann rede ich mit meinen 5 Geschwistern, die wissen ja, wovon ich rede. Und manchmal ist es bei meiner Mutter nötig, sie wieder in die Realität zu holen. Wenn sie sich in irgendetwas hineinsteigert, wenn sie denkt, dass sie nichts erreicht hat etc. Also kurz gesagt muss man meine Mutter manchmal auf den Pott setzen und nicht immer mit Samtpfötchen anfassen.*

**Jessica (26 Jahre) Tochter von Bienenstock:** *Ich habe die Diagnose meiner Mom durch sie selbst erfahren, wie und wann genau, weiß ich nicht mehr. Dass etwas nicht stimmt, war mir fast immer schon klar, da es in der vergangenen Zeit sehr widersprüchlich bei ihr zuging. Nachdem ich Bescheid wusste, konnte ich einiges besser verstehen, wie z. B. die gegensätzliche Art, die sie so hatte.*

*Davor stand ich damals manchmal im Dunklen, wusste oft nicht, was los ist. Es gab viele Ereignisse, die ich nicht verstehen konnte. Im Nachhinein ist alles so logisch, wie ihre Reaktionen in bestimmten Situationen. Im Alltag versuche ich, darauf zu achten, wer sie gerade ist, also wer die Außenkontrolle hat, wobei ich oft nicht darüber nachdenke und sie einfach so nehme, wie sie gerade ist. Ich kann mich bei meiner Mom anlehnen. Ich denke, ich kann sie jeder Zeit um Rat fragen und jeder Zeit zu ihr kommen, wenn irgendwas ist. Ich höre ihr gerne zu, denn ich bin immer wieder aufs Neue fasziniert. Und wenn es mal Probleme gibt, so habe ich Ansprechpartner, da ich im betreuten Wohnen lebe. Ich finde, dass diese Art von Überlebensstrategie ein Beweis dafür ist, wozu der Mensch überhaupt fähig sein kann. Und ich bin dankbar, dass es dieses Phänomen gibt, denn ohne dieses würde Mom heute vermutlich nicht mehr leben. Wenn es überhaupt etwas allgemein Gültiges im Bezug auf DIS gibt, dann denke ich, sollten die Mitmenschen den anderen so nehmen, wie er ist. Gleichzeitig möchte ich mich in diesem Rahmen bei meiner Mom nochmals bedanken. Ich bin stolz auf meine Mom, eine so einzigartige Vielzahl, wie sie es ist.*

**Schwester (41 Jahre) von P. M. (30 Jahre):** *Vor 8 Jahren hat mir P. M. erzählt, wo ihre Probleme liegen. Danach durchlebten wir die unterschiedlichsten Phasen miteinander. Zuerst kam die Zeit des Schweigens, dann der „Welpenschutz", die „dicht-dran-Phase", „standby-Pflicht", Distanz und dann konnte ich mein Maß finden. Für mich ist DIS eine Option zum Überleben. Und seitdem ich weiß, was mit P. M. los ist, habe ich auch keine Angst mehr im Umgang mit ihr. Doch es ist schwierig, im Alltag immer wieder abzuchecken, wie P. M. gerade drauf ist und manchmal ist dies eine harte Geduldsprobe für mich. Deshalb bin ich froh, dass ich eine Therapeutin, einen liebenswerten Partner und gute Freunde habe, die mir zur Seite stehen. Dort kann ich auftanken, wenn ich es brauche. Trotzdem ist unsere Beziehung getragen von gegenseiti-*

*gem Geben und Nehmen. Wir haben viel Spaß miteinander, führen wertvolle Gespräche und unser größter gemeinsamer Nenner ist es, schöne Dinge zu leben. Und da wir Schwestern sind, können wir uns auch in den Arm nehmen und dadurch stützen und trösten, wenn es notwendig ist. Das wichtigste für mich war, es zu erkennen, was ich gerne freiwillig geben kann und mag und wo ich auf mich selbst achten muss. Also die Frage des richtigen Maßes.*

**Partnerin (24 Jahre) von Seesternchen (21 Jahre):** *Als ich Seesternchen kennenlernte, vertraute sie mir sehr bald an, dass sie eine DIS hat. Lange wusste ich nicht, wie es zu einer DIS kommt. Doch wenn man solche Dinge wie Seesternchen erlebt hat, ist es nachvollziehbar, dass so ein Absplittern passiert. Das Einzige, was sich manchmal etwas schwierig gestaltet, ist unser Liebesleben. Es ist wichtig, dass ich sofort erkenne, wenn jemand anderes da ist, damit ich Seesternchen dann nicht küsse oder berühre. Sie hat die Kleinen recht gut unter Kontrolle. Eine Innenperson von ihr schaut auch, dass die Kleinen nicht in unpassenden Situationen herauskommen.*

*Jedoch gibt es Momente, in denen sie erscheinen, wenn wir miteinander schlafen. Dann gehe ich sofort auf Abstand, schiebe sie zur Seite, decke sie zu. Ich probiere, sie in die Realität zurück zu holen oder wenn jemand Kleines da ist, versuche ich, es zu beruhigen. Ich muss darauf achten, sie nicht zu erschrecken. Ich darf sie nicht im Gesicht berühren und achte immer wieder auf neue Dinge, die bei ihr Erinnerungen hervorrufen. Ich weiß manchmal nicht, wie ich reagieren soll, wenn ein Kleines sehr Angst hat oder wenn Seesternchen Erinnerungen hat, während wir miteinander schlafen. Doch auch das werde ich lernen, weil mir ihre unterschiedlichen Persönlichkeitsanteile immer wieder dabei helfen, sie zu verstehen. Früher war ich eher introvertiert. Doch durch die Liebe und Geborgenheit, die sie mir gibt, kann ich immer mehr aus mir herauskommen. Und so reden wir sehr viel miteinander. In Zeiten, in denen es Seesternchen schlechter geht, muss ich etwas zurückstecken, doch ich bekomme es auf eine andere Weise zurück. Es sind die kleinen Dinge, die mir Halt geben. Wie ein Lachen von den Kleinen. Und wenn ich mal ausgelaugt sein sollte, dann regeneriere ich beim Skifahren, Motorradfahren oder beim Sport.*

**Ein Freund (19 Jahre) von Haruna:** *Ich habe Haruna im Internet über ihr damaliges Selbsthilfeforum kennen gelernt, von daher wusste ich von Anfang an, dass sie eine DIS hat. Gezeigt hat sie es zu Anfang allerdings* *nicht. Irgendwann fing Haruna dann an, sich zu öffnen und auch ihre einzelnen Persönlichkeiten fingen an, mit mir zu reden. Seitdem ist das Vertrauensverhältnis zwischen uns meiner Meinung nach noch enger geworden. Da ich selber keine DIS habe, kann ich es mir trotz der guten Beschreibung von Haruna überhaupt nicht vorstellen, wie genau es aussieht.*

*Dennoch halte ich die Strategie in ihrem Fall für sehr nützlich, auch, wenn dadurch viele neue Probleme entstehen. Im Kontakt mit ihr versuche ich, nicht über Dinge zu reden oder Dinge zu tun, die sie triggern könnten. Sie kann mit dem Thema Sex oder mit der Farbe grün nicht umgehen. Also meide ich diese Themen. Schwierig wird es mit dem Umgang ihrer Innenkinder, denn da bin ich mir sehr unsicher, was ich sagen oder machen soll, besonders, wenn es ihnen schlecht geht. Dafür ist der Umgang mit den älteren Persönlichkeiten sehr einfach. Haruna hilft mir sehr, wenn es mir schlecht geht. Und ich versuche ihr auch stets zu helfen. Wir können uns gegenseitig wieder aufbauen und sind füreinander da, so gut es geht. Zwar ist das über Internet etwas schwierig, aber dennoch möglich.*

## 5.3 Für Begleiter und Begleiterinnen

Auszug aus dem Buch „Hand in Hand“[1] von Sabine Marya:

„Wenn Sie zu Frauen mit multipler Persönlichkeit Kontakt haben oder bekommen, dann berührt und verändert das auch Ihre Geschichte und Ihr Weltbild.

Der Kontakt kann sich auf beruflicher oder privater Ebene abspielen. Sie werden konfrontiert mit unterschiedlichen Persönlichkeiten verschiedenen Alters und Geschlechts in einem Frauenkörper, mit erlebter und gelebter Gewalt und mit den Wünschen, Bedürfnissen und Erwartungen der verschiedenen Innen- Persönlichkeiten an Sie. Das wird in Ihnen unterschiedlichste Gefühle, Ängste und Unsicherheiten auslösen oder vielleicht sogar eine eigene Betroffenheit von gelebter Gewalt in der Kindheit bei Ihnen an die Oberfläche bringen.

Was bedeutet es konkret für Menschen, mit Frauen mit multipler Persönlichkeit Begegnung, Nähe, Freundschaft, Beziehung auf privater und beruflicher Ebene zu erleben? Welche Auswirkungen hat es auf das Miteinander und auf die eigene Persönlichkeit und wo wird eine Mitbetroffenheit erlebt? In welchen Bereichen ist das Miteinander „krank“

oder sogar unerträglich, welche Ziele können erarbeitet werden und an welchen Punkten kann angesetzt werden, um ein gesundes Miteinander zu erreichen? Welche Wege können beschritten werden, gemeinsam und alleine? Was ist ein gesundes Miteinander? Wenn eine Frau Ihnen mitteilt, dass in ihrem Körper verschiedene Persönlichkeiten leben, kann das in Ihnen verschiedene Reaktionen auslösen: Unglaube, Zweifel, Irritation, Bestürzung, Erschütterung, Wut oder sogar Angst. Dabei spielt es eine große Rolle, wie viel an Vorinformation zu dieser Thematik bereits bekannt ist. Es kostet nicht nur für die betroffene Frau Kraft und Arbeit, sondern auch für die ihnen nahestehenden Menschen, sich mit der Diagnose kreativ und konstruktiv auseinander zu setzen, um sie schließlich annehmen zu können als das, was es ist: den Schlüssel zur Heilung und in ein gesundes Leben, was ein gesundes Miteinander mit einschließt.
Außenpersonen können Menschen mit multipler Persönlichkeit vor allem dadurch helfend und begleitend unterstützen, indem sie sie annehmen als eine Vielzahl von Persönlichkeiten, die alle in einem Körper leben und indem sie die destruktiven Verhaltensmuster und das Viele-Sein begreifen als das, was es war: ein Mittel, das Grauen der Kindheit zu überleben. Ein wichtiger Inhalt der Unterstützung ist es, den Persönlichkeiten Mut zu machen, heute nicht mehr nur zu überleben, sondern zu leben. Dabei ist es aber wichtig, die Persönlichkeiten ernst zu nehmen in ihren Ängsten und Hinderungsgründen davor und ihnen zu vermitteln, dass es nicht ihre Schuld war, sondern die der TäterInnen, die ihnen so Grausamens antaten, dass sie keine andere Wahl hatten als multipel zu werden. Um als BegleiterIn nicht zu dekompensieren, zu erkranken oder die Sorge um das Wohl um die eigene Gesundheit aus den Augen zu verlieren, ist es wichtig, nicht isoliert zu sein ...“ *...und gut für sich zu sorgen. (Anm. der Autorin)*

**Anmerkungen**

1 Sabine Marya: „Hand in Hand“; autorenverlag artep, Auszug mit frdl. Genehmigung der Autorin

# Kapitel 6 – Deine Rechte auf Unterstützung und Schutz

In diesem Kapitel möchte ich dir aufzeigen, welche Unterstützungsmöglichkeiten und welche Rechte es zu deinem Schutz gibt. Du kannst Freunde oder Partner zu Terminen mitnehmen. Gleichzeitig gibt es für all diese Wege auch kompetente Begleiter für dich. Du darfst dich bei deinem Arzt, deinem Therapeuten, deinem Pfarrer und der Gemeindeverwaltung erkundigen, wer dir noch hilfreich zur Seite stehen kann. Je konkreter du fragst, umso genauere Antworten wirst du bekommen. Deshalb ist es wichtig zu wissen, was du möchtest, um dann nach Lösungswegen zu suchen. Es kann gut sein, dass du zu meinen Ausführungen noch Ergänzungen findest. Gerne kannst du mir diese auch zukommen lassen.
Achte auf dich, denn nicht alle Punkte werden für dich wichtig sein. Nur du entscheidest, was gerade hilfreich und entlastend für dich ist.

## 6.1 Psychotherapeutische Unterstützung

Wenn du psychotherapeutische Unterstützung haben möchtest, besprich das mit deinem Hausarzt, bei einer Beratungsstelle oder bitte deine Krankenkasse um eine Liste ihrer vor Ort zugelassenen Vertrags-Therapeuten. Erkundige dich, ob der von dir ausgewählte Therapeut eine Kassenzulassung hat. Frage, wie der Ablauf der Antragstellung vor sich geht. Für solche Gespräche wäre es gut, du würdest dir die Antworten auf deine Fragen notieren oder dir gleich die Infos schriftlich mitgeben oder zuschicken lassen. Des weiteren kannst du erfragen, wie oft du so genannte „Probatorische Sitzungen“ (Test- oder Probe-Sitzungen) haben kannst. Sie sind wichtig, denn schließlich wäre dieser Mensch dann eine Vertrauensperson, die dich eine Zeit begleiten wird. Überlege dir, was du von dieser Person wissen musst und prüfe für dich, ob eure Chemie stimmt. Das bedeutet, dass du dir deinen Therapeuten wirklich aussuchen darfst, mit dem du arbeiten kannst. Erst dann schreibt der Therapeut sein Gutachten und du erhältst die Therapiebewilligung. Sollte dein Antrag abgelehnt werden, dann solltest du unbedingt Widerspruch einlegen. Das ist dein Recht! Ich erinnere mich noch gut, als mein Verlängerungsantrag auf Therapie abgelehnt wurde. Es war der Zeitpunkt, an dem ich nach 10 Jahren endlich wusste, was mit mir los war und es ging mir schlechter als jemals zuvor. Alles schien ausweglos zu sein. Doch dann erwachte mein Kampfgeist und ich schrieb, „dass ich für meine Krankheit nichts könne und ob ich kein Recht auf Überleben hätte!“. Der Antrag wurde bewilligt.

Manchmal ist der rechtliche Rahmen für Therapie auch ausgeschöpft. Doch auch dann haben die Krankenkassen noch die Möglichkeit, im Rahmen einer „Einzelfallentscheidung“, „außerhalb des Regelfalls“ zu entscheiden. Vielleicht greift hier auch das OEG (siehe unten). Dies ist besonders dann der Fall, wenn der Täter rechtskräftig verurteilt wurde. In manchen Fällen unterstützt auch der Weiße Ring. Erkundige dich auch bei deiner Beratungsstelle ob es in deiner Region noch andere Unterstützungsmöglichkeiten gibt.

## 6.2 Antrag auf Schwerbehinderung

Wenn dich die Traumafolgen stark beeinträchtigen, kannst du einen Antrag auf Schwerbehinderung stellen. Hierbei hilft dir dein Hausarzt, Facharzt oder Therapeut. Er weiß auch, an welche Stelle der Antrag weitergereicht werden muss.

Menschen sind nach § 2 Absatz 1 SGB IX behindert, wenn ihre körperliche Funktion, geistige Fähigkeit oder seelische Gesundheit mit hoher Wahrscheinlichkeit länger als 6 Monate von dem für das Lebensalter typischen Zustand abweichen und daher ihre Teilhabe am Leben in der Gesellschaft beeinträchtigt ist.

Bevor du einen Schwerbehindertenantrag stellst, solltest du allerdings darauf achten, dass deine persönliche „Statistik“ stimmt. Vielen Betroffenen geht es schlecht, sie haben Schmerzen, Depressionen, somatische Beschwerden, sie leiden still vor sich hin und niemand außer vielleicht der Therapeutin weiß davon. Die Behörde sieht dann bei Antragstellung nur: „Oh, Frau X stellt einen Antrag auf Schwerbehinderung, macht aber „nur“ Psychotherapie bei einer psychologischen Psychotherapeutin. Sie war seit Jahren nicht mehr beim Arzt. Der Hausarzt schreibt nur was von grippalen Infekten und anderen banalen Erkrankungen.“ Der Gutachter kann sich so kein umfassendes Bild deiner gesundheitlichen Situation machen, wenn du nicht zuvor dafür gesorgt hast, dass deine Beschwerden und dein Leidensweg auch ordnungsgemäß dokumentiert sind. Für eine Schwerbehinderung sollte eine Erkrankung über mehrere Monate vorliegen. Demnach solltest du auch so lange deshalb irgendwo in Behandlung gewesen sein.

Ich würde dir empfehlen, die Berichte deines Hausarztes und der Fachärzte (Psychiaterin, Schmerztherapeut, etc.) zu deiner Therapeutin schicken zu lassen. Dort kannst du dir sicher sein, dass vertrauensvoll mit deinen Berichten umgegangen wird und sie mit dir zusammen solche Berichte bespricht. Wenn du vorab siehst, dass ein Arzt oder Facharzt dich nicht richtig versteht oder deine Lage deiner Meinung nach nicht richtig einschätzt, kannst du zusammen mit deiner Therapeutin mit ihm Kontakt aufnehmen, um die Sachlage zu klären. Es ist besser, Berichte vorher zu lesen, als wenn das Versorgungsamt vor dir etwas liest, was nicht stimmt. Solche Berichte im Nachhinein zu widerlegen ist sehr müheselig.

Das Antragsformular für Schwerbehinderung selbst ist relativ einfach auszufüllen. Du musst deine Beschwerden angeben, einige Bundesländer möchten noch die Ursachen (Folgen eines Arbeitsunfalls, einer angeborenen Krankheit oder die Folgen einer Gewalttat) dafür wissen. Hier musst du für dich abwägen, ob du es schaffst ehrlich zu antworten. Wenn du irgendwann einmal einen Antrag auf Opferentschädigung stellen möchtest, solltest du ehrlich ankreuzen, dass du an den Folgen einer Gewalttat leidest, weil die Schwerbehinderten Akte beim OEG-Antrag hinzugezogen wird. Manche Menschen trauen sich nicht, dieses Feld wahrheitsgemäß anzukreuzen aus Angst, dass Ermittlungen drohen. Das wird im Zusammenhang mit dem Schwerbehindertengesetzt aber nicht geschehen. Somit kannst du dieses Kreuzchen wahrheitsgemäß machen. Das einzige, was dann passieren kann ist, dass dich ein Mitarbeiter der Antragsbehörde anruft und dich darauf aufmerksam macht, dass du einen Antrag auf Opferentschädigung stellen kannst.
Ansonsten musst du nur noch deine behandelnden Ärzte und Kliniken im Formular angeben. Wenn du bei einem psychologischen Psychotherapeuten in Behandlung bist, kannst du auch diesen als Psychotherapeut angeben, da diese den ärztlichen Psychotherapeuten gleichgestellt werden.

Die Behörde wird sich dann sämtliche ärztlichen, fachärztlichen und therapeutischen Berichte ansehen und entscheiden, wie es weiter geht. Sehr häufig wird ein Gutachtertermin anberaumt, zu dem du gehen musst. Allerdings berichteten viele DIS-Betroffene, mit denen ich Kontakt hatte, dass sie auch ohne Gutachtertermin einen Behinderungsgrad (GdB) von 50% erhielten. 50% ist die Grenze, die du brauchst, um einen besonderen Kündigungsschutz zu bekommen und 5 zusätzliche Urlaubstage. Der Kündigungsschutz gilt übrigens schon, sobald du den Antrag gestellt hast. Es ist dann erstmal abzuwarten, wie die Behörde entscheidet.

Ich würde dir auch empfehlen, noch ein Beiblatt dem Antrag hinzuzufügen, auf dem du deine persönliche Situation schilderst, wie sehr dein Alltag durch die DIS eingeschränkt ist.
Beispiele:

→ Mein Arbeitsplatz ist gefährdet, weil… (… ich ständig wegen akuter Schmerzen kurzfristig ausfalle oder wegen psychischer Krisen auch mal langfristig fehle.)

→ Mein Alltag ist sehr eingeschränkt, weil… (… ich alltägliche Dinge wie Einkaufen, Bewältigung meiner Wäsche, regelmäßig essen, kochen etc. nicht schaffe)

→ Meine Freizeit gestaltet sich eher schwierig, weil… (… Freunde mein Verhalten nicht verstehen, ich durch Psychopharmaka „zugedröhnt" und ständig müde bin, ständig Schlafstörungen etc. habe.)

Diese Beschreibungen spiegeln deine persönliche Situation wieder und zeigen dem Gutachter, wie eingeschränkt du wirklich lebst. Gutachter können mit Akten und Formularen gut umgehen und abhaken. Aber so kleine persönliche Blätter füllen die Theorie mit Inhalten und Gefühlen.

Für Schwerbehinderte gibt es einen Nachteilsausgleich. Um welche Vergünstigungen es sich handelt kannst du nachlesen unter:
http://www.schwerbehindertenvertretung-osa-tue.de/dok/Nachteilsausgleich.pdf

Trotz dieser Vorzüge solltest du dir überlegen, ob du als schwerbehindert gelten möchtest oder ob dich das eher nach unten zieht.

## 6.3 Unterstützung bei Problemen am Arbeitsplatz

Bist du berufstätig und schwerbehindert, so unterstützt dich das Integrationsamt bei Problemen am Arbeitsplatz. Welcher Behörde das für dich zuständige Integrationsamt angeschlossen ist, erfährst du unter www.integrationsamt.de oder in deinem örtlichen Bürgerbüro. Die Mitarbeiter dieses Amtes kümmern sich nach Anfrage darum, dass notwendige Gespräche mit dem Arbeitgeber gemeinsam geführt werden. Sie vertreten deine Interessen und sorgen auch dafür, dass du dir zustehende Erleichterungen am Arbeitsplatz bekommst. Der Arbeitgeber kann dafür auch Zuschüsse bekommen.

## 6.4 Krankengeld und Arbeitslosengeld

Wenn du arbeitsunfähig krank bist, gibt es Lohnfortzahlungen und Krankengeld. Wie das bei dir geregelt ist, steht in deinem Arbeitsvertrag bzw. erfährst du bei deiner Krankenkasse.
Wenn du arbeitslos bist, steht dir nach geltendem Recht Arbeitslosengeld und Hartz 4 zu, sofern du die Voraussetzungen erfüllst. Die folgenden Infos fand ich auf http://www.ratgeber-aktuell.com/ausbildung-weiterbildung/arbeitsamt-krankheit.htm. Ich habe sie, so weit es möglich ist, auf deine Situation angepasst.

Das Krankengeld für Beschäftigte beträgt 70% vom letzten regelmäßigen, monatlichen Bruttoarbeitsentgelt. Dieses greift in der Regel nach 6 Wochen.
Es wird innerhalb von 3 Jahren für höchstens 78 Wochen gewährt. (weiter Infos unter: www.123recht.net)
Wenn du während deiner Arbeitslosigkeit krank wirst, erhältst du zunächst 6 Wochen das Arbeitslosengeld in voller Höhe weiter bezahlt. Um keine Schwierigkeiten wegen versäumter Termine zu bekommen, sollte die Krankheit aber trotzdem innerhalb von 3 Tagen bei der zuständigen Agentur für Arbeit schriftlich gemeldet werden. Nach Ablauf dieser 6 Wochen werden die Leistungen mit dem Hinweis aufgehoben, einen Antrag auf Krankengeld zu stellen. Die Krankenkasse wird in diesem Fall auch durch Arbeitsagentur informiert. Damit ist der Leistungsbezug dann bei der Agentur für Arbeit für den Augenblick abgeschlossen. Deine Krankschreibungen musst du an die Krankenkasse schicken. Zusätzlich solltest du sie auch weiterhin an die Agentur für Arbeit geben.

Wenn dann deine Arbeitsunfähigkeit wieder beendet ist und bereits Krankengeld bezogen wurde, musst du dich erneute bei der Arbeitsagentur arbeitslos melden. Wichtig ist, dass du die erneute Antragstellung spätestens am ersten Tag nach dem Wegfall deines Krankengeldbezuges stellst.
Dauert deine Krankheit also länger als sechs Wochen, zahlt die Krankenkasse ein Arbeitslosen-Krankengeld, welches genauso hoch ist wie das Arbeitslosengeld, was jedoch einen entscheidenden Vorteil hat: Es mindert in diesem Falle nicht die Dauer des Anspruchs auf Arbeitslosengeld. Eine lange Krankheit verlängert also die Gesamtzeit, während der du finanziell abgesichert bist. Deshalb lasse dich bitte krank schreiben, wenn es dir während der Arbeitslosigkeit schlecht geht. Solltest du berufstätig sein und dir wird während einer Krankheit gekündigt, erhältst du in diesem Falle nicht erst nach Ablauf von 6 Wochen Krankengeld durch die Krankenkasse, sondern von dem Zeitpunkt an, an dem die Arbeitslosigkeit eintritt.

## 6.5 EU-Rente

Wenn abzusehen ist, dass du für einen mehrjährigen Zeitraum nicht arbeiten kannst, besteht die Möglichkeit, eine EU-Rente (Erwerbsunfähigkeitsrente, manchmal auch EM-Rente = Erwerbsminderungsrente) zu beantragen. In deinem Bürger-Büro oder bei der Krankenkasse kannst du erfragen, wer dort für die Antragstellung zuständig ist. Vereinbare einen Informationstermin. Oder, wenn du dich bereits entschieden hast, den Antrag zu stellen, dann bitte um einen Termin zum gemeinsamen Ausfüllen des Antrags. Du kannst dir den Antrag auch vom Rentenversicherungsträger zuschicken lassen und ihn dann alleine oder mit Hilfe eines behandelnden Arztes ausfüllen. Die Rentenstelle prüft, ob die eingereichten Unterlagen zur Entscheidung ausreichen. Meist wird allerdings auch hier ein Gutachtertermin anberaumt, den du wahrnehmen musst, wenn du EU-Rente haben möchtest.
Macht dir der Gang zum Gutachter bereits gedanklich Probleme, so überlege, mit welchen Hilfsmitteln du diesen Gang schaffen könntest. Ich hatte zu solchen Terminen immer meinen Mann dabei, der mich fuhr und vor der Tür auf mich wartete. Alles ist erlaubt, was du brauchst. du musst es nur zum Ausdruck bringen. Neben der Unterstützung für dich macht es dem Gutachter auch deutlich, wie groß deine aktuellen Probleme sind.

In den mir bekannten Fällen wurde die Rente dann immer erst einmal für zwei oder drei Jahre bewilligt. Danach kann Verlängerung beantragt werden. Dies solltest du bei Bedarf rechtzeitig tun, da ja auch dieser Entscheidungsvorgang wieder einige Zeit dauert. Weitere Infos findest du in den entsprechenden Infobroschüren, die es vom Bundesministerium für Arbeit und Soziales gibt.

## 6.6 OEG – Opferentschädigungsgesetz

Das OEG gewährt eine staatliche Entschädigung für Opfer von Gewalttaten. Diese Entschädigungen können einkommensunabhängig oder einkommensabhängig sein. Der Sinn des OEG Gesetzes liegt darin, die Folgen, die einem Opfer durch eine Gewalttat entstanden sind, so gering wie möglich zu halten bzw. sie auszugleichen. Dies geschieht z. B. in Form einer monatlichen Grundrente, Übernahme von Heilkosten und auch der Übernahme von Psychotherapiekosten, wenn die Krankenkasse diese nicht mehr übernimmt. Viele Betroffene überlegen deshalb spätestens dann, wenn ihre von der Krankenkasse bezahlten Psychotherapiestunden auslaufen, ob sie einen Antrag auf Opferentschädigung stellen wollen. Diesen Schritt solltest du dir allerdings genauestens überlegen und dich z. B. von deinem Therapeuten oder einer Beratungsstelle vor Ort, die schon Betroffene durch so ein Verfahren begleitet haben, beraten lassen. Denn dieses Antragsverfahren kann sehr viel Kraft kosten.

Wenn die Straftat noch nicht verjährt ist, fordert das Amt dich auf, eine Strafanzeige gegen den/die Täter zu stellen, da sonst der Anspruch auf Leistung verloren gehen kann. Wurde die an dir verübte Straftat bereits in einem Gerichtsverfahren geklärt und der Täter verurteilt, so ist das Antragsverfahren relativ einfach. Denn dann ist ja klar, dass du Opfer einer Straftat warst.

Doch wenn keine Anzeige und Verurteilung vorliegen, wird das Verfahren oft sehr langwierig und aufwändig. Trotzdem ist es mittlerweile auch in solchen Fällen möglich, eine Anerkennung auf Opferentschädigung zu bekommen.

Viele Betroffene haben bereits einen Antrag nach dem Opferentschädigungsgesetz gestellt und schnell und unkompliziert Unterstützung zugesprochen bekommen. Andere haben einen schweren Kampf mit dem Versorgungsamt hinter sich. Denn auch, wenn die Sachbearbeiter mitfühlend und fair sind, kann es sein, dass sie dich durch die gesetzlichen Vorschriften verletzen und ohne es zu wollen, Grenzen überschreiten.

**Wer kann dich unterstützen?** Beratungsstellen können eine gute Anlaufstelle sein. Die Beraterinnen und Therapeutinnen dort kennen die Behörden vor Ort meist ganz gut, weil sie oft Klienten begleiten. Vielleicht gibt es dort auch eine Selbsthilfegruppe zum Thema OEG. Austausch zum Thema kann sehr hilfreich sein, wenn du berücksichtigst, dass jeder Fall anders ist. Oft hängen die Entscheidungen an kleinsten Kleinigkeiten, die du nicht erkennen kannst. Prüfe, ob dir eine solche Gruppe gut tut. Wenn nicht, dann darfst du auch mitten in einer solchen Besprechung gehen.

**Bist du stabil genug, um dich in dieses Verfahren zu begeben? Oder musst Du noch auf einen für dich günstigeren Zeitpunkt warten?** Wenn du dich für die Antragstellung entscheidest, kannst du bei Bedarf trotzdem jeder Zeit das ganze Verfahren stoppen oder eine Pause einlegen. Dieses kannst du mit der Leiterin des Verfahrens (in der Regel eine Juristin) individuell abstimmen. Du kannst dem Versorgungsamt auch eine Verfügung erteilen, dass der Schriftverkehr nur noch über deinen Therapeuten oder eine Beratungsstelle abgewickelt wird, wenn dich diese Post zu sehr belastet. Denn die meist sehr sachlich geschriebenen, juristischen Betrachtungen der Taten können sehr aufwühlend und verletzend für Betroffene sein. Deshalb ist es wichtig, gut für dich zu sorgen. Wenn du fühlst, dass du das Verfahren nicht schaffst, kannst du es jeder Zeit ruhen lassen oder auch zu jedem Zeitpunkt abbrechen, wie du ja bereits weißt. Das OEG ist vom Ansatz her gut durchdacht, nur ist das Verfahren leider für viele Betroffene sehr mühsam. Einige Versorgungsämter gehen sehr fürsorglich mit den Betroffenen um. Sie bieten vorher unabhängige Beratungsgespräche an und geben auch Auskunft darüber, was du benötigst, um einigermaßen Erfolgsaussichten zu haben (Ausführlichkeit des Tatherganges, Zeugen, etc.). Informiere dich, wie es bei deinem Versorgungsamt gehandhabt wird. Vielleicht nimmst du zu diesem Gespräch bereits eine Freundin oder eine andere Vertrauensperson mit. Vier Ohren bekommen mehr mit als zwei. Am besten notierst du vorher alle deine Fragen und deine Freundin kann während des Gespräches das wichtigste aufschreiben. Wichtig dabei ist, dass deine Begleitperson möglichst genau darüber informiert ist, was geklärt werden soll und auch bei Unklarheiten nachhaken darf.

**Bist du in der Lage, den Tathergang möglichst lückenlos im Rahmen einer Anhörung durch eine Juristin im Versorgungsamt zu schildern?** In der Regel wird deine Anhörung von einer Frau durchgeführt. Du kannst so viele Pausen machen, wie du benötigst. Zu deiner Unterstützung und Entlastung kannst du eine Begleitung (Therapeut, Freundin, jemanden von einer Beratungsstelle etc.) zum Termin mitnehmen. Das ist vielen Versorgungsämtern sogar ganz recht, weil die Juristin dich in den Pausen und nach der Anhörung gut betreut weiß. Wenn die Befragung und Betreuung durch ein und dieselbe Person erfolgen muss, könnte es für dich schwierige Verwicklungen geben. – Wenn keine Verurteilung des Täters erfolgt ist, ermittelt quasi die Juristin des Versorgungsamtes und sucht nach Beweisen für die von dir angegebene Tat. Du kannst aber auch mit der Juristin vor dem Verfahren einen Termin vereinbaren und fragen, wie sie in der Regel in einem solchen Fall vorgeht. So bekommst du ein klareres Bild von dem, was in etwa auf dich zukommen wird.

**Hast du Amnesien (Lücken) im Tathergang? Waren deine Erinnerungen sehr lange verborgen und tauchten plötzlich auf?** In solchen Fällen bedenke bitte, dein Gegenüber könnte die Gefahr sehen, dass innerhalb dieser Zeit deine Erinnerungen fehlerhaft sein könnten. Deshalb überlege dir vorher genau, ob es Indizien dafür gibt, die diese Taten wirklich belegen könnten. Irgendetwas, woran du es genau festmachen kannst, dass es so war. Vielleicht erinnerst du dich noch, du warst deshalb bei Dr. XY oder hast mit jemandem darüber gesprochen? Oder du erinnerst Dich, dass es der Tag X war, an dem auch noch Y stattfand. Bei Unsicherheiten solltest du ehrlich sein und sagen: Ich habe ein Bild und ein Gefühl von dem was mir passiert ist, kann es aber im Augenblick noch nicht in einen richtigen Zusammenhang bringen und erklären. Manchmal kann es sein, dass sich über die Jahre falsche Erinnerungen – durch Programmierungen der Täter oder aus dem Fernsehen, Büchern, Erfahrungen anderer oder durch einen falschen Psychotherapieansatz – mit den eigenen Erlebnissen vermischt haben könnten. Es benötigt Zeit, um Klarheit zu schaffen. Du machst dich auf jeden Fall glaubwürdiger, wenn du bei deiner Aussage ehrlich bist. Bei Unsicherheiten kann das

Versorgungsamt ein Glaubwürdigkeitsgutachten anfordern. Das hört sich erst einmal dramatisch an, ist aber eine faire Chance für dich, die dir nicht angeboten werden muss. Bemühe dich darum, bei diesem „Glaubwürdigkeitstest“, ganz besonders ehrlich zu sein. Besser ein „ich weiß nicht“, als eine in der Phantasie ausgemalte mögliche Situationen. Denke daran, Ehrlichkeit macht glaubwürdig, weil dein Körper ja neben den gesprochenen Worten auch nicht steuerbare Signale aussendet. Auf diese Unstimmigkeiten zwischen Worten und Körpersprache wird der Gutachter sein Augenmerk richten. Normalerweise kann das OEG abgelehnt werden, wenn Taten nicht schlüssig und lückenlos geschildert werden können. Überbrückungsgeschichten wie aus einem Roman fallen auf, so etwas erkennt die Juristen. Du fährst mit der Wahrheit immer am besten. Sei so, wie du bist, dann bist du richtig.

**Kannst du Zeugen benennen?** Frage dich, welche Menschen kann ich als Zeugen benennen? Gibt es Angehörige, Lehrer, Freunde, Ärzte oder Nachbarn, denen ich mich anvertraut hatte oder die meine Veränderungen nach der Tat oder den Taten bemerkt haben müssten?

**Musst du fürchten, dass dir der Täter etwas antun könnte, wenn er vom Versorgungsamt angeschrieben wird?** Wenn das der Fall ist, dann gibt es die Möglichkeit der Gefahrenansprache durch die Polizei. Spreche mit dem Versorgungsamt ab, wann ungefähr die Zeugenbefragung an den Täter abgeschickt wird und teile mit, dass du eine Gefahrenansprache in Anspruch nehmen möchtest. Hierfür wendest du dich an den oder die Opferschutzbeauftragte der Polizei und erklärst, dass du einen Antrag nach dem OEG gestellt hast, dem Täter in den nächsten Wochen eine Zeugenbefragung zugestellt wird und du befürchtest, dir könne etwas angetan werden. Die Polizei wird (meistens zu zweit) zu dem Täter fahren und ihm mitteilen, dass du einen Antrag nach dem Opferentschädigungsgesetz gestellt hast und ihm in den nächsten Tagen eine Zeugenbefragung zugestellt wird. Sollte dir irgendetwas zustoßen, wäre er der erste Tatverdächtige und die Polizei wäre sofort bei ihm. Oft hat das eine einschüchternde Wirkung. Solltest du trotzdem durch Anrufe etc. bedroht werden, kannst du dich sofort an die Polizei wenden oder versuchen, über das Amtsgericht eine einstweilige Verfügung gegen den Täter zu erwirken. Auch für diesen Schritt empfiehlt es sich, dir eine Begeleitung (z. B. von einer Beratungsstelle) mitzunehmen.

**Gibt es Gründe für dich, die es dir unmöglich machen, den Namen des Täters zu benennen, weil Gefahr für Leib und Leben besteht?** (z. B. auch durch dritte, wenn der Täter inhaftiert ist.) In einem solchen Fall solltest du das im ersten Gespräch beim Versorgungsamt gleich ansprechen. Hierzu ist auf jeden Fall ein Gespräch mit der Juristin, die im OEG-Verfahren für dich zuständig ist, erforderlich. Es muss dann besprochen werden, wie vorgegangen wird und wie du im Bedarfsfall geschützt werden kannst.

**Hast du die Geduld und Kraft, möglicherweise einige Jahre auf die Entscheidung zu warten?** Die Wartezeit auf eine Entscheidung ist für viele Betroffene eine schwere Geduldsprobe und Belastung. Doch sie zeigt, dass in deinem Fall ausführlich geforscht und geprüft wird, weil man dir glaubt und helfen möchte. Nur glauben allein genügt ja vor dem Gesetz leider nicht. Es werden Fakten benötigt.
Nachdem du dein Wissen der Juristin vorgetragen hast, kannst du nach Erfahrungswerten bezüglich Bearbeitungszeit in ähnlich gelagerten Fällen zu fragen. Dann kannst du immer noch entscheiden, wie du weiter vorgehen möchtest. Vielleicht gibt es ja auch irgendetwas, das du tun kannst, um das Verfahren zu beschleunigen. Frage mutig nach! Denn es geht in der Angelegenheit darum, dass du bald möglichst Entlastung bekommst! Es ist dein Antrag!

**Halte ich negative Bescheide aus?** Manchmal werden Bescheide nicht im Sinne der Betroffenen entschieden. Das kann niederschmetternd sein. Doch ein Ablehnungsbescheid bedeutet nicht, dass die beteiligten Mitarbeiter der Behörden dir nicht glauben. Doch sie haben Richtlinien, nach denen sie juristisch beurteilen müssen und oft liegen Ablehnungen darin begründet, weil juristisch nicht genügend Beweise vorliegen, die nach dem Gesetz schlüssig und eindeutig sind, auch, wenn die Juristin empathisch vielleicht davon überzeugt ist, dass dir das wirklich passiert ist. Sollte dein Antrag nach dem OEG abgelehnt werden, lohnt es sich für dich auf jeden Fall, dich von einem Anwalt beraten zu lassen. Beratungsstellen und Ansprechpartner des Weißen Ringes oder des Sozialverbandes vor Ort können dir in der Regel Rechtsanwälte in deiner Nähe nennen, die ihr Fachgebiet oder ihren Interessensschwerpunkt in diesem Bereich haben und bei denen andere Betroffene gute Erfahrungen gemacht haben. Finanzielle Unterstützung für eine Beratung beim Rechtsanwalt bekommst du beim Weißen Ring für einen kleinen Beitrag (ca. 4-5 € pro Monat – Stand 2007). Auch Sozialverbände wie SoVD (Sozialverband Deutschland, http://www.sovd.de) oder der VdK (http://www.vdk.de) bieten ihren Mitgliedern Unterstützung für diesen Weg an. Beide Verbände steigen in der Regel sofort ins laufende Verfahren ein und übernehmen sämtliche Widerspruchs- und Klageverfahren bis zu einer bestimmten Instanz. Außerdem sind beide auch für andere Sozialrechtsangelegenheiten zuständig (Rentenverfahren, Krankenkasse, Schwerbehinderung etc).

Selbst nach einer Ablehnung des Antrags ist noch nichts entschieden. Es kann sein, dass du trotz bester Vorbereitung auf das Gespräch mit der Juristin einzelne Fakten nicht erwähnt hast, weil sie dir zu unbedeutend erschienen. Gleichzeitig kann es sein, dass du neue Puzzelsteine deiner Vergangenheit entdeckt hast, die für das Antragsverfahren wichtig sind und dann sogar eine höhere Unterstützung bewirken können. Deshalb atme nach dem möglichen Schrecken erst einmal ruhig durch und lese dann genau den Ablehnungsgrund. Diese Information ist sehr wichtig, weil sie dir bzw. deinem Anwalt die Möglichkeit gibt, gezielt Informationen und Details nachzureichen.

In der Welt der Juristen ist ein Pingpong an Argumentationen und Gegenargumentationen das tägliche Brot. Jedes Schreiben kann in sich logisch schlüssig sein und wird dir auch so erscheinen, als ob das Geschriebene ehernes Gesetz sei. Doch dein Rechtsbeistand wird sicher in der Lage sein, genau so stabil und klar zu antworten. Dieses Hin und Her kann sich in die Länge ziehen. Das ist für dich sehr bedauerlich, da du hierdurch möglicherweise erneut Berg- und Talfahrten durchmachen musst. Es wäre im Interesse der Betroffenen wünschenswert, wenn die Antragsbearbeitung ohne dieses Hickhack laufen würde. Wichtig für dich sollte sein: Es ist juristisches Geplänkel, das nichts mit deiner Glaubwürdigkeit zu tun hat. Du bist ein Mensch mit individuellen traumatischen Erlebnissen, die sich nicht normiert in die Paragraphenwelt einpressen lassen. Aufgabe der Juristen ist es, dich trotzdem in diesen Paragraphendschungel einzupassen. Deine Aufgabe ist es, ihnen die Möglichkeit hierfür zu geben. Deshalb: Sei so klar und offen wie möglich.

**Weiterführende Informationen:** Da die Gesetze sich ständig ändern und im Umbruch sind, kannst du unter der folgenden Adresse die aktuellen Infos erhalten: Bundesministerium für Arbeit und Soziales, Referat Information, Publikation, Redaktion, 53107 Bonn, Internet: http://www.bmas.bund.de

## 6.7 Krankenhauseinweisung nach dem Psychisch Krankengesetz (PsychKG)

Auch, wenn jedes Bundesland seine besonderen Paragraphen hat, gibt es allgemein gültige Punkte für die Unterbringung in einer akuten Krise. Das Gesetz greift, wenn du dich und andere in Lebensgefahr bringst und dich nicht mehr unter Kontrolle hast. Hierbei soll besondere Rücksicht auf dich und deine Bedürfnisse genommen werden. Ich wünsche dir, dass dieser Paragraph für dich nur Theorie bleibt. Solltest du doch einmal diese Hilfe benötigen, bist du nach Lesen dieses Kapitels gut informiert und vorbereitet. Du hast Schutz, auch wenn es dir in der Krise vielleicht nicht so vorkommt.

**Ideen zur Vorsorge, wenn es manchmal schwere Zeiten für dich gibt:** Nimm in einer guten Phase Kontakt zur nächsten zuständigen Klinik auf. Lasse dir einen Termin für ein ambulantes Beratungsgespräch geben. Hierbei kannst du Arzt oder Therapeut über deine Überlebensstrategie informieren und Dinge nennen, die dir helfen bzw. im Umgang mit dir vermieden werden sollten. All deine Informationen sind dann in deiner Patientenakte vermerkt und können im Notfall beachtet werden. Vielleicht hinterlegst du auch dort nochmals dein Notfallpapier. Inhalte können sein: Sollte ich akut und per PsychKG eingewiesen werden, informieren Sie bitte meine Freundin, Betreuerin, Eltern, Rechtsanwalt, Therapeutin o. ä. (Telefonnummern unbedingt mit notieren; möglichst auch die Handynummer, falls vorhanden!).

Wenn es bestimmte Tage gibt (Osterfeiertage oder Weihnachtsfeiertage zum Beispiel), die für dich besonders schwierig sind, dann kannst du mit deiner Ärztin absprechen, ob sie dir vorab eine Krankenhauseinweisung gibt, damit du ohne großen Stress (Aufsuchen eines Notdienstes) freiwillig eine Klinik aufsuchen kannst. Mit dieser Vorbereitung werden deine ganz persönlichen Krisentage für dich entschärft. Du bist vorbereitet und abgesichert. So könntest du beispielsweise eine Kliniktasche mit für dich wichtigen Dingen packen und für den Fall der Fälle zurechtstellen. Ganz nach oben oder neben die Flurtür gehört dann noch die Patientenverfügung. (Näheres zum Thema Patientenverfügung findest du auch in diesem Buch in Kapitel 6.10.3 und im Anhang.) Je besser du vorbereitet bist, umso sicherer bist du. Oft bleibt allein schon durch diese intensive Vorbereitung eine akute Krise aus. Zusätzlich verhinderst du durch deine Vorbereitungen für den Ernstfall, dass jemand in deinen persönlichen Sachen nach Kleidung, Waschzeug und anderem suchen muss. Deine Privatsphäre bleibt geschützt. Der Vorteil besteht außerdem darin: Du kannst dir die Klinik dann selbst aussuchen. Dieses geht nicht, wenn es zu einer Einweisung nach dem Psychisch Krankengesetz vor Ort (also z. B. in deiner Wohnung durch Notfalleinsatz) kommen sollte. In diesem Fall erfolgt die Unterbringung im nächstgeeigneten Krankenhaus mit geschützter Abteilung (geschlossene Station). In der Regel (dieses liegt am einweisenden Arzt vor Ort) hast du dann kein Mitspracherecht.

**Notfall-Meldung:** Wird bei der Polizei oder einem Arzt ein Notfall deiner Peson gemeldet, solltest du, wenn noch möglich, die Tür öffnen und möglichst kooperativ sein. Zusätzlich haben die Bediensteten des Sozialpsychiatrischen Dienstes das Recht, deine Wohnung zu betreten, wenn du in Lebensgefahr bist. Auch, wenn es schwer fällt: Im eigenen Interesse lasse sie deshalb bitte in deine Wohnung. Es sind ausgebildete Fachleute, die in einer guten Absicht kommen und dir helfen wollen. Sie erkennen deine Not. Bemühe dich darum, freiwillig mitzugehen und einsichtig zu sein. Dadurch bekommst du die Möglichkeit, auch weiterhin selbstbestimmt entscheiden zu können, ob du in einer Klinik bleiben möchtest oder wieder nach Hause willst. Falls du einen gesetzlichen Betreuer hast und dieser die Verantwortung dafür übernimmt, kann er diese Einweisung nach PsychKG verhindern, bzw. abwenden. Solltest du nicht freiwillig bei einer Einweisung mitgehen und es kommt zu einer Zwangseinweisung, dann versuche, es irgendwie hin zu bekommen, dass vielleicht eine gute Freundin oder dein Partner mitkommen kann. Sie können den Sozialpsychiatrischen Dienst (der oft involviert ist, es kann genauso gut ein anderer Arzt sein) aufklären und eine klare Innenperson nach vorne holen. Du hast ein RECHT drauf, dass eine Person deines Vertrauens hinzugezogen wird.

**Zwangseinweisung und deine Rechte:** Natürlich kannst du dich nach einer Einweisung, wenn du wieder zu dir gefunden hast, in einem sachlichen Gespräch gegen die zwangsweise Unterbringung wehren und gemeinsam mit dem Arzt nach einem sinnvollen Weg für dich suchen. Auch, wenn du in der Klinik bist, bleiben deine Grundrechte erhalten. Du darfst Besuch bekommen, darfst telefonieren und Briefe erhalten und verschlossen verschicken. Auch müssen, wenn du dazu in der Lage bist, die Medikamente mit dir besprochen werden. Falls du das Gefühl hast, dass du falsch behandelt wirst, kannst du um ein Gespräch mit einem unabhängigen Mitarbeiter der Patientenbeschwerdestelle bitten. Das muss dir ermöglicht werden. Versuche, auch in diesem Gespräch so klar wie möglich deine Wünsche, Bedürfnisse und Fragen vorzubringen und die Namen der zuständigen Ärzte zu nennen.

**Zwangsbehandlung:** Du kannst Bedingungen stellen, wenn eine Zwangsunterbringung allein nicht ausreicht und du zu deiner Sicherheit fixiert werden sollst. Vielleicht wäre dies das Schlimmste, was dir passieren kann? Deshalb hast du das RECHT, eine Fixierung abzulehnen und dafür im Notfall medikamentöses Ruhigstellen zu akzeptieren. Das ist zwar auch keine ideale Lösung, aber in seltenen Fällen für dein Überleben notwendig. Deine Wünsche müssen berücksichtigt werden. Andernfalls würden sich Ärzte und Schwestern strafbar machen. Die Zwangsbehandlungen aus Filmen und Büchern gehören Gott sei Dank längst der Vergangenheit an. Wenn du vermutest, dass so eine Krise bei dir auftreten könnte, dann wäre es gut, wenn du deine Wünsche vorher zu Papier gebracht hast, damit sie im Bedarfsfall Anwendung finde können.

## 6.8 Namensänderung

Es kann in der Zeit der Bearbeitung deines Traumas der Wunsch entstehen, deinen Vornamen oder/und Familiennamen zu ändern, um besser heilen oder dich schützen zu können. Da dies ein recht schwieriger Vorgang ist, der dazu auch noch recht teuer werden kann, empfehle ich dir, diese Entscheidung im Vorfeld genau zu prüfen. Solltest du irgendwann einmal den Wunsch haben, diese Namensänderung wieder rückgängig machen zu wollen, so geht das zwar, ist aber noch schwerer als die erste Namensänderung. Ausgeschlossen sind dabei natürlich die normalen Namensänderungsvorgänge bei Eheschließungen, Scheidungen und Adoptionen.

Das deutsche Namensrecht ist durch das bürgerliche Recht (BGB) umfassend und grundsätzlich geregelt. Geläufig sind die Familiennamensänderungen bei Eheschließungen, Scheidungen, Adoptionen und im Falle von lächerlichen oder anstößigen Namen oder Sammelnamen wie Meier, Müller, Schulze. In Ausnahmefällen kann auch ein wichtiger anderer Grund eine Namensänderung rechtfertigen. Ein wichtiger Grund ist gegeben, wenn die privaten schutzwürdigen Interessen des Namensträgers an der Namensänderung schwerer wiegen als das öffentliche Interesse oder ein privates Interesse Dritter an der Beibehaltung des Namens. Die privaten Interessen muss der Antragsteller ausführlich vortragen. Die öffentlichen Interessen, die für die Beibehaltung des Namens sprechen, prüft die Behörde. Hierbei ist zu beachten, dass das öffentliche Interesse bei der Beibehaltung eines Namens umso größer ist, je länger der Name geführt wurde. Auf diesen letzten Punkt kannst du dich bei deinem Namensänderungswunsch auf Grund deines Traumas berufen. Ich empfehle dir, vor einem Informationsgespräch bei der entsprechenden Behörde genau zu prüfen, weshalb und wann du einen solchen Antrag stellst. Bist du dir ganz sicher, dass dir eine Namensänderung Erleichterung auf deinem schweren Weg bringt? Steht noch eine Gerichtsverhandlung aus? Dann wähle einen Zeitpunkt danach für die Verwirklichung deines Wunsches, da sonst die Mühe vergebens war.

In größeren Städten ist das Standesamt oder Ordnungsamt für Namensänderungen zuständig. In kleineren Gemeinden kannst du deinen Antrag beispielsweise beim Bürgerbüro stellen, das deine Unterlagen dann an das Landratsamt weiter leiten. Als erstes rufst du bei dem für dich zuständigen Rathaus an und erfragst deinen Ansprechpartner, um einen Termin zu vereinbaren. Dieser Termin ist oft der entscheidende Moment, ob eine solche Namensänderung bewilligt wird. Deshalb ist es ganz besonders wichtig, dir genau zu überlegen, welche triftigen persönlichen Gründe für deinen Änderungswunsch sprechen. Überlege dir, wie du einem Nichttherapeuten erklären kannst, weshalb diese Namensänderung so besonders wichtig für dich ist. Notiere dir deine Argumente und prüfe, ob du bei einem Fremden diese Gründe nachvollziehen könntest. Wichtig bei dem Antrag ist, dass die vorliegenden Gründe ausführlich beschrieben werden, wie: Schutz und Sicherheit nach erlebter Gewalt, wichtiger Baustein auf deinem Heilungsweg, dass der bisherige Namen extrem belastend ist und eine Gefahr für Leib und Leben darstellt. Gut ist, wenn bei der Nachnamensänderung erklärt werden kann, dass kein Kontakt mehr zur Herkunftsfamilie besteht, falls jemand davon Täter war. Wenn du neben deinem Nachnamen auch den Vornamen ändern möchtest, sollte dieser Wunsch auch gezielt erklärt und begründet werden. Hierzu gehört auch eine kurze Beschreibung, weshalb man zur Herkunftsfamilie keinen Kontakt mehr hat oder haben kann. Hast du einen Wunschnamen (nur gebräuchliche, deutsche Namen dürfen verwendet werden), so solltest du auch genau begründen, weshalb genau dieser Name für dich genau der richtige ist. (Du verbindest etwas für dich sehr Positives mit dem neuen Wunschnamen. Beschreibe!)

Dieses Abchecken, das dein Therapeut auch mit dir machen könnte, ist sehr wichtig. Nur so kannst du wirklich herausfinden, ob dir die Namensänderung einen Gewinn bringen wird. Erst, wenn du diese Frage guten Gewissens mit ja beantworten kannst, vereinbare einen Gesprächstermin beim Amt. Wenn du für dieses offene Gespräch Unterstützung benötigst, nimm eine Person deines Vertrauens mit.

Hat dein Antrag auf Namensänderung Erfolgsaussichten, beginne mit dem Zusammentragen deiner Unterlagen. Wenn du alles beisammen hast, vereinbare einen Abgabetermin, bei dem gemeinsam geprüft wird, ob alles so in Ordnung ist.

Eltern und andere Angehörige werden in deinem Fall zur Entscheidungsfindung nicht herangezogen, also auch nicht gehört. Wenn dir bei deinem Erstgespräch gesagt wird, dass dein Wunsch keine Erfolgsaussichten hat, dann frage nach und notiere die Gründe hierfür. Sie können dir wichtige Informationen liefern wie: Ich bin mir wohl selbst noch nicht ganz sicher? Es gibt da noch Aspekte, die ich für mich prüfen sollte! Nimm sie wirklich als Chance, diesen wichtigen Schritt nochmals ernsthaft zu überprüfen. Der Sachbearbeiter bietet dir da Hilfestellung, denn er hat kein Interesse, dir zu schaden. Doch was für ihn nicht nachvollziehbar ist, kann er nicht unterstützen.

In diesem Gespräch wirst du auch erfahren, welche Unterlagen in deinem speziellen Fall erforderlich sind. Am besten notierst du dir das, damit du beim nächsten Termin dein komplettes Unterlagenbündel abgeben kannst. Das Nachfordern von fehlenden Unterlagen verzögert sonst nur die Bearbeitung. Da die Beschaffung der Unterlagen recht kostenintensiv ist, macht es wenig Sinn, alle möglicherweise erforderlichen Unterlagen zu diesem Erstgespräch mitzubringen. Schließlich wird bei dem Gespräch erst einmal geklärt, ob überhaupt Erfolgsaussichten zur Namensänderung bestehen.

Vornamensänderungen sind in der Regel einfacher durchzusetzen als Familiennamensänderungen oder die Änderung beider Namen. Aussagen wie: „Der Name belastet mich“ oder „erinnert mich zu sehr an“, sind zu dürftig.

Folgende Unterlagen werden in der Regel benötigt:

→ Ausweispapiere
→ Meldebescheinigung vom Einwohnermeldeamt (5 bis 10€)
→ Geburtsurkunde (aus Stammbuch oder vom Geburtsstandesamt, ca. 7 €)
→ Behindertennachweis (falls vorhanden)
→ Einkommensnachweis (Rentenbescheid, Arbeitslosenbscheid, Sozialhilfebescheid. Das ist wichtig, da sich die Bearbeitungsgebühren nach deinen Einkünften richten.)
→ Polizeiliches Führungszeugnis: Es wird in der Regel beim zuständigen Bürgermeisteramt oder dem Einwohnermeldeamt beantragt. Kosten ca. 13 €, wobei du, wenn du Sozialhilfeempfänger sein solltest, evtl. eine Ermäßigung bekommen kannst. Frage danach. Die Ausstellung des Führungszeugnisses kann ein paar Wochen dauern.

Hinzu kommt im Bedarfsfall (Einzelfallentscheidung):

→ Gutachten oder Attest von deinem Arzt oder Psychotherapeuten, weshalb die Namensänderung für dich sehr wichtig ist. Wie z. B.: Weil du im täglichen Leben mit diesem Namen erhebliche persönliche Schwierigkeiten hast (Erinnerung an Täter, Retraumatisierung). Wenn du den Kontakt zu deiner Herkunftsfamilie abgebrochen hast, solltest du das unbedingt auch erwähnen.

Ob ein Attest für deinen Antrag ausreicht oder ob du ein Gutachten mit Anamnese, Familienanamnese, Diagnose, Prognose usw. benötigst, ist von Fall zu Fall verschieden. Falls du bei einem psychologischen Heilpraktiker oder einem anderen Therapeuten bist, der nicht Dipl. Psychologe bzw. psychologischer Psychotherapeut ist, frage, ob auch sein Gutachten ausreicht. Da so ein Gutachten sehr teuer sein kann (die Preise sind von Arzt zu Arzt sehr unterschiedlich), erfrage diese Preise rechtzeitig.

Wird deinem Antrag stattgegeben, dann erhältst du eine Urkunde mit der Namensänderung und eine Kostenabrechnung. Bei Vornamensänderung oder Hinzufügung eines Vornamens belaufen sich die Kosten auf 2,50 bis 255,00 €. Bei Änderungen des Familiennamens auf 2,50 bis 1022,00 €.

(Stand der Kostenbeträge 2007) Eine Ablehnung des Antrags ist ebenso gebührenpflichtig und beträgt in der Regel 10% der normalen für dich berechneten Gebühr. Kostenfrei bleibt die Bearbeitung, wenn du darum gebeten wirst, deinen Antrag wegen zu geringer Erfolgsaussichten zurückzuziehen und du diesem Angebot folgst.
Die Namensänderungsurkunde ist die Grundlage für die Neuausstellung aller weiteren behördlichen Dokumente. Von Amtswegen werden das Meldeamt und das Geburtsstandesamt über die Namensänderung informiert. Alle anderen Ummeldungen mit ihren Kosten liegen dann bei dir.

Wird ein Antrag abgelehnt, wird dem Antragsteller ein rechtsmittelfähiger Bescheid zugeschickt. Gegen diesen Bescheid kann dann Widerspruch eingelegt werden. Zunächst prüft dann die Behörde, die die Ablehnung erlassen hat, die Argumente, die den Widerspruch erläutern und entscheidet, ob dem Widerspruch „abgeholfen" wird und somit ein neuer Bescheid erlassen wird. Kommt die Behörde zu dem Ergebnis, den Bescheid aufrechtzuerhalten, gibt sie die Unterlagen an die Widerspruchsbehörde weiter. In Baden-Württemberg z. B. sind dies die Regierungspräsidien.
Es besteht auch die Möglichkeit einer Petition (Bitte, Beschwerde), die beim Landtag eingereicht werden kann, wenn die Namensänderung aus Schutzgründen notwendig ist und abgelehnt wurde und du dir keinen Rechtsanwalt leisten kannst. Der Klageweg könnte schwierig werden, weil der Richter im öffentlichen Interesse dazu verpflichtet ist, den Täter anzuzeigen, wenn die Tat noch nicht verjährt ist. Planst du den oder die Täter noch zu verklagen, dann solltest du den Antrag auf Namensänderung erst einmal noch verschieben. Denn der Verteidiger des Täters wird Akteneinsicht bekommen und würde dann sofort deine neue Identität herausfinden. Deine Schutzmaßnahme wäre hinfällig. Es wäre daher ratsam, wenn du diesen Neuanfang erst nach einer solchen Verhandlung beginnst.
Solltest du aus Sicherheitsgründen nach der Namensänderung oder natürlich auch ohne Namensänderung den Wunsch haben, dass das Amt deine Adresse geheim hält, so kannst Du eine **Melderegisterauskunftssperre** für „schutzwürdige Belange" in der Regel kostenfrei auf deinem Rathaus beantragen. Diese Sperre gilt erst einmal für 2 Jahre und kann dann weiter verlängert werden. In diesen Fällen werden deine Daten ausschließ-

lich auf Anfrage an Behörden weiter gegeben. Genaue Auskünfte, wie das bei dir in der Gemeinde geregelt ist, erhältst du auf der Meldestelle. Die maßgebenden Bestimmungen[2] findest du am Ende des Kapitels.

## 6.9 Betreuungsrecht (Betreuungsgesetzt BtG u. BGB)

Das Betreuungsrecht ist sehr umfangreich. Deshalb habe ich bei folgenden Ausführungen nur die Erklärungen ausgewählt, die für dich als Überlebende mit DIS in Frage kommen. Grundlage für meine Ausführungen sind: die Broschüre „Betreuungsrecht" des Bundesministeriums der Justiz und die Homepage http://www.barrierefrei-fueralle.de/ca/a/km. Dort kannst du auch noch tiefer in das Thema einsteigen, wenn du möchtest.

**Rechtliche Grundlagen:** Früher gab es eine Gebrechlichkeitspflegschaft und Entmündigung. Diese wurden 1992 abgeschafft. An ihre Stelle ist die rechtliche Betreuung getreten. Seit 1994 ist im Grundgesetz geregelt, dass niemand wegen seiner Behinderung benachteiligt werden darf. Ziel des Betreuungsrechts ist es, Menschen in Angelegenheiten zu unterstützen, die sie nicht mehr selbst regeln können und in denen andere Hilfen nicht mehr ausreichen. Dabei sollen die Betroffenen die Chance haben, soweit wie möglich ihr Leben eigenständig zu gestalten. Ergänzend sollen ihnen Betreuer zur Seite gestellt werden. Diese haben sich dabei im Rahmen des Möglichen an den Wünschen der Betroffenen zu orientieren und sollen die Betreuung so gestalten, dass sie sich den jeweiligen Bedürfnissen und den vorhandenen Fähigkeiten anpassen. „Unterstützung statt Bevormundung", so lautet das Motto.
Einige Beispiele, wo die Betreuung schwerpunktmäßig umgesetzt werden kann:

→Sorge um das persönliche Wohl, Gesundheitsvorsorge und ärztliche Maßnahmen wie Begleitung zu Arztbesuchen
→ Unterstützung bei der Umsetzung des Aufenthaltsbestimmungsrechts
→ Organisation ambulanter Hilfen und sozialer Dienste
→ Wohnungs- und Mietangelegenheiten
→ Vermögenssorge
→ Vertretung gegenüber Behörden und Versicherungen
→ Vertretung gegenüber Ausbildungseinrichtungen und Arbeitgebern
→ Vertretung gegenüber der Heimleitung
→ Briefverkehr.

Unterstützt wirst du auf Grund der psychischen und körperlichen Belastung, die die Bewältigung deiner Überlebensstrategie von dir fordert. Diese Hilfe greift, wenn du deshalb deine Angelegenheiten nicht mehr ganz oder nur teilweise eigenständig regeln kannst. Bitte, habe den Mut, dir diese Unterstützung zu holen, wenn du sie brauchst. Wenn es dir dann wieder besser geht, kann diese Betreuung wieder beendet werden.

**Wie kannst du zu einer rechtlichen Betreuung kommen?** Grundsätzlich gibt es in jedem Landkreis eine Betreuungsbehörde. Dort erhältst du die notwendigen Informationen zum Thema Vorsorgevollmacht, Betreuung und Patientenverfügung. Hast du das Gefühl, dass dir eine rechtliche Betreuung Entlastung bringen würde, weil dann endlich die ungeöffneten Briefe bearbeitet würden,
weil du körperlich so krank bist und es auch nicht mit Freund, Freundin oder Partner schaffst, den Arzt aufzusuchen oder es in deinem Umfeld kein unterstützendes Netz gibt? Dann überlege dir, ob du diese Unterstützung beantragen willst. Hierfür kannst du beim Amtsgericht (Vormundschaftsgericht) formlos eine gesetzliche Betreuung beantragen. Wenn es dir besonders schlecht geht und du nicht die Kraft hast, diesen Antrag zu stellen, kannst du einen Wegbegleiter bitten, diesen formlosen Antrag zu stellen. Das Gericht nimmt die Mitteilung, dass du Hilfe brauchst, als Antrag zur Einrichtung
einer Betreuung entgegen und prüft die Notwendigkeit. Der Richter informiert zunächst dich als Betroffene über die Einleitung des Verfahrens und über die Möglichkeit, selbst eine Betreuerin vorzuschlagen. Die Behörde wird zur Unterstützung des Vormundschaftsgerichts insbesondere bei der Feststellung deiner persönlichen Situation beteiligt. So klärt die Betreuungsstelle, ob eine Betreuung tatsächlich notwendig ist und für welche Aufgabenbereiche. Auch wird persönlich Kontakt mit dir und zu deinen von dir vorgeschlagenen Angehörigen und Freunden aufgenommen, ob sie diese Aufgabe übernehmen würden. Die Betreuungsstelle ist abschließend zuständig für die Auswahl deines
Betreuers.

Die Aufgaben eines Betreuers können auch durch einen Betreuungsverein oder durch einen Vereinsbetreuer übernommen werden.

Um die Notwendigkeit einer Betreuung zu klären, holt das Amtsgericht grundsätzlich ein ärztliches Gutachten ein. Zusätzlich wirst du von dem zuständigen Richter angehört. Dieser ist verpflichtet, dich auf Wunsch auch in deiner persönlichen Umgebung zu befragen. Solltest du zu diesem Zeitpunkt in einer so schlechten Verfassung sein, dass du deinen eigenen Willen nicht äußern kannst, wird ein Verfahrenspfleger bestellt. Dann erst entscheidet der Richter über die Einrichtung der Betreuung per Beschluss und teilt dir und ggf. dem Verfahrenspfleger, dem Betreuer und der Betreuungsstelle die Entscheidung mit. Die Behörde hat dafür zu sorgen, dass der Betreuer besonders am Anfang seiner Tätigkeit in seine Aufgabenbereiche eingeführt wird. Hierzu gehören auch Veranstaltungsangebote zu Rechtsfragen, Hilfsangebote und Regeln für den Umgang mit den Betroffenen.

**Was kann eine Betreuung für dich bedeuten?** Im Betreuungsrecht bleiben entgegen der früheren Entmündigung deine Rechte wie das Wahlrecht, die Heiratsmöglichkeit und die Geschäftsfähigkeit weiter bestehen. Es soll darauf geachtet werden, dass dir auch weiterhin ein selbstbestimmtes Leben unter Achtung der Grundrechte ermöglicht wird. Dein Betreuer ist nur für die festgelegten Aufgabenbereiche zuständig. Alle weiteren Entscheidungen, die dem Aufgabenkreis nicht entsprechen, triffst du weiterhin allein. Sollte es dir wieder besser gehen und du dich stabiler fühlen, kann der Betreuer ganz oder nur von einigen Aufgaben vom Gericht entbunden werden. Auch eine Erweiterung der Aufgabenbereiche ist im Bedarfsfall möglich.

**Welche Aufgaben übernimmt ein rechtlicher Betreuer?** Ein Betreuer wird grundsätzlich nur für die festgelegten Aufgabenbereiche bestimmt, die du nicht mehr selbst regeln kannst. In diesen Angelegenheiten vertritt dich der Betreuer gerichtlich und außergerichtlich. Generell sollen alle Entscheidungen, die getroffen werden, mit dir abgesprochen und wenn möglich wunschgemäß umgesetzt werden. So muss sich dein Betreuer durch regelmäßige Kontakte und Besprechungen mit dir ein Bild davon machen, wie deine Vorstellungen und Wünsche sind und dir dabei helfen, diese im Rahmen des Möglichen umzusetzen. Nur in Ausnahmesituationen und wenn es zu deinem Wohl ist oder für die betreuende Person unzumutbar, kann ausnahmsweise gegen deinen Willen entschieden werden. Für schwerwiegende Entscheidungen wie zum Beispiel die geschlossene Unterbringung in einem Landeskrankenhaus ist immer die Einwilligung des Vormundschaftsgerichtes erforderlich. Um solche Maßnahmen zu verhindern, empfehle ich möglichst genaue Absprachen mit dem Betreuer und die im Folgenden genannten Vorsorgemaßnahmen.

**Dauer der Betreuung:** Bereits bei der gerichtlichen Entscheidung, ob eine Betreuungsbedürftigkeit vorliegt, wird ein neuer Termin festgelegt, zu dem geprüft wird, ob die Betreuungsbedürftigkeit noch vorliegt. Spätestens nach sieben Jahren muss über die Aufhebung oder die Verlängerung der Betreuung entschieden werden. Unabhängig von diesen Fristen gilt, dass, sobald die Versorgungsvoraussetzungen wegfallen, auch die Betreuung wieder aufgehoben werden kann. Du oder dein Betreuer können also jeder Zeit dem Vormundschaftsgericht mitteilen, wenn die Betreuungsbedürftigkeit nicht mehr vorliegt. Dann kann diese Maßnahme beendet werden.

**Finanzierung:** In der Regel arbeiten die Betreuer ehrenamtlich und erhalten lediglich eine Aufwendungsentschädigung für ihre Auslagen. Wer diese Kosten trägt, du oder ein Amt, entscheidet die Rechtspflegerin vom Vormundschaftsgericht nach Überprüfung deiner finanziellen Situation. Sollte der Betreuer diese Aufgabe berufsmäßig ausüben, muss er natürlich entlohnt werden. Auch hierbei muss geklärt werden, wer die Kosten trägt. Das Abschließen einer Haftpflichtversicherung für den Betreuer wäre ratsam. Hierzu kann das Vormundschaftsgericht oder die Betreuungsbehörde Auskünfte geben.

## 6.10 Vorsorgevollmacht, Betreuungsverfügung und Patientenverfügung

**Formulare:** Es ist sinnvoll, solche Formulare vorzubereiten, denn auch durch einen Unfall, eine Erkrankung oder im Alter kann jeder in die Situation geraten, nicht mehr selbst für sich entscheiden zu können.
Vorsorgevollmachten: http://www.bmj.bund.de/media/archive/533.pdf
Betreuungsverfügungen: http://www.bmj.bund.de/media/archive/535.pdf
Patientenverfügung:
http://www.janolaw.de/familienrecht/patientenverfuegung.jsp?pid=1006&gclid=CPrjj_6j7IkCFR9CZwod-mDd_g

**6.10.1 Vorsorgevollmacht**, eine Frage des Vertrauens: In einer Vorsorgevollmacht legst du fest, wer für den Fall, dass du selbst nicht mehr entscheiden kannst, in deinem Namen handeln und entscheiden darf und soll. Eine Vorsorgevollmacht kann unterschiedliche Aufgabenbereiche umfassen. Sie kann von Vermögensfragen bis zu persönlichen Angelegenheiten wie der Wahl eines Pflegeheimes oder der Entscheidungsbefugnis über medizinische Behandlungsmaßnahmen alles enthalten. Bevor du allerdings eine Vorsorgevollmacht schreibst, solltest du klären, ob die Person, die bevollmächtigt werden soll, auch bereit ist, im Notfall die entsprechenden Aufgaben für dich zu übernehmen. Gerade bei medizinischen Fragen ist es sinnvoll, ausführliche Gespräche mit dem zukünftigen Bevollmächtigten zu führen. Informiere die Vertrauensperson darüber, wie du beispielsweise über Maßnahmen denkst, die in einer medizinisch aussichtslosen Situation das Sterben verzögern. Damit weiß der Bevollmächtigte im Notfall, wie er möglichst in deinem Sinne entscheiden soll. Wenn du die Regelung deiner finanziellen Angelegenheiten lieber in andere Hände legen möchtest als Entscheidungsbefugnisse über persönliche Angelegenheiten, kannst du in einer Vorsorgevollmacht auch unterschiedliche Aufgaben auf mehrere Personen verteilen. Eine Vorsorgevollmacht solltest du jedoch wirklich nur dann verfassen, wenn du der bevollmächtigten Person absolutes Vertrauen schenken kannst. Wenn du tatsächlich einmal in die Lage kommen solltest, dich selbst nicht mehr äußern zu können, gibt es keine Möglichkeit mehr, den Bevollmächtigten zu kontrollieren. Auch hierzu kannst du dich bei deiner Betreuungsbehörde informieren lassen.

**6.10.2 Betreuungsverfügung,** wenn du lieber auf Nummer sicher gehst: Wenn du nicht sicher bist, ob du einer Person tatsächlich uneingeschränkte Entscheidungsbefugnisse erteilen willst, solltest du dich besser für eine Betreuungsverfügung entscheiden. Es ist die sicherere Variante. Auch mit einer Betreuungsverfügung benennst du eine Person, die dich in allen gerichtlichen und außergerichtlichen Fragen vertreten soll, falls du selbst dazu nicht mehr in der Lage bist. Du kannst auch angeben, wer auf keinen Fall für dich entscheiden soll. Doch anders als in einer Vorsorgevollmacht muss die von dir in einer Betreuungsverfügung vorgeschlagene Person (es können auch mehrere sein) vom Vormundschaftsgericht erst noch als ihr gesetzlicher Vertreter bestellt werden, bevor sie in deinem Namen handeln und entscheiden kann.

Der Nachteil ist, dass eine Bestellung durch das Vormundschaftsgericht oft sehr langwierig ist und es dauern kann, bis wirklich Entscheidungen getroffen werden können. Anders als der eigenmächtig handelnde Bevollmächtigte wird der gesetzlich bestellte Betreuer in seinen Entscheidungen dann auch regelmäßig vom zuständigen Vormundschaftsgericht kontrolliert.
Bei der Auswahl des Betreuers muss das Vormundschaftsgericht sich nach den Wünschen des Betroffenen richten. Eine Ausnahme gilt nur dann, wenn die Bestellung des Vorgeschlagenen dem Wohl des Betroffenen zuwiderlaufen würde.
Eine Betreuungsverfügung ist jedoch nur dann gültig, wenn die ausgewählte Person sich zur Übernahme bereit erklärt hat. Darum sollte deine Betreuungsverfügung unbedingt von dir und dem ausgewählten Betreuer unterschrieben werden.
Wie in einer Vorsorgevollmacht solltest du auch in einer Betreuungsverfügung möglichst detailliert formulieren, was im Notfall für dich geregelt werden soll und was nicht.
Eine Betreuungsverfügung ist auch dann sinnvoll, wenn du niemanden kennst, der für dich als Betreuer in Frage kommt. In einem solchen Fall trifft das Vormundschaftsgericht die Auswahl des Betreuers. Eine detaillierte Betreuungsverfügung liefert dann dem bestellten Betreuer zumindest wichtige Informationen, um in deinem Sinne entscheiden zu können.

### 6.10.3 Patientenverfügung:

Die Patientenverfügung, um die es im Betreuungsgesetz geht, ist die übliche medizinische Patientenvollmacht. Hier kannst du medizinische Dinge festlegen für den Fall, dass du dich nicht mehr äußern kannst. Anders als in der Vorsorgevollmacht oder der Betreuungsverfügung benennst du in einer solchen Patientenverfügung keinen Vertreter, um deinen Willen später durchzusetzen. Hier beziehst du Position.
In deinem Fall könnte das in etwa so lauten:
*Ich habe eine Dissoziative Identitätsstörung bzw. DDNOS. Dieses wurde diagnostiziert: in der Klinik (Musterklinik, bzw. Frau/Herr Mustermann, Telefonnummer unbedingt notieren) oder: bei meiner Therapeutin. Ich habe keine Psychose und keine Schizophrenie. Sie können gerne den entsprechenden Befundbericht anfordern, bzw. Kontakt zu den Behand-*

*lern aufnehmen* (Dieses ist vielmehr ein Hinweis als eine Bedingung, aber manche Psychiatrien können mit dem Symptombild noch nicht viel anfangen, von daher ist es gut, wenn man sie drauf hinweist.)
Notiere in einer Patientenverfügung deine besonderen Bedürfnisse, wie: *Ich lehne Fixierungen ab, erlaube es aber, mich medikamentös kurzfristig ruhig zu stellen, wenn dies zu meinem Schutz und dem Schutz anderer unbedingt notwendig ist. Bitte bedenken Sie, dass ich schwer traumatisiert bin und das schlimmste, was man mir antun könnte, wäre eine Fixierung.*
*Medikamente sind oft eine gute Unterstützung, aber es hilft mir meistens, wenn jemand da ist, mit dem ich reden kann. (Psychologe, Arzt). Außerdem möchte ich darauf hinweisen, dass es bei meiner Erkrankung auch zu paradoxen (also umgekehrten, ungewollten) Reaktionen auf Medikamente kommen kann. Da ich schwer traumatisiert wurde, möchte ich Sie bitten, mich, wenn möglich, nicht zusammen mit einer aggressiven Patientin oder Patienten auf einem Zimmer unter zu bringen oder mit jemandem, der fixiert ist. Ich ertrage so etwas nicht. Das versetzt mich in Panik und traumatisiert mich erneut. Bitte haben Sie Verständnis für diese Bedingungen, aber ich habe in meinem Leben viele schreckliche Dinge erlebt und möchte einen weiteren Schaden für mich möglichst klein halten, was ja auch sicher in Ihrem Interesse ist. Im Moment befinde ich mich in einer Ausnahmesituation.*
Auch die Antworten auf die folgenden Fragen gehören dazu:
Soll der Arzt alle lebenserhaltenden Maßnahmen ausschöpfen? Unter welchen Bedingungen wünschst du einen Behandlungsabbruch? Möchtest du schmerzlindernde Medikamente? Stimmst du einer Organspende zu? Versuche, in deiner Patientenverfügung möglichst genau zu formulieren, unter welchen Bedingungen du welche Behandlungsmaßnahmen wünschst oder ablehnst. Lasse dich bei Formulierungsfragen ruhig von deinem Hausarzt beraten. Damit dein medizinischer Wille im Notfall auch wirklich Berücksichtigung findet, ist es sinnvoll, eine Patientenverfügung mit einer Vorsorgevollmacht oder einer Betreuungsverfügung zu kombinieren. So kann der Bevollmächtigte beziehungsweise der Betreuer deinem Wunsch Nachdruck verleihen und die Umsetzung beim Arzt in deinem Namen einfordern. Um mögliche Zweifel an deinen Willensbekundungen auszuschließen, solltest du alle Dokumente, vor allem aber die Patientenverfügung, regelmäßig, möglichst jährlich, aktualisieren und gegebenenfalls ändern. Bleibt alles beim Alten, ist es ausreichend,

wenn du mit aktuellem Datum und Unterschrift auf dem Dokument mitteilst, dass deine Verfügung nach wie vor Gültigkeit hat. Grundsätzlich sollten alle Dokumente handschriftlich verfasst werden. Damit machst du deutlich, dass du dich tatsächlich mit dem Thema auseinandergesetzt und nicht nur irgendwelche Kreuze auf ein beliebiges Formular gemacht hast. Besonders bei einer Vorsorgevollmacht ist eine Beglaubigung durch einen Notar zu empfehlen, denn nicht selten haben gerade Banken Zweifel an der Richtigkeit der Unterlagen.

**Wohin mit den Unterlagen?** Es gibt mehrere Möglichkeiten, deine Dokumente zu deponieren. Wichtigste Regel: Die Papiere müssen im Notfall dem behandelnden Arzt, dem Bevollmächtigten oder Betreuer zugänglich sein. Entweder bewahrst du alles zu Hause an einem Platz auf, der dem Bevollmächtigten bekannt ist oder du hinterlegst die Dokumente direkt bei einer Person deines Vertrauens, einem Anwalt oder Notar. Es besteht auch die Möglichkeit, die Unterlagen bei der Betreuungsstelle zu hinterlegen. Dies ist sinnvoll, da diese Behörde bei der Bestellung eines Betreuers eingebunden wird und somit prüfen kann, ob bereits eine Entscheidung bezüglich der Betreuung getroffen wurde. Darüber hinaus macht es Sinn, auch andere Angehörige über die Existenz und den Verbleib der Unterlagen zu informieren. Am besten führst du eine Notiz bei dir, die darauf hinweist, wer im Notfall zu benachrichtigen ist. Bei einigen Organisationen wie dem Deutschen Roten Kreuz oder der Deutschen Hospiz Stiftung kannst du deine Vollmachten auch gegen eine jährliche Gebühr registrieren lassen. Diese Variante hat den Vorteil, dass du automatisch regelmäßig aufgefordert wirst, deine Unterlagen zu aktualisieren und nötigenfalls auch den geänderten Lebensumständen oder Ansichten entsprechend anzupassen. Das Justizministerium arbeitet derzeit an einer einheitlichen Regelung zur Hinterlegung von Patienten- und Betreuungsverfügungen, denn auch die Gerichte sind daran interessiert, in möglichst vielen Fällen auf Willenserklärungen der Betroffenen zurückgreifen zu können. Je genauer der Betroffene seinen Willen zuvor formuliert hat, umso einfacher kann auch ein Vormundschaftsgericht über den vermeintlichen Willen des Patienten entscheiden. Erkundige dich bei deinem Vormundschaftsgericht oder der Betreuungsbehörde/stelle. In einigen Bundesländern besteht bereits die Möglichkeit, derartige Willenserklärungen direkt bei Gericht oder der Betreuungsbehörde zu deponieren.

## Anmerkungen

1 Maßgebende Bestimmungen für Namensänderungen:

- Gesetz über die Änderung von Familiennamen und Vornamen – NamÄndG - vom 05.01.1938 (RGBl. I S.9) mit späteren Änderungen.
- Erste Verordnung zur Durchführung des Gesetzes über die Änderung von Familiennamen und Vornamen – 1.DVNamÄndG – vom 07.01.1938 (RGBl. I S.12) mit späteren Änderungen.
- Allgemeine Verwaltungsvorschriften zum Gesetz über die Änderung von Familiennamen und Vornamen – NamÄndVwV – vom 11.08.1980 (BAnz.Nr. 153a) in der Fassung vom 18.04.1986 (BAnz.Nr. 78). aus: http://www.crailsheim.de/344.0.html

2 Betreuungsrecht mit ausführlichen Informationen zur Vorsorgevollmacht. Bundes Justizministerium, Stand September 2006

**Vordrucke im Anhang:** Patientenverfügung, Vorsorgevollmacht, Betreuungsverfügung

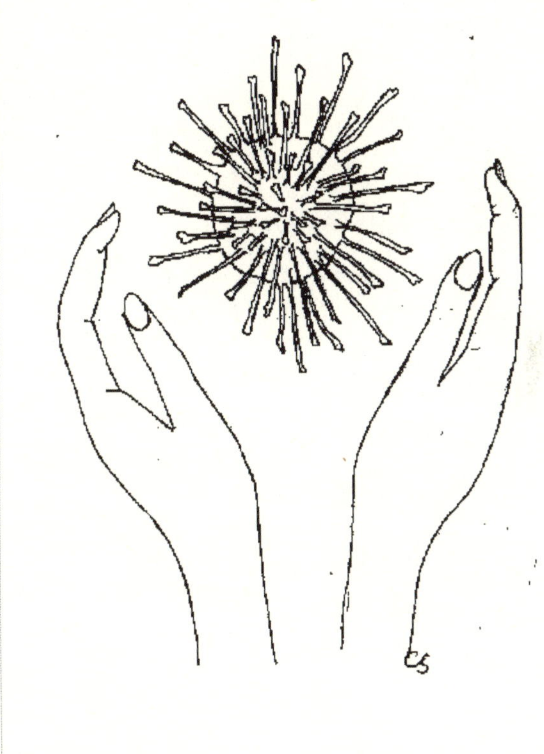

Hoffnung von Christine Striebel 1995

Wenn du magst kannst du den Hoffnungsstern in deiner Farbe der Zuversicht ausmalen.

# 7 – Anhang

## 7.1 Begriffserklärungen:

**Flashbacks** sind durch individuelle Auslöser hervorgerufene Erinnerungssituationen. Für den Betroffenen scheint das Trauma dann in diesem Augenblick wieder real zu geschehen, mit all seinen Gefühlen. Auslöser können Worte, Farben, Geräusche, Gerüche, Berührungen oder bestimmte Themen sein. Auch Kombinationen aus unterschiedlichen Bereichen können einen Auslöser bilden, wodurch es manchmal so schwer ist, einen Auslöser genau zu erkennen.
**EMDR** ist die Abkürzung für Eye Movement Desensitization and Reprocessing. Mit Hilfe von Augenbewegungen können Informationen verarbeitet werden, die im Körper und Geist des Patienten verkapselt sind. So wird eine relativ schnelle Traumaverarbeitung möglich. Nur speziell dafür ausgebildete Therapeuten dürfen diese Technik anwenden.
**Host** meint Gastgeberin oder Gastgeber-Innenanteil. In der Regel ist dabei die Person gemeint, die im Personalausweis oder auf der Geburtsurkunde steht. Manchmal verschwindet die Ausweisperson durch ein Trauma nach innen. Dann übernimmt ein oder der neu entstandene Anteil das Alltagsleben und wird so zum Host. In manchen Multiplen Systemen können sich auch mehrere Alltagsanteile das Außenleben teilen. Dann agieren sie als Host.
**Imagination** ist die Fähigkeit, Bilder und Ideen im Inneren zu erschaffen. Dies nutzt die Werbung. Bei Ängsten und großer Freude entstehen diese Bilder ganz spontan. Wir haben eine Vorstellung von dem, was geschehen könnte. Diese Fähigkeit zur Imagination ist bei jedem Menschen vorhanden und kann deshalb auch bewusst genutzt werden. Es bedarf einiger Übung, diese Technik bewusst zu nutzen. Doch das Training lohnt sich, denn diese Fähigkeit lässt sich für sehr hilfreiche Übungen zur Hilfe nutzen, wie die Tresorübung, den sicheren Ort, die imaginären Helfer und Entspannungsübungen.
**Innenkinder** sind innere Anteile im kindlichen Alter, die teilweise noch im traumatischen Erleben feststecken, bis sie begriffen haben, dass das Trauma vorbei ist. Sie gehören zum inneren System, im Gegensatz zu den Außenkindern.
**Innenjugendliche** sind innere Anteile im jugendlichen Alter.

**Innenwelt** ist die Realität, in der die Innenanteile existieren, wenn sie gerade nicht außen sind. Wichtig für die therapeutische Arbeit ist, dass diese Innenwelt Schutz und Sicherheit bietet durch ihre individuelle Gestaltung. Es kann eine Landschaft, eine Hausgruppierung, eine oder mehrere Höhlen oder ein völlig anderes Gebilde sein.
Als **innere Kommunikation** wird der innere Austausch der unterschiedlichen Anteile untereinander und dem Host bezeichnet. Sie dient der gegenseitigen Unterstützung, der Planung und Umsetzung des Alltagslebens und Überlebens im Innen und Außen.
Die **innere Landkarte** ist ein sehr nützliches Hilfsmittel. Sie zeigt die Innenanteile und ihre Verbindungen zueinander, wer alles da ist, welche Aufgaben jeder hat und wer mit wem im Austausch ist. Sie hilft, sich über die eigene Situation Klarheit zu verschaffen. Die innere Landkarte ist flexibel, sie kann sich mit der Zeit verändern.
**Posttraumatische Belastungsstörung (PTBS):** Erleben heute Menschen ein Trauma, so liest und hört man, dass sie therapeutische Hilfe an die Seite gestellt bekommen. Das Trauma wird sofort behandelt und damit verarbeitet. Wird das Trauma jedoch wie bei bisherigen Missbrauchsopfern oder den früheren Kriegsveteranen unbearbeitet beiseite geschoben, arbeitet das Grauen im Unterbewusstsein weiter. Die Menschen scheinen völlig normal weiter zu leben, so als ob nichts gewesen wäre. Doch irgendwann, und das kann auch viele Jahre nach (= post) dem Trauma sein, scheint der Betroffene völlig überzogen auf Außenreize zu reagieren. Ein Auslöser wie eine scheinbar völlig harmlose Alltagssituation lässt ihn krank, depressiv, überängstlich, aggressiv oder panisch reagieren. Es treten Erinnerungen, Flashbacks und Alpträume auf. Das Trauma erwacht aus seinem Dornröschenschlaf und wird so erlebt, als ob es gerade erst geschehen würde. Es fordert seine Beachtung und Bearbeitung.
**SVV** ist die Abkürzung für selbstverletzendes Verhalten. Dieser Begriff wird vor allem benutzt, wenn sich Menschen schneiden oder ritzen, bis Blut fließt, doch hierzu gehören auch alle anderen selbstschädigenden Handlungen.
Von einem **stabilen System** spricht man, wenn sich alle bekannten Anteile kennen, untereinander austauschen und das Leben gut managen können. Sie haben in der Regel innere und äußere sichere Orte. Bei Wechseln gibt es einen Informationsaustausch der sich ablösenden Anteile, Zeitverluste gibt es nicht mehr.

**Switch** bezeichnet den Wechsel zwischen den Innenanteilen. Der Wechsel zwischen dem Anteil, der gerade vorne ist und dem Anteil, der von innen nach außen oder vorne drängt.
**Trigger** sind Auslöser für Flashbacks und/oder Innenanteile-Wechsel. Trigger können Worte, Themen, Bilder, Farben, Gerüche, Geräusche, Berührungen oder Geschmackswahrnehmungen sein. Da Trigger auch Kombinationen aus mehreren Wahrnehmungen sein können, gestaltet sich die Triggersuche manchmal etwas schwierig, doch es ist wichtig, um die eigenen Trigger zu wissen, um sich besser schützen zu können.
**Zeitverluste** treten in multiplen Systemen immer dann auf, wenn unbekannte Wechsel stattfinden. Je mehr ein Host von seinen Innenanteilen weiß und sich mit ihnen austauschen kann, umso weniger verlorene Zeit wird es geben.

## 7.2 Literatur und Adressen

**Literaturverweis:**

→ Das große Lexikon der Heilsteine, Düfte und Kräuter, Neu-Ulm: Edition Methusalem, 5. Auflage Feb.1997
→ Huber, Michaela: „Der innere Garten, Ein achtsame Weg zur persönlichen Veränderung“, Junfermann
→ Hüther, Gerald und Bonney, Helmut: „Neues vom Zappelphilipp. ADS verstehen, vorbeugen und behandeln“, Patmos; Auflage: 6 (Februar 2002)
→ Koch, Franz. A.: „Alles kann sich ändern. Mit der 3-Schritte-Technik die eigene Realität gestalten“, Omega-Verlag Aachen; Auflage 1 (Sept. 2005)
→ Koppenhöfer, Eva: „Kleine Schule des Genießens“; Pabst Science Publishers, Lengerich; 2004
→ Marya, Sabine und Lindewald, Didi: „Lichtreiter, ein Buch für Innen-Jugendliche“, Engelsdorfer Verlag 2008
→ Orban, Peter: „Der multiple Mensch, Über die Vielfalt jeder Seele“, Schirner Verlag Darmstadt, 2005, www.schirner.com
→ Reddemann, Luise, Engl, Veronika: „Imagination als heilsame Kraft. Zur Behandlung von Traumafolgen mit ressourcenorientierten Verfahren (Leben Lernen 141)“ (Broschiert) Klett-Cotta
→ Reddemann Luise: „Imagination als heilsame Kraft. Hör-CD mit

Booklet. Übungen zur Aktivierung von Selbstheilungskräften

→ Striebel, Christine: „Nicht allein Unterstützung von Betroffenen sexueller Gewalt“, Orlanda Frauenverlag GmbH, Ber lin 2004

**Vorträge:**

→ Prof. Dr. med. Ulrich Sachsse, Facharzt für Psychosomatik und Psychotherapie Psychoanalyse - Spezielle Psychotraumatherapie (DeGPT): „Modethema Trauma“

**Literatur im Internet:**

→ www.aerzteblatt.de/pp/lit1206 Die dissoziative Identitätsstörung-häufig fehldiagnostiziert, von Dr. Med. Ursula Gast und Rodewald, Frauke; Hofmann, Arne; Mattheß, Helga; Nijenhuis, Ellert; Reddemann, Luise; Emrich, Hinderk M.

**Bücher zum Weiterlesen:**

→ Huber, Michaela & Frei,Pauline C.: „Leiden hängt von der Entscheidung ab“, Junfermann- Verlag

→ Marya, Sabine: Schmetterlingsfrauen. Ein Selbsthilfebuch für Frauen mit multipler Persönlichkeit, Frauenoffensive- Verlag

→ Marya, Sabine: Hand in Hand, ein Selbsthilfebuch für FreundInnen, PartnerInnen und BegleiterInnen von Frauen mit multipler Persönlichkeit, autorenverlag artep

→ Marya, Sabine und Lindewald, Didi: Das Regenbogenland-Buch, ein Buch für Innenkinder, Freiburg i. Br.: autorenverlag artep 2006

→ Stang, Kirstin und Sachsse, Ulrich: Trauma und Justiz, Schattauer Verlag Stuttgart, 2007

→ West, Cameron: „Erste Person Plural. Die Geschichte meiner vielen Persönlichkeiten“, Ullstein Tb (2000)

**Selbstilfezeitungen:**

→ **Diss-Tanz** (von und für multiple Menschen) C/o Uschi Baaken, Gleichstellungsbeauftragte Uni Bielefeld
Postfach 100131
33501 Bielefeld

redaktion@diss-tanz.de
www.diss-tanz.de

→ **Lichtstrahlen** (Eine Zeitschrift für und von multiplen/stark dissoziierenden Menschen mit dem Hintergrund von rituellem Missbrauch)
Zu beziehen über:
Lichtstrahlen
Postfach 1212
26206 Hatten
lichtstrahl@t-online.de
http//:lichtstrahlen.opfernetz.de

**Adressen:**

**Verein Vielfalt e.V.**
Verein zur Aufklärung über Dissoziation als Überlebensmuster,
Postfach 10 06 02
28006 Bremen
http://www.vielfalt-info.de

**Hilfreiche Internetseiten, Empfehlungen der Interviewten:**

→ ***Nina (34 Jahre):*** *Die Homepage von Survior. www.survior.de und das dortige Forum, kann ich empfehlen.*

→ ***Sternenfänger (24 Jahre):*** Internet-Adressen, die mir geholfen haben: www.gegen-missbrauch.de, *www.multicorner.de* *www.lichtstrahlen.opfernetz.de* und *www.blumenwiesen.org*

## 7.3 Formulare

Bitte beachte, dass diese Vorlagen lediglich Vorschläge von mir sind, die du zusammen mit deinem Arzt oder Therapeuten auf deine Bedürfnisse anpassen kannst.
Rechtlicher Hinweis: Die Patientenverfügung darf nur für den Eigenbedarf oder zu Informationszwecken und nicht zum Verkauf oder zur Verbreitung zu gewerblichen Zwecken verwendet werden.

### 7.3.1 Patientenverfügung, Vorschlag 1

*(Anwendung bei psychiatrischen und psychotherapeutischen Klinikaufenthalten, sowie Unterbringungen nach dem Psychisch Krankengesetz – PsychKG)*

| Nachname: | Vorname: |
|---|---|
| Geburtsdatum:<br>Geburtsort: | |
| Straße:<br>Hausnummer: | |
| PLZ Ort: | |

Diese Patientenverfügung findet Anwendung, wenn ich mich in einem Zustand befinde, in dem ich meine Urteils- und Entscheidungsfreiheit verloren habe, bzw. die Voraussetzungen der Unterbringung nach dem Psychisch Krankengesetz (PsychKG) erfüllt sind. (Ich also eine Gefahr für mich und/oder andere darstelle und nicht mehr für mich entscheiden darf bzw. kann.)

Ich leide unter folgendem Krankheitsbild/Krankheitsbildern:
*(bitte Entsprechendes ankreuzen)*:

→ Dissoziative Identitätsstörung (früher Multiple Persönlichkeitsstörung, auch DIS bzw. MPS abgekürzt) ICD10: F44.81
→ Dissoziative Störungen nicht näher bezeichnet (ähnlich wie DIS, aber erfüllt nicht ganz alle Kriterien wie DIS) ICD10: F44.88
→ Posttraumatische Belastungsstörung ICD10: F43.1
→ Depression (ohne Psychose) ICD10: F32.0, F32.1, F32.2
→ Emotionale instabile Persönlichkeitsstörung (Typus Borderline) ICD10: F60.3

Bei der Dissoziativen Identitätsstörung oder der Zwischenform (derzeit als Dissoziative Störung nicht näher bezeichnet, bzw. DDNOS oder Ego-State-Disorder) handelt es sich um eine Persönlichkeitsstörung, die oft mit Schizophrenie oder einer Psychose verwechselt wird.
Ich habe verschiedene Persönlichkeitsanteile, bitten sprechen Sie mich mit ______________________________________________
*(vielleicht Name der Alltagspersönlichkeit? Ansprache mit Frau, Herr oder du?)* an, wenn ich nicht mehr erreichbar bin oder wenn scheinbar kindliche Anteile präsent sind. Dieses ist die Folge eines schweren frühkindlichen Traumas.
Ich befinde mich in einem Ausnahmezustand. Zu wissen, dass ich auf einer geschlossenen Abteilung untergebracht bin oder untergebracht werden könnte, löst in mir viele alte Erinnerungen aus. Bitte, beachten Sie das stets bei Ihren Anordnungen.

Sonstige wichtige psychische Diagnosen:

______________________________________________

______________________________________________

Andere wichtige Diagnosen:

______________________________________________

______________________________________________

Im Falle einer Zwangsunterbringung möchte ich darum bitten zu berücksichtigen, dass mir folgendes Krankenhaus bekannt und vertraut ist:
*(Adresse, möglichst auch Station und Ansprechpartner)*

______________________________________________

**Ich widerspreche ausdrücklich der Einweisung in folgende Klinik/en:** *(Möglichst mit kurzer Begründung und wirklich nur die wichtigsten Kliniken einschränken, da du nicht die größte Auswahl haben wirst. Behandlungsfehler? Traumatisierung?)*

____________________________________________

Sollte ich eine Gefahr für mich oder/und für andere darstellen und z. B. aggressives oder selbstverletzendes Verhalten von mir aus gehen, so bitte ich im Falle einer Ruhigstellung zu berücksichtigen, dass ich in meinem Leben schon mehrmals schwer traumatisiert wurde. Ich lehne Fixierungen ab und untersage diese. Ich stimme jedoch zu, mich ggf. mit Medikamenten vorübergehend ruhig zu stellen. Sollte ich wider Erwarten und gegen den hier schriftlich festgehaltenen Willen fixiert werden und ich hierdurch erneut traumatisiert werden, werde ich entsprechende rechtliche Schritte einleiten, um die Verantwortlichen zur Rechenschaft zu ziehen.

In diesem Zusammenhang möchte ich darauf hinweisen, dass ich auf folgende Medikamente **allergisch** und/oder **paradox** (anders als erwartet) reagiert habe:

____________________________________________

____________________________________________

Die Behandlung mit folgenden Medikamenten/Medikamentengruppen lehne ich ab: *(Evtl. eine Begründung angeben, z. B. weil man mal abhängig war o. ä.)*

____________________________________________

____________________________________________

**Das wichtigste und hilfreichste Medikament für mich sind Gespräche!** (Chemie allein löst keine Probleme und ich möchte meine Probleme lösen!)

Ich möchte, dass folgende Personen über meine Unterbringung nach PsychKG informiert werden. Diesen Personen dürfen u. a. Auskünfte über meinen Gesundheitszustand gegeben werden und persönliche Gegenstände, die mir abgenommen werden und persönliche Post zur Aufbewahrung ausgehändigt werden. Sollte keine Unterbringung nach PsychKG erfolgen, trifft dieses nicht zu (außer in dringenden medizinischen Notfällen).

*(Diese Personen müssen ebenfalls eine Abschrift von dieser Verfügung haben!)*

Ich habe eine/n gesetzliche/n BetreuerIn ja ☐ nein ☐

Erreichbar:

| Nachname: Vorname: |
|---|
| Organisation (wenn nicht gesetzlich): |
| Telefonnummer:<br>Funktion (gesetzl. BetreuerIn oder andere): |
| Straße:<br>Hausnummer: |
| PLZ Ort: |

| Nachname: Vorname: |
|---|
| Telefonnummer:<br>Funktion (PartnerIn, FreundIn, Eltern, ect.): |
| Straße:<br>Hausnummer: |

| |
|---|
| PLZ Ort: |

Bitte nehmen Sie im Falle einer Einweisung mit folgenden Behandlern Kontakt auf:

| Praxis: |
|---|
| Telefonnummer:<br>Funktion (z. B. Facharzt oder Therapeutin) |
| Straße:<br>Hausnummer: |
| PLZ Ort: |

| Praxis: |
|---|
| Telefonnummer:<br>Funktion (z. B. Facharzt oder Therapeutin) |
| Straße:<br>Hausnummer: |
| PLZ Ort: |

In folgender Klinik bin ich regelmäßig in Behandlung oder war ich zuletzt in stationärer Behandlung: *(Vielleicht machst du irgendwo Intervalltherapie?)*

| Klinik |
|---|
| Telefonnummer:<br>(Station und Ansprechpartner) |

| Straße:<br>Hausnummer: |
| --- |
| PLZ Ort: |

Mit dieser Patientenverfügung dokumentiere ich eigens, frei und ohne äußeren Druck meinen Willen in psychischen Ausnahmezuständen. Ich erwarte, dass diese Patientenverfügung befolgt wird. Die Missachtung des Patientenwillens kann als Körperverletzung strafbar sein (Entscheidung des Bundesgerichtshofs vom 17. März 2003- Zitat: Die Würde des Menschen gebietet, ein im einwilligungsfähigen Zustand ausgeübtes Selbstbestimmungsrecht – etwas in Form einer Patientenverfügung – auch dann noch zu respektieren, wenn die Verfasserin oder der Verfasser der Patientenverfügung zu einer eigenverantwortlichen Entscheidung später nicht mehr in der Lage ist.)

Die Möglichkeit über Widerruf und Änderung dieser Patientenverfügung ist mir bekannt. Über die hier getroffenen Entscheidungen einschließlich ihrer Konsequenzen und Inhalte bin ich mir bewusst.

Ich bin im Vollbesitz meiner geistigen Kräfte.

| Ort, Datum | Unterschrift |
| --- | --- |

Ärztliche Bestätigung der Einwilligungsfähigkeit *(ist immer besser für die Glaubwürdigkeit)*
Frau/Herr ________________________ stellte sich am________________
in meiner Praxis vor. Sie/Er ist im vollen Umfang einwilligungsfähig und im Vollbesitz ihrer/seiner geistigen Kräfte.

| Ort, Datum | Unterschrift /Stempel der Praxis |
| --- | --- |

*Diese Bescheinigung sollte in regelmäßigen Abständen (1/2-1x im Jahr) aktualisiert werden. (Auch der unterzeichnende Mediziner sollte eine Durchschrift dieser Verfügung haben!)*

### 7.3.2 Patientenverfügung, Vorschlag 2

Ich, ______________________________, geb. am ________________
wohnhaft in ________________________________________________
verfüge schon jetzt für den Fall, dass ich meinen Willen nicht mehr bilden oder verständlich äußern kann, gegenüber meinen Ärzten, dem Alten- oder Pflegeheim, in dem ich im entscheidenden Zeitpunkt ggf. wohne, sowie gegenüber jedem, der sonst Entscheidungen über meine Person zu treffen hat, folgendes:
Ich wünsche einen menschenwürdigen Tod und bitte meine Ärzte, Angehörigen und Pfleger, mir dabei beizustehen.
Wenn zwei Fachärzte unabhängig voneinander bestätigt haben und keine abweichenden ärztlichen Prognosen eines behandelnden Arztes vorliegen, dass ich mich aller Wahrscheinlichkeit nach unabwendbar im unmittelbaren Sterbeprozess befinde, dass ich mich im Endstadium einer unheilbaren, tödlich verlaufenden Krankheit befinde, selbst wenn der Todeszeitpunkt noch nicht absehbar ist, dass in Folge einer Gehirnschädigung meine Fähigkeit, Einsicht zu gewinnen, Entscheidungen zu treffen und mit anderen Menschen in Kontakt zu treten, aller Wahrscheinlichkeit nach unwiederbringlich erloschen ist, selbst wenn der Todeszeitpunkt noch nicht absehbar ist, wünsche ich keine weiteren intensivmedizinischen Maßnahmen, die mein Leben verlängern oder aufrechterhalten.

**Hinweis:** Bei diesen Fallsituationen handelt es sich um eine beispielhafte Aufzählung. Weitere Fälle sind denkbar. In deiner Patientenverfügung musst du die Situationen aufnehmen, für die deine Verfügung gelten soll.

**Ich wünsche:**

→ keine Gabe lebenserhaltender Medikamente

→ dass keine künstliche Beatmung durchgeführt bzw. weiter aufrechterhalten wird. Ich wünsche jedoch, dass Medikamente zur Linderung der Luftnot gegeben werden und zwar auch dann, wenn diese Medikamente meine Lebenszeit verkürzen.

→ keine künstliche Ernährung durchgeführt bzw. aufrechterhalten wird.

**Hinweis:** Auch hier handelt es sich um eine beispielhafte Aufzählung. Du kannst im Rahmen deiner Patientenverfügung erklären, dass du auch weitere Behandlungsmöglichkeiten z. B. bezogen auf eine bestimmte Erkrankung nicht wünschst.

Ich wünsche in jedem Fall eine fachgerechte Pflege der Mund- und Schleimhäute sowie eine menschenwürdige Unterbringung, Zuwendung und Körperpflege. Insbesondere verlange ich, dass mir bei Schmerzen, Erstickungsängsten und Atemnot, Übelkeit, Angst sowie anderen qualvollen Zuständen und belastenden Symptomen Medikamente verabreicht werden, die mich von Schmerzen und größeren Belastungen befreien, selbst wenn dadurch mein Tod voraussichtlich früher eintreten wird.
Ich gebe diese Erklärung nach sorgfältiger Überlegung und in der vollen Verantwortung für mich selbst ab. Für den Fall, dass ich aufgrund von Bewusstlosigkeit oder anderen körperlichen Beeinträchtigungen nicht mehr in der Lage sein werde, über meine persönlichen Belange zu entscheiden, soll diese Erklärung als Bekundung meines ausdrücklichen Willens gelten. Sollte ein Arzt oder eine Ärztin oder das Behandlungsteam nicht bereit sein, meinen in dieser Patientenverfügung geäußerten Willen zu befolgen, erwarte ich, dass für eine anderweitige medizinische und/oder pflegerische Behandlung gesorgt wird.
Diese Verfügung bitte ich meinen behandelnden Ärzten zugänglich zu machen. Zu Maßnahmen, die dieser Verfügung widersprechen, verweigere ich ausdrücklich meine Zustimmung. Wenn für mich ein Betreuer bestellt wird, soll diese Verfügung auch für ihn gelten, d. h., dass er die hier festgelegten Verfügungen zu beachten hat. Ich erwarte, dass mein Betreuer/meine Betreuerin meine Behandlung so organisiert, dass meinem in dieser Verfügung niedergelegten Willen entsprochen wird.

Mein behandelnder Arzt ist berechtigt, folgenden Personen Auskunft über meinen gesundheitlichen Zustand zu geben und ist insoweit von der Schweigepflicht entbunden:

Name
Anschrift

ggf.: Folgende Person hat von mir eine gesonderte Vorsorgevollmacht erhalten, die auch die Umsetzung dieser Patientenverfügung erfasst:

Name
Anschrift

Diese Erklärung wurde von mir unterschrieben. Zwei Personen meines Vertrauens bezeugen durch ihre Unterschrift meine Willenserklärung.

Datum:
Unterschrift:
Name und Anschrift der Zeugen:
Datum und Unterschriften :

**Zur späteren Bestätigung der Verfügung:**
Im Folgenden bestätige ich mit meiner Unterschrift, dass ich den Inhalt meiner Patientenverfügung überprüft habe und sich mein Wille nicht verändert hat:
Datum, Unterschrift:
Datum, Unterschrift:
Datum, Unterschrift:
Datum, Unterschrift:

Stand 12/06
Weitere Erläuterungen zur Vorsorgevollmacht und Betreuungsverfügung findest du u. a. in der Broschüre ‚Ich sorge vor', herausgegeben von der Behörde für Soziales und Familie der Freien und Hansestadt Hamburg.

### 7.3.3 Vorsorgevollmacht (Muster-Formular):

________________________________________________

(Name, Geburtstag, Anschrift)

1. Mein in der gesonderten Patientenverfügung geäußerter Wille muss konsequent beachtet werden. Aus diesem Grund erteile ich den unten genannten Vertrauenspersonen Vollmacht, meinen Willen im Sinne meiner Patientenverfügung umzusetzen und die Einhaltung zu überwachen.
2. Sollte ich aufgrund einer psychischen Krankheit oder einer körperlichen, geistigen oder seelischen Behinderung meine Angelegenheiten ganz oder teilweise nicht mehr selbst besorgen können (fehlende Geschäftsfähigkeit) oder in meiner Einsichtsfähigkeit derart beeinträchtigt sein, dass ich nicht mehr imstande bin, mein Selbstbestimmungsrecht in Gesundheits-Angelegenheiten auszuüben (mangelnde Einwilligungsfähigkeit), so bevollmächtige ich gem. §§ 1896 Abs. 2, Satz 2, 185, 164 ff. BGB mit sofortiger Wirkung folgende Personen, mich in allen Gesundheitsangelegenheiten zu vertreten und Entscheidungen an meiner Stelle, ohne Einschaltung des Vormundschaftsgerichts, zu treffen und diese auszuführen:
a) Herr/Frau

________________________________________________

b) Herr/Frau

________________________________________________

3. Sollte die oder eine der vorbezeichneten Personen an der Ausübung der Vollmacht verhindert sein oder sich weigern, eine derartige Verantwortung zu übernehmen, so bestimme ich an dessen Stelle zum Ersatzbevollmächtigten:
Herrn/Frau

________________________________________________

4. Über den in der Patientenverfügung geäußerten Willen hinaus, der jegliche Zustimmung und Ablehnung von ärztlichen Maßnahmen umfasst, dürfen der oder die Bevollmächtigte(n) folgende Entscheidungen für mich treffen:

→ die Entscheidung über die Unterbringung in einem Pflegeheim, in einer geschlossenen Anstalt oder die Aufnahme in ein Krankenhaus;

→ die Entscheidung über Freiheitsentziehende oder unterbringungsähnliche Maßnahmen, wie das Anbringen von Bettgittern, das Fixieren mit Gurten oder andern mechanischen Vorrichtungen sowie die Verabreichung von betäubenden Medikamenten;
→ die Entscheidung über die Verordnung von Medikamenten, die erhebliche Nebenwirkungen und gesundheitliche Folgen haben oder haben können;
→ die Kontrolle darüber, ob die Klinik, die behandelnden Ärzte mir trotz meiner Bewusstlosigkeit oder Entscheidungsunfähigkeit eine angemessene medizinische Betreuung zukommen lassen, die auch eine menschenwürdige Unterbringung umfasst.

5. Diese Vollmacht berechtigt und verpflichtet die behandelnden Ärzte, den bzw. die Bevollmächtigten über meine Erkrankung, meinen Zustand und die Prognose aufzuklären, um die Entscheidung über eine Behandlung, einen Eingriff oder einen Behandlungsabbruch zu ermöglichen. Die Bevollmächtigten dürfen die Krankenunterlagen einsehen. Ich entbinde insoweit die zuständigen Ärzte von ihrer Schweigepflicht.

6. Die Feststellung, dass ich wegen Krankheit oder aufgrund meiner körperlichen und geistigen Verfassung nicht in der Lage bin, meine Angelegenheiten ganz oder teilweise zu besorgen, muss in jedem Fall von einem Arzt getroffen werden.

7. Die Vollmacht darf nicht durch eine Untervollmacht auf andere übertragen werden.

8. Ich behalte mir ausdrücklich vor, diese Vollmacht jederzeit zu widerrufen. In diesem Fall sind der/die Bevollmächtige/n verpflichtet, mir diese Vollmacht unverzüglich herauszugeben. Sollte ich aufgrund meines Zustandes außerstande sein, diese Vollmacht zu widerrufen und besteht konkreter Anlass zu der Annahme, dass diese Vollmacht missbraucht wird, so soll als Vollmachtsbetreuer gem. § 1896 BGB eingesetzt werden:

Herrn/Frau

____________________________________________

9. __________________________________________

(Ort, Datum, Unterschrift)

10. Die vorstehende Erklärung ist in meinem Beisein von Herrn/Frau ____________________ unterschrieben worden. Ich habe mich davon

überzeugt, dass die Erklärung dem Willen von Herrn/Frau ________ entspricht.

______________________________________________

(Ort, Datum, Unterschrift)

11. Diese Vorsorgevollmacht entspricht noch immer meinem Willen, den ich mit meiner erneuten Unterschrift bekräftige.

______________________________________________

(Ort, Datum, Unterschrift)

---

## 7.3.4 Betreuungsverfügung:

**BETREUUNGSVERFÜGUNG**

Ich, ______________________________

Name, Vorname

______________________________

Geburtsdatum Geburtsort

______________________________

Adresse

______________________________

Telefon, Telefax

lege hiermit für den Fall, dass ich infolge Krankheit oder Behinderung meine Angelegenheiten ganz oder teilweise nicht mehr selbst besorgen kann und deshalb ein Betreuer für mich bestellt werden muss, folgendes fest:

■ **Zu meinem Betreuer/meiner Betreuerin soll bestellt werden:**

______________________________

Name, Vorname

______________________________

Geburtsdatum Geburtsort

______________________________

Adresse

______________________________

Telefon, Telefax

■ **Falls die vorstehende Person nicht zum Betreuer oder zur Betreuerin bestellt werden kann, soll folgende Person bestellt werden:**

______________________________

Name, Vorname

______________________________

Geburtsdatum Geburtsort

______________________________

Adresse

______________________________

Telefon, Telefax

■ **Auf keinen Fall soll zum Betreuer/zur Betreuerin bestellt werden:**

______________________________

Name, Vorname

______________________________

Geburtsdatum Geburtsort

______________________________

Adresse

______________________________

Telefon, Telefax

■ **Zur Wahrnehmung meiner Angelegenheiten durch den Betreuer/die Betreuerin habe ich folgende Wünsche:**

1. ______________ 3. ______________

2. ______________ 4. ______________

..............................................................

Ort, Datum Unterschrift

Muster Betreuungsverfügung – Bundesministerium der Justiz

## Über die Autorin

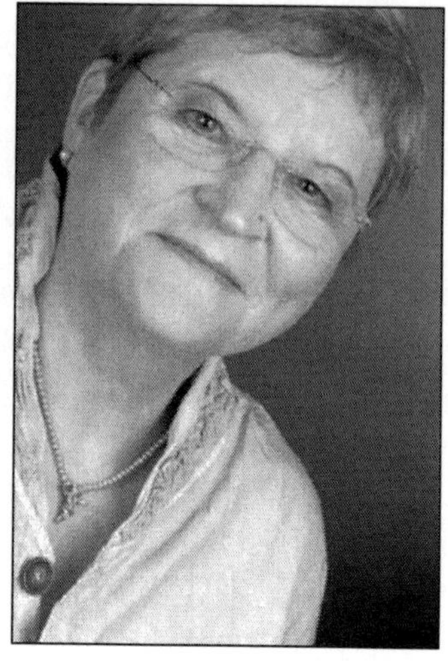

Christine Striebel wurde 1952 in Stuttgart geboren. 1974 heiratete sie und begann ihre Tätigkeit als Grund- und Hauptschullehrerin. In den Jahren 1982 und 1983 wurden ihre Wunschkinder geboren.

1993 erwachte sie aus ihrem Dornröschenschlaf und erinnerte sich an das Trauma ihrer Kindheit. Das Drama nahm ihr den Beruf und eröffnete ihr nach den Jahren der Aufarbeitung die Chance, als Psychologische Beraterin und Autorin tätig werden zu können. Neben ihrer Familie ist das Schreiben ihre große Erfüllung und Herzensangelegenheit.

Kontakt zur Autorin über: www.chancezuleben.de

## „Nicht allein“ von Christine Striebel

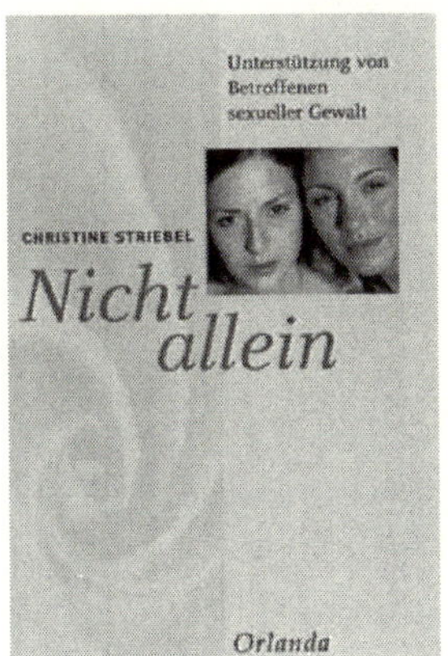


## Unterstützung von Betroffenen sexueller Gewalt

Ausgehend von eigenen Erfahrungen, Gesprächen mit Klientinnen und Interviewpartnerinnen zeigt die Psychologische Beraterin Christine Striebel sensibel und einfühlsam, wie Missbrauchsüberlebende ihre Situation besser verstehen, sie annehmen und sich auf den Weg der Heilung begeben können. Ihr Anliegen ist es, den Betroffenen Mut zu machen, ihr Leben wieder selbst in die Hand zu nehmen und den Tätern zu trotzen. Eine wahre Schatztruhe an Selbsthilfeanregungen, u. a. im Umgang mit Flashbacks, Panikattacken, Sucht, Schlafstörungen, Scham und Selbstverletzungen.

Das Buch ist im Orlanda Frauen-Verlag Berlin erschienen.
Preis: 12,50€ ISBN: 3-936937-12-5